AF339141

MANUEL D'HIPPIATRIQUE
D'ÉQUITATION

ET D'HYGIÈNE

À L'USAGE DE TOUS

de la des connaissances intérieures et extérieures du cheval, de tout ce
qui le concerne, et sur son emploi, de sa conservation en l'état de santé, de
et reproduction, de son élevage et de son remplacement.

OUVRAGE PARTICULIÈREMENT UTILE :

*Aux officiers des troupes à cheval, aux chefs, agents ou employés des grandes
administrations et exploitations publiques ou privées qui emploient ou produisent des chevaux.*

Par M. P. MUSSOT, lieutenant-colonel de cavalerie en retraite, ancien capitaine instructeur à l'école de Saumur

PREMIÈRE PARTIE

Connaissance de l'intérieur du cheval.

Anatomie et physiologie.

PARIS

Librairie Militaire, Maritime et Polytechnique

DE J. CORRÉARD,

RUE CHRISTINE-DAUPHINE, 1, PRÈS LE PONT-NEUF.

1856

MANUEL D'HIPPIATRIQUE

D'ÉQUITATION ET D'HYGIÈNE

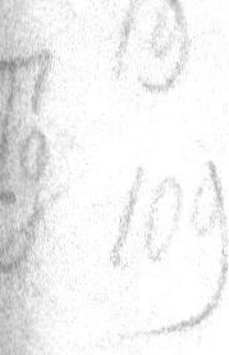

MANUEL D'ÉQUITATION.

AVERTISSEMENT DE L'ÉDITEUR.

Paris. — Typographie de Gaittet et Cie, rue Git-le-Cœur, 7.

MANUEL D'HIPPIATRIQUE,

D'ÉQUITATION

ET D'HYGIÈNE,

A L'USAGE DE TOUS,

ou

Étude de la connaissance intérieure et extérieure du cheval, de son instruction
et de son emploi, de sa conservation en l'état de santé, de sa reproduction,
de son *élevage* et de son remplacement.

OUVRAGE PARTICULIÈREMENT UTILE :

*Aux officiers des troupes à cheval, aux chefs, agents ou employés des grandes
administrations et exploitations publiques ou privées, qui emploient ou produisent
des chevaux,*

Par M. P. MUSSOT, lieutenant-colonel de cavalerie en retraite,

ancien capitaine instructeur à l'École de Saumur.

PREMIÈRE PARTIE,

Connaissance de l'Intérieur du Cheval.

Anatomie et Physiologie.

PARIS,

LIBRAIRIE MILITAIRE, MARITIME ET POLYTECHNIQUE
DE J. CORRÉARD,
Libraire-éditeur et libraire-commissionnaire,
RUE CHRISTINE-DAUPHINE, 1, PRÈS LE PONT-NEUF.

1856

QUELQUES MOTS D'AVERTISSEMENT.

On nous a fait sur le titre, ou plutôt sur une partie du titre que nous donnons à cet ouvrage, des observations fort justes, et qui nous avaient frappé nous-même avant qu'elles ne nous fussent faites.

L'*hippiatrique* est la médecine proprement dite du cheval ; c'est la science du médecin vétérinaire, en ce qui concerne spécialement ce quadrupède. Cette science est non-seulement l'étude de son *organisation*, de sa *nature*, de sa *conformation*, de sa *physiologie*, de son *hygiène*, etc., mais c'est encore l'étude et la curation médicale et chirurgicale de ses affections, de ses maladies, de ses blessures, tares et accidents.

Parfaitement convaincu de la justesse de ces observations, et reconnaissant que le nom ou le terme *hippiatrique*, employé de temps immémorial pour désigner les *connaissances hippiques* nécessaires aux hommes de cheval, aux écuyers, aux officiers de cavalerie et à tous ceux qui sont à la tête d'exploitations ou d'établissements dont le cheval est l'un des principaux éléments ; reconnaissant, disons-nous, le défaut de précision ou l'excès d'extension de ce terme, pour exprimer ou résumer ces connaissances , nous ne croyons pas moins devoir l'employer ici ; et voici ce qui nous y détermine.

Sans doute l'étude que nous allons faire du cheval n'est pas *toute l'hippiatrique* ; mais ce n'en est pas moins *de l'hippiatrique*, c'est-à-dire une partie (et partie fort importante) de cette science ; on peut dire même que cette partie en est la base fondamentale, car il ne peut y avoir de médecine, ni de chirurgie, de véritable science médicale enfin, sans l'*anatomie*, sans la *physiologie*, sans l'*hygiène*. Or, ce sont ces branches essentielles de l'*hippiatrique* qui vont être l'objet principal de nos études dans ce *Manuel* ; et voilà pourquoi, malgré le défaut de précision scientifique du mot, dans le cas dont il s'agit, nous leur conservons le mot générique de la science à laquelle elles appartiennent, non comme étant cette science tout entière; mais comme parties intégrantes et y étant indissolublement liées.

Une autre raison toute vulgaire, routinière même, si l'on veut, nous a encore engagé à préférer le nom connu d'*hippiatrique* aux noms nouvaux créés et adoptés pour le remplacer; c'est son ancienneté et sa vulgarité mêmes. En effet, on retrouve ce nom, ce terme d'*hippiatrique*, pour désigner la partie anatomique, physiologique et descriptive du cheval, dans tous les anciens ouvrages d'équitation, de cavalerie, de maréchalerie, d'agriculture, etc., et même dans beaucoup d'ouvrages modernes sur ces mêmes matières. Pourquoi rompre cette chaîne d'idées et d'études, déjà toutes faites ou toutes préparées, par des mots nouveaux et des dénominations inaccoutumées, qui troublent ou surchargent la mémoire, et la déroutent le plus souvent, sans lui rien apprendre de neuf? — Les ouvrages anciens et modernes sur la matière qui va nous occuper étant le répertoire des connaissances hippiques et équestres, et la source naturelle où l'on va puiser la science et chercher la raison du progrès, n'est-ce pas fatiguer inutilement l'intelligence et la fourvoyer souvent que de l'éparpiller sur des mots, au lieu de la fixer sur les choses? —

Telles sont les raisons qui nous ont fait éviter, dans notre ouvrage, tout ce qui pourrait paraître innovation ou néologisme dans la technologie hippique.

Les mots, pour exprimer certaines choses, sont purement de convention. C'est ainsi qu'à la réorganisation de l'école de cavalerie, en 1825, on avait réuni et groupé, sous la dénomination d'*équitation militaire*, les diverses branches d'instruction hippiques et équestres, et même, avec elles, plusieurs autres notions scientifiques qui ne se trouvaient dans aucun cours ou traité précédent d'*hippiatrique* ou d'*équitation*, afin, avait-on dit, de créer un nouveau système d'instruction, *basé sur la fusion de toutes les connaissances relatives au cheval, et reconnues nécessaires à l'officier de cavalerie* (1). Cette dénomination qui, grammaticalement, n'exprime que l'éducation et l'emploi du cheval à la selle, exprimait cependant, conventionnellement, son étude et sa connaissance sous tous les autres rapports, la médecine exceptée.

---

(1) *Rapport* au ministre de la guerre, de la Commission d'officiers généraux chargés de rédiger le programme du *Cours d'équitation militaire*, du 24 mars 1825.

Elle rendait assez bien d'ailleurs (toujours conventionnellement), la pensée d'alliance et de fusion des deux branches de la science équestre : 1° l'*hippiatrique*, qui était la théorie de l'équitation raisonnée d'après la connaissance de l'élément principal, le cheval, et 2° l'*équitation* proprement dite, qui était l'application pratique et le résultat de la théorie d'après cette connaissance.

Pendant près de trente ans, que cette dénomination a été employée dans l'armée, et dans tous les établissements et administrations s'occupant de la science chevaline et ressortissant à l'armée, pour désigner l'ensemble des connaissances hippiques et équestres, elle n'a pu faire oublier les termes d'*hippiatre* et d'*hippiatrique*. Nous ne savons si le nom d'*hippologie*, d'où dérive *hippologue*, d'une euphonie plus douce, d'une étymologie plus académique, et qu'on a substitué à celui d'*équitation militaire*, aura plus de vertu et plus de durée ; mais nous en doutons, parce que sa signification (discours sur le cheval), qui s'étend aussi bien à la médecine et à la chirurgie chevalines qu'aux autres parties de la science hippique, a précisément le même inconvénient de dire trop, qu'avait le mot *hippiatrique*, et de plus, celui de dire trop peu ; car le mot ou l'équivalent du mot *discours* n'impose pas plus d'étendue qu'il ne pose de limite : qu'on restreigne un *discours* sur une ou quelques parties du cheval, ou qu'on l'étende à tout ce que ce sujet comporte, y compris la pathologie, la clinique, etc., on n'en aura ni plus ni moins fait de l'*hippologie;* comme on faisait de l'*hippiatrique* en enseignant l'*anatomie* et l'*extérieur* du cheval, ou en bornant cet enseignement à l'une ou l'autre de ces parties de la science, ou même à des parties moins étendues, telles que la *connaissance de l'âge,* les *robes* et *signalements,* etc.

Le mot *hippygie,* très exact pour exprimer ce qui a rapport à la conservation de la santé du cheval, puisqu'il veut dire *hygiène du cheval,* ne signifie pas assez, et ne signifie même plus rien du tout pour les autres branches des sciences hippiques et équestres.

Nous aurions bien proposé nous-même le mot *hippotechnie* (science du cheval), qui nous paraîtrait, sauf erreur, mieux résumer tout ce qui concerne le cheval, sous tous les rapports, que les mots précédents ; mais nous avons eu ici le même scrupule qu'éprouva Huzard fils, lorsqu'embarrassé de choisir une expression pour désigner l'industrie d'*élever des chevaux;* on lui proposa les mots *hippotrophie* et *hippogogie;* il recula devant la crainte, non de paraître

trop savant, sa modestie étant parfaitement sauve-
gardée à cet égard par son profond et réel savoir,
mais devant celle de paraître *vouloir* qu'on le crût
très savant ; Huzard s'en tint au mot simple, consacré et vulgarisé par l'usage, *élève du cheval;* nous nous
en tenons, pour notre compte et notre objet, au mot
non moins consacré et vulgarisé : *hippiatrique*, qu'on
est si accoutumé, en France, à voir lié presque partout au mot *équitation*.

MANUEL D'HIPPIATRIQUE

d'Équitation et d'Hygiène.

IDÉE, PLAN ET DIVISIONS DE CET OUVRAGE.

Le cours d'études chevalines et équestres, suivi et professé à l'école de cavalerie de Saumur, sous le nom de *Cours d'équitation militaire*, et qui a cessé depuis environ deux ans seulement d'être officiel et classique à cette École, était fondé sur une donnée qui nous a toujours paru aussi intelligente et claire que simple et naturelle. D'apres cette donnée, les divisions de ce cours reposaient sur une loi de la logique aussi sûre et rationnelle qu'évidente: on y posait d'abord en principe :

1° Que, pour mettre, avec avantage et sûreté, une machine en œuvre ou en action, pour en retirer les meilleurs services ou résultats possibles, sans courir les risques de la briser ou de la détériorer par ignorance, il était nécessaire de *connaître*, dans leur nature et leur arrangement, tous les ressorts, rouages et leviers, etc., qui en composent l'ensemble, de manière à pouvoir, d'abord, juger si cette machine est bonne, bien construite, solidement établie, convenablement appropriée à l'usage qu'on veut en faire, et susceptible de fonctionner avec la plus grande somme possible de résultats utiles, afin que, par cette *connaissance* préalable, rien ne soit abandonné au hasard ni aux tâtonnements, causes trop fertiles d'erreurs et de ruine.

2° Que lorsqu'on avait acquis une *connaissance* suffisante de cette machine, de cette chose, il était encore nécessaire de *savoir l'employer*, et que la théorie de cet *emploi* devait nécessairement être basée et déduite de la *connaissance* de sa construction.

3° Qu'il est dans l'intérêt du possesseur ou du conducteur de la machine, dès qu'il sait l'employer avec succès et en retirer des services, de chercher à la *conserver*, en la préservant autant que possible, par des soins et des précautions dérivant aussi de la *connaissance* de ses ressorts, de toute cause de destruction et de détérioration.

Et 4° enfin, que lorsque le temps, qui détruit et use tout, ou lorsque des accidents et un usage plus ou moins actif ont amené ou déterminé, soit cette destruction, soit cette détérioration, il devenait d'autant plus nécessaire de reproduire et de remplacer avantageusement cette machine ou cette chose, qu'elle nous a été plus utile et indispensable ; résultat auquel la *connaissance* acquise par la théorie et la pratique, contribuera en proportion de sa solidité et de sa perfection.

Nous adoptons pour notre ouvrage, la division qui découle naturellement de l'idée renfermée dans les considérations ci-dessus ; mais le classement des matières dans chaque division, ne sera pas absolument tel qu'il était dans le *Cours d'équitation militaire*.

La première division ou la *connaissance*, se subdivisera en *connaissance de l'intérieur* et *connaissance de l'extérieur*. La connaissance de l'intérieur, c'est l'*anatomie* proprement dite, avec toutes ses branches et dérivés ; la connaissance de l'extérieur, c'est la description de toutes les parties visibles du corps du cheval, considérées dans leurs rapports avec les parties intérieures qui leur servent de base, qui opèrent leur mouvement et qui déterminent leurs formes ; c'est l'étude des beautés, des qualités, des défectuosités et des vices, avec l'indication raisonnée anatomiquement ou physiologiquement des maladies, affections, accidents ou tares dont chaque partie extérieure peut être affectée visiblement ou à l'état latent ; c'est encore l'étude de la *connaissance de l'âge* par la formation, la pousse, la chute, le remplacement et l'usure des dents ; l'étude et l'anatomie de l'œil, les robes et signalements ; l'étude des formes, des aplombs et des proportions.

Une étude intermédiaire, pour ainsi dire, entre la connaissance de l'intérieur et celle de l'extérieur, est celle des *organes de la vie* et des *fonctions vitales*, c'est-à-dire la *physiologie*; c'est par elle que, remontant des effets aux causes, et *vice versâ*, nous pourrons apprécier l'énergie ou l'atonie des facultés morales du cheval.

La *deuxième division*, ou l'*éducation* et l'*emploi*, c'est l'*équitation* proprement dite, pour l'homme, et le *dressage* à la selle et à l'escadron, pour le cheval, précédés de l'étude du principe du mouvement des allures, etc. Nous commencerons par instruire l'homme dans l'équitation avec des chevaux instruits ou dressés : et une fois l'homme instruit, nous lui enseignerons à instruire et dresser les chevaux qui ne le sont pas.

La *troisième division*, la *conservation* du cheval en santé, c'est l'hygiène, toute l'hygiène, à laquelle se rattachent des notions de physiologie, de physique, de botanique, etc.

La *quatrième division*, enfin, la plus complexe et la plus importante, au point de vue militaire, comme au point de vue de l'agriculture et de l'industrie, comprendra les *haras*, les *dépôts de remonte militaires*, les *courses*, la *reproduction* et l'*industrie chevaline* en général.

Nous ne subdiviserons pas les quatre grandes divisions de notre ouvrage autrement que par chapitres ; et chaque chapitre, ayant son titre particulier et son numéro d'ordre, comprendra une partie ou section de la science dont il est traité dans la grande division où il est enclavé. Exemple : Dans la première division, la *squelettologie*, la *myologie*, la *splanchnologie*, etc., etc., qui sont des branches ou subdivisions de l'anatomie, formeront chacune un chapitre ; mais les *fonctions* de la *digestion*, de la *respiration*, de la *circulation*, etc, qui sont des parties intégrantes de la *splanchnologie*, formeront chacun un *article* séparé. Nous croyons devoir ne pas scinder autrement cet ouvrage pour ne pas compliquer notre travail en multipliant les divisions et dénominations en chiffres, qui surchargent et fatiguent la mémoire sans rien laisser dans l'esprit. Quand on aura besoin, par exemple, d'étudier l'une des *fonctions vitales* ou l'un des *organes* essentiels de la vie, on les trouvera au chapitre qui a pour titre *splanchnologie*, qui est l'une des grandes divisions ou branches de l'anatomie. Et ainsi des autres.

En écrivant ce *Manuel* ou cette *Étude*, que nous avons cherché à rendre aussi substantiel que possible en concentrant et condensant autant que nous l'avons pu les matières qui y sont traitées, nous n'avons pas voulu faire ce qu'on appelle un *abrégé* : les abrégés scientifiques, l'expérience et l'habitude du travail nous l'ont prouvé maintes fois, ne sont utiles qu'aux hommes qui *savent* et qui veulent s'entretenir dans la science, ou à ceux qui, ayant su, veulent se remettre en mémoire ce qu'ils ont oublié ; mais les abrégés n'apprennent rien ou peu de chose, rien surtout d'achevé ni de complet, à ceux qui, ne sachant rien, ont toute une instruction à acquérir, toute une science et un art à étudier et à apprendre ; à ceux-ci, il faut des ouvrages essentiellement élémentaires et didactiques qui, du commencement à la fin, contiennent et enseignent le comment et le pourquoi des choses. Ceci expliquera l'extension et le développement que nous avons été amené à donner à certaines parties et à certains détails, que nous considérons comme essentiels pour l'objet que nous avons en vue, objet qui n'est autre chose que la propagation et la diffusion des connaissances chevalines et équestres.

Nous n'avons pas donné à cet ouvrage élémentaire le titre de *Cours*, parce que nous n'avons pas la prétention de vouloir professer ni de nous poser en professeur.

Ni celui de *Traité*, parce que loin de nous ériger en maître de l'art, nous reconnaissons et confessons volontiers que nous ne sommes qu'un travailleur et un simple ouvrier de la science.

Mais nous lui avons donné celui d'*Étude*, parce que tout homme intelligent et ami du progrès, qui a pratiqué et étudié un art avec zèle et avec amour, a titre suffisant pour en écrire une étude à son point de vue, et dans la mesure de son instruction et de sa capacité.

Iʳᵉ DIVISION.

DE LA CONNAISSANCE DU CHEVAL.

Trois sciences, aussi vastes que profondes, doivent surtout concourir et être mises à contribution, dans le cours de cette étude, pour arriver, par la méthode la plus sûre et la seule efficace, à la connaissance parfaite du noble animal que le plus grand peintre qu'ait eu la création, l'illustre Buffon, a jugé être : « la plus belle conquête de l'homme sur la nature. » Ces trois sciences sont : *l'histoire naturelle*, *l'anatomie* et la *physiologie*.

L'histoire naturelle nous apprend (Buffon, Linnée, Isid. Geoffroy, Quatrefages) que le cheval tient un rang distingué dans la classe des animaux *quadrupèdes* (marchant sur quatre jambes) ; qu'il est le premier du genre ou espèce des *monodactyles* ou *solipèdes* (dont les membres se terminent par un seul doigt ou sabot) ; qu'il est essentiellement *herbivore* (se nourrissant uniquement de végétaux), malgré quelques exceptions dues à l'état de domesticité ; qu'il est *vivipare* (mettant au monde ses petits tout vivants) et *mammifère*, (nourrissant sa progéniture de son lait).

Toutes les espèces du genre *cheval*, (1) surtout celle qui nous occupe *(equus caballus)*, sont très bien partagées sous le rapport des *sens*. Le cheval a le *toucher* ou *tact* très délicat, quoique tout son corps soit en entier (excepté aux ouvertures naturelles) recouvert de poils serrés et quelquefois très épais ; on peut en juger par les mouvements de sa peau, qu'on voit se froncer et se mouvoir au moindre attouchement, surtout lorsqu'il a lieu aux flancs et sous le ventre.

Le cheval a la langue douce, sa lèvre supérieure est susceptible de s'allonger et d'exécuter des mouvements assez étendus ; il l'emploie pour ramasser et saisir sa nourriture, et semble aussi s'en servir pour reconnaître et palper, en quelque sorte, certains objets qui attirent son attention. Comme chez tous les herbivores, le sens du goût paraît aussi très perfec-

---

(1) On compte parmi ces espèces, *l'âne*, *l'hémione*, *le couagga*, *le dauw* et *le zèbre*.

tionné chez le cheval. La conque de son oreille, moins développée que dans les autres espèces du même genre, est construite de manière cependant à recueillir un grand nombre de rayons sonores, ce qui parait rendre chez lui le sens de l'*ouïe* très délicat et très fin : au moindre bruit, on le voit s'arrêter ou ralentir sa marche, et diriger le pavillon de la conque auditive du côté où vient ce bruit.

Les yeux du cheval sont généralement grands, bien fendus, à fleur de tète et d'une belle expression ; la couleur de l'iris ordinairement brune, la pupille en parallélograme horizontal ; la vue est excellente, et quoique le cheval ne soit pas un animal nocturne, il parait distinguer très nettement les objets dans l'obscurité.

L'odorat est le sens qui paraît être relativement le plus exquis dans l'espèce chevaline, sans cependant que la faculté olfactive soit chez elle aussi développée que chez les carnivores et surtout dans l'espèce canine : lorsque le cheval veut reconnaître la nature d'un objet ou d'émanations qui lui inspirent de la défiance, on voit ses narines, très mobiles, s'agiter, s'ouvrir largement, aspirer et expulser alternativement l'air avec force, comme pour ne perdre aucune parcelle des odeurs qui peuvent s'exhaler de l'objet qu'il aperçoit ou qu'il pressent. On assure que, dans l'état sauvage, les chevaux éventent ainsi à plus d'une lieue de distance les espèces d'animaux qui leur sont ennemies.

La femelle du cheval, la jument, a quatre mamelles inguinales ; elle porte de 11 à 12 mois, et met bas en se tenant debout, ce qui ne s'observe que dans un petit nombre d'espèces de Mammifères. Nous trouverons plus loin l'occasion de parler des organes de la génération du mâle et de la femelle, ainsi que des races et des mœurs de ces animaux.

Le poulain tette environ un an ; mais on a l'habitude, dans l'état de domesticité, de le séparer de sa mère beaucoup plus tôt, pour des raisons que nous trouverons aussi à développer plus loin. Le jeune sujet a ordinairement acquis tout son accroissement vers la cinquième année de son âge. Il y a cependant des races plus précoces et d'autres plus tardives, ce qui est encore un objet qui se présentera plusieurs fois à nos études et sous diverses faces. On estime que la durée *entière* de la vie d'un cheval est de 30 ans, terme moyen.

Après les caractères zoologiques généraux que nous venons d'indiquer sommairement, nous croyons devoir en mentionner un autre, quoique emprunté à un ordre différent de faits naturels : c'est l'instinct qui porte les chevaux à se rassembler et se réunir en troupes ou hordes plus ou moins nombreuses, pour y vivre en quelque sorte en commun, et à reconnaître et accepter pour chef l'un d'entre eux, que sa force, son courage, et probablement aussi sa vieille expérience, rendent le plus apte à guider, protéger et défendre au besoin l'association, composée quelquefois de plusieurs familles, et quelquefois d'une seule. Cet instinct, presqu'entièrement effacé dans les chevaux domestiques, reparaît dans toute sa force lorsque ces animaux, en échappant à l'empire de l'homme, recouvrent spontanément leur liberté native.

Le naturel des chevaux n'est point féroce ; ils sont seulement fiers et sauvages. Ils sont susceptibles d'affection réciproque, et prennent facilement les uns pour les autres un attachement qui va quelquefois jusqu'au dévouement. Les chevaux ne se font point la guerre entre eux et vivent en paix de horde à horde. Dans la partie de cet ouvrage où il est traité des *races*, nous complétons ces détails de mœurs sur ces animaux.

L'*anatomie* pénétrant sous les téguments qui servent d'enveloppe à tous les organes, à tous les ressorts, à tous les rouages de la machine animale, c'est à son aide que nous parvenons à les connaître dans leur nature, leur formation, leur contexture, leur disposition, leurs fonctions et leurs usages.

On a comparé souvent l'étude que l'officier de cavalerie ou l'écuyer devaient faire de l'anatomie, à celle qui est nécessaire aux peintres et aux sculpteurs : les uns et les autres, dit-on, n'ayant besoin que de bien connaître les formes apparentes à l'extérieur, pour juger des beautés et des défectuosités, une étude superficielle des parties qui servent immédiatement de base à ces formes doit leur suffire. Ce qui est vrai pour ceux qui n'ont qu'à reproduire ces formes sur la toile

ou dans le bronze et le marbre, c'est-à-dire sur la
matière inerte, ne l'est pas pour ceux qui doivent agir
sur la matière animée ; ceux-ci doivent étudier l'anatomie, non-seulement pour juger de la beauté des formes ou de leurs défectuosités, mais encore pour connaître les éléments dont se composent tous ces tissus,
tous ces ressorts ; comment ils se forment, se dispo-
sent, se consolident, s'entretiennent, se conservent
et se renouvellent ; comment leur mécanisme agit, se
comporte et se dirige ; comment, enfin, les agents extérieurs et les causes physiques agissent à leur tour
sur tout cet organisme. « Les ingénieurs chargés de
« diriger la confection des machines vivantes, ne doi-
« vent pas être moins instruits dans leur spécialité
« que ceux qui dirigent les travaux d'art. L'artiste
« qui modèle la matière animée » (ajoutons : et qui
l'emploie et la gouverne comme machine), « ne peut
« bien réussir qu'après avoir fait de fortes études
« théoriques et pratiques..... (1) »

Il est surtout, pour l'officier de cavalerie, pour l'é-
cuyer ou le professeur d'équitation digne de ce nom,
comme pour tout homme chargé de présider à l'instruction, à l'emploi et à l'hygiène des chevaux, il est
surtout, disons-nous, indispensable de bien connaître

---

(1) A. RICHARD, *De la conformation du cheval*, etc. page 11 de
l'*Avertissement*.

anatomiquement la disposition et l'organisation intérieure des grandes *cavités*, qu'on nomme *splanchniques*, où sont renfermés les organes ou instruments
des *fonctions* dont l'ensemble constitue la *vie*. La disposition particulière, la capacité et l'intégrité de certaines de ces cavités est, à l'extérieur, d'un très grand
secours pour apprécier l'énergie et les qualités morales du cheval, sa force de résistance aux travaux, l'espèce et la durée des services qu'il est susceptible de
rendre.

Il est deux sciences, dit J. Girard (1), l'*anatomie*
et la *physiologie*, « qu'il faut considérer comme fon-
« damentales, et qui doivent servir d'introduction à
« l'étude de toutes les autres. La première s'occupe
« de la structure, de la position, de la forme et des
« rapports des instruments des fonctions ; la seconde
« envisage ces organes en action, étudie les forces qui
« président à la production des phénomènes vitaux,
« et les lois auxquelles les corps organisés sont assu-
« jettis. Ces deux parties essentiellement liées s'éclai-
« rent mutuellement, servent à l'intelligence l'une de
« l'autre : l'on ne pourrait les séparer sans nuire à
« l'histoire de l'organisme. »

La *physiologie* est, à proprement dire, l'étude de la

---

(1) *Traité d'anatomie vétérinaire, ou Histoire de l'anatomie
et de la physiologie*, etc., p. 1. — Paris, 1819.

vie, comme l'anatomie est l'étude de la *mort;* car celle-ci ne s'exerce que sur la matière morte, tandis que la première scrute et explique tous les modes d'existence des êtres vivants.

Véritables clefs, et en même temps flambeaux des sciences hippique et équestre, en ce qui concerne la *connaissance*, l'*emploi* et la *conservation* du cheval, ce sont encore l'*anatomie* et la *physiologie* qui deviennent nos guides dans la quatrième partie de notre étude (reproduction et remplacement), car il n'est pas possible de faire un choix judicieux de générateurs, de bien assortir les accouplements et de diriger l'*élevage* des produits, sans une connaissance exacte des secrets de l'une de ces sciences et des lois immuables de l'autre. « Nous ne pouvons, dit M. A. Richard,
« (ouvrage et page déjà cités précédemment), multi-
« plier et améliorer nos animaux que par l'applica-
« tion des sciences qui doivent s'en occuper. Or, pour
« les appliquer, il faut d'abord les comprendre. »

L'anatomie de l'homme, non pas précisément comparée, mais coordonnée avec celle du cheval, dans le but d'assurer la position et de faciliter l'action du premier sur le dernier, aura aussi sa place et son importance dans nos études. Cette connaissance, ce progrès essentiel dans la science équestre, nécessaire actuellement à tout écuyer, homme de cheval ou professeur d'équitation, est surtout indispensable à l'instructeur de cavalerie, parce qu'il se rattache à des considérations liées à la question du recrutement et aux espèces d'hommes de toutes conformations qu'il amène dans les corps de troupes à cheval. C'est de cette étude nouvelle dans la théorie de l'équitation, que doivent être déduits les principes pour placer les hommes à cheval d'après leur conformation et selon les proportions de leur corps, et non plus d'après des principes absolus et inflexibles.

CHAPITRE I.

Anatomie générale ou généralités de l'anatomie.

Avant de passer à ce qu'on appelle l'*anatomie descriptive*, examinons les éléments constitutifs de tous les organes, leur mode d'agrégation et d'association, ainsi que leurs diverses propriétés.

Il entre dans la composition de l'animal qui est l'objet de notre étude, un grand nombre de parties différant entre elles de nature et de propriétés. En les soumettant à son analyse, le chimiste y trouve des substances *métalliques*, *terreuses*, *salines*, etc. ; considérées dans l'animal vivant, ces substances se présentent au physiologiste sous quatre états différents : *solide*, *liquide*, *vaporeux* ou *gazeux*, fournissant une multitude de produits divers, et ayant l'*azote* pour base essentielle de leur composition. Dans l'état de vie ces divers éléments sont animés et mis en exercice par un principe, une puissance nommée par la physiologie *force vitale* ou *force de vie*. Envisagés sous ces deux rapports différents, les uns étant le résultat de l'analyse chimique, ont reçu le nom d'*éléments chimiques;* et les autres étant le produit de l'action des organes vivants, ont tous été nommés *éléments organiques.*

Dans les *éléments chimiques* on compte : le *carbone*, l'*hydrogène*, l'*azote*, le *phosphore*, le *soufre*, le *fer*, le *manganèse*, la *magnésie*, la *silice*, l'*alumine*, l'*oxygène*, la *chaux*, la *soude*, la *potasse*, le *calorique*, les *fluides électrique* et *magnétique* (1).

Ces corps élémentaires, combinés dans des proportions et des rapports toujours variables, constituent les principes immédiats du corps des animaux.

Dans les *éléments organiques*, il entre un grand nombre de substances, dont les principales sont : la *gélatine*, l'*albumine*, le *gluten animal* ou *fibrine*, l'*osmazôme*, le *mucus*, l'*urée*, le *caseum* ou *fromage*, le *principe colorant du sang*, le *picromel*, le *sucre de lait*, la *graisse*, etc. (2).

---

(1) J. *Girard*, ouvrage cité, page 21.
(2) J. *Girard*, ouvrage cité.

Sans nous arrêter à décrire les caractères physiques de ces divers éléments qui, associés et combinés entre eux, composent les *solides* et les *fluides* qui constituent l'ensemble de l'organisation animale, s'excitent, s'entretiennent les uns par les autres, et n'obéissent à l'action des affinités chimiques que lorsque la *force vitale* n'agit plus sur eux, nous passerons à l'examen des substances qui forment la trame, la base et la matière des organes; nous verrons la consistance de ceux-ci, leur contexture, leur forme, leur situation, leurs usages.

On divise d'abord en parties *solides* et parties *fluides* tout ce qui entre dans la composition du corps des animaux.

Les *fluides*, que l'on désigne plus particulièrement sous le nom d'*humeurs*, se présentent sous trois états, *gazeux*, *vaporeux*, *liquides*; ils forment la plus grande partie de la masse totale du corps, et y entrent, selon J. Girard, pour environ les huit neuvièmes. La partie de la science qui s'occupe de leur étude porte le nom d'*hygrologie*.

Les *fluides*, plus abondants dans la jeunesse et dans la vieillesse que dans l'âge adulte, diffèrent entre eux par leur composition, leurs propriétés et leurs usages. Sans négliger les autres, nous nous occuperons surtout de ceux qu'on nomme *liqueurs circulatoires*, le *sang* et la *lymphe*.

Les parties *solides* contiennent les fluides et les liquides auxquelles elles doivent leur formation. En effet, nous voyons que le fœtus est le fruit d'un germe, produit lui-même des liquides ; les dents, corps solides les plus durs de toute l'organisation animale, sont les produits d'un mucus renfermé dans une membrane, où il se solidifie avec elle.

Le *sang*, dont nous examinerons plus loin la composition, les caractères et la circulation, est le plus remarquable et le premier de tous les *fluides* et *liquides*, dont il est d'ailleurs le principe et le producteur. Il est contenu et circule dans les *vaisseaux* nommés *artères* et *veines*, dont les ramifications innombrables s'étendent et se divisent dans toutes les parties du corps. Principe générateur de tous les *tissus* et de tous les *organes*, le *sang* va porter à chacun d'eux la substance qui est propre à sa formation et à son entretien, ainsi qu'au travail spécial dont il est chargé, et il revient incessamment par un trajet que la physiologie explique et décrit, puiser au cœur et dans les poumons, les propriétés vivifiantes dont la digestion et la respiration l'enrichissent, pour continuer de les distribuer de nouveau et incessamment dans toutes les régions du corps, tant que la vie existe.

La *lymphe*, qui est pour l'importance, le second des *liquides* entrant dans la composition de l'organisme, est une humeur aqueuse incolore, qui est contenue et circule dans un ordre de vaisseaux particuliers nommés *lymphatiques*. Ce fluide, qui diffère de caractère et d'usage, selon les parties et les régions du corps qu'il parcourt, et qui subit de continuels changements, joue un grand rôle dans l'économie animale, et surtout dans la *fonction* de la *nutrition*. Il a beaucoup d'analogie avec la partie séreuse du sang, d'où il paraît d'ailleurs provenir. Il contient de l'albumine en grande proportion, et, comme cette substance, il se coagule par la chaleur.

On remarque encore dans les *fluides*, les produits des *sécrétions* diverses, qu'on désigne sous le nom générique d'*humeurs sécrétoires*, et qui se distinguent en humeurs *perspiratoires*, *folliculaires* et *glandulaires*; puis viennent les fluides produits par la digestion, qui sont le *chyme* et le *chyle*. Le chyme est le résultat du premier et du plus pénible travail de la digestion qui a lieu dans l'estomac : c'est la masse des aliments ingérés triturés, imprégnés de *salive*, de *suc gastrique*, *biliaire*, *pancréatique*, etc. (humeurs sécrétoires), qui, en parcourant l'intestin, éprouve successivement différentes élaborations qui la transforment en chyle, dernier résultat du travail digestif. Le chyle, ainsi que nous le verrons aux chapitres *digestion*, *circulation* et *nutrition*, est la partie *récrémentitielle* des aliments et la principale source de la réparation des pertes. Il est très liquide, d'un blanc laiteux, d'une saveur douce, d'une odeur spermacée. Exposé à l'air, il se sépare, comme le sang, en deux parties, dont l'une, séreuse, liquide, transparente ;

l'autre solide, fibrineuse, constitue une sorte de caillot de couleur blanche (1).

« Les *solides*, dit le professeur Chaussier (2) sont
« composés de fibres ou filaments linéaires, de lames
« ou fibres planes, larges ou courtes, dont le rappro-
« chement, la superposition, l'entre-croisement va-
« rié, forment des fascicules, des faisceaux, des cor-
« dons, des canaux, des réservoirs, des tissus fila-
« menteux, réticulés, spongieux, qui laissent entre
« eux des cellules, des aréoles, des vacuosités, des
« porosités différentes par leur figure, leur capa-
« cité, et qui sont remplies, incrustées d'une subs-
« tance plus ou moins fluide ou concrète. »

Les *solides* se subdivisent en *parties dures* et en *parties molles*.

Les parties dures sont :

Les *os*, les *dents* et la *corne*.

Les parties molles comprennent :

Les *cartilages*, les *ligaments*, les *muscles*, les *tendons*, les *aponévroses*, les *membranes*, les *vaisseaux*, les *nerfs* et les *glandes*.

Les *organes* sont diverses parties du corps, simples ou composées de plusieurs autres parties, qui sont

---

(1) Chaussier, *Table synoptique des humeurs*, etc. ; J. Girard, *Traité d'anatomie vétérinaire*.

(2) *Tableau des solides organiques.*

chargées de l'exécution des *fonctions* : ainsi, les yeux, parties très composées, sont les *organes* de la vue, les oreilles sont les *organes* de l'ouïe , les membres et les muscles sont les organes de la locomotion, etc.

On donne le nom de *fonctions* au travail d'un ou de plusieurs *organes* : ainsi, la *digestion*, dont l'estomac et les intestins sont les *organes*, est une *fonction ;* la *mastication*, dont les lèvres, les dents et la langue sont les *organes*, est une *fonction* préparatoire à la première ; le cerveau et les nerfs sont les *organes* de la sensibilité et de l'intelligence, deux *fonctions* essentielles.

Les *organes* indispensables à la vie ont reçu le nom de *viscères*. Un animal à sang chaud ne peut vivre et exister sans la *digestion*, sans la *circulation* du sang, sans la *respiration*, sans un cerveau pour animer et coordonner toutes ces *fonctions ;* ainsi le *cerveau*, le *cœur*, les *poumons*, l'*estomac*, les *intestins*, le *foie*, sont des *viscères*.

La *force vitale* est ce principe inconnu, impalpable et insaisissable, qui met en jeu tous les *organes ;* c'est le moteur qui vivifie et anime la matière et produit tous les phénomènes de l'existence des êtres.

Passons maintenant successivement en revue les divers *solides* ou *tissus* du corps animal, et voyons de quoi et comment ils sont formés.

Des Os.

Leur contexture et leur formation ; changements qu'ils subissent, intérêt de la connaissance de ces changements.

Les *os* sont les premiers tissus, qui, par ordre de consistance, et comme servant de base à la machine et de supports à tous les autres tissus, s'offrent à notre examen. La connaissance de leur contexture et des modifications qu'elle éprouve depuis leur formation jusqu'à l'âge adulte de l'animal, est du plus haut intérêt pour les soins que demande son accroissement, sa conservation et sa durée.

Les *os* sont des parties très dures, blanchâtres, dont la réunion, l'arrangement et la liaison forment la charpente du corps, en déterminent les dimensions, en dessinent les principales formes et en commandent les attitudes. Cette charpente solide donne attache aux parties molles, et, conjointement avec ces dernières, contient les *fluides* et les *liquides*, abrite les *organes* et les *viscères* tout en les maintenant à leurs places respectives, et les défendant du contact et du choc des corps extérieurs. La mobilité et la solidité sont les deux propriétés mécaniques, essentielles, de la charpente du corps : mobilité pour le transport de la machine d'un lieu à un autre ; solidité pour résister aux forces qui agissent en elle et hors d'elle, aux poids et contre-poids des masses, et aux efforts et tiraillements des agents moteurs.

Deux substances forment les *os* : la première, nommée *parenchyme*, est fibreuse, molle et de peu de consistance ; c'est une sorte de trame d'une texture peu serrée, qui sert de canevas pour la formation de l'os. L'autre substance est de nature calcaire, salino-terreuse ; on la nomme *phosphate-calcaire* ou *phosphate de chaux* ; elle s'implante dans les interstices et les porosités du *parenchyme*, s'y accumule de manière à le pénétrer et le recouvrir, et par son union intime et son adhérence à ce tissu, ne forme progressivement plus qu'un seul et même corps avec lui.

Dans le jeune âge, le parenchyme domine dans les os ; aussi ils sont mous, flexibles, sans consistance, et ne pourraient, par conséquent, offrir assez de solidité et de résistance aux tiraillements que l'action des muscles fait produire sur eux, à l'attache des tendons et des ligaments qui les fixent les uns aux autres, si l'on soumettait l'animal trop jeune à un travail qui exige l'emploi d'une grande force musculaire. Cet état dure plusieurs années, et ce n'est qu'à mesure que le jeune sujet avance en âge, que la substance salino-terreuse, déposée progressivement par l'absorption et l'action vitale, dans la trame du parenchyme, lui donne la consistance et la solidité nécessaires pour résister à la traction que les agents moteurs exercent sur eux. Avec le temps, cette substance s'accumulant de plus en plus dans les os, finit par y prédominer dans la vieillesse, et c'est elle qui les rend alors plus blancs, plus lourds, plus dûrs, mais aussi moins souples, plus cassants, et les fractures plus difficiles à réduire.

Les os sont presque tous creux, et renferment dans leur intérieur un suc médullaire gras et huileux appelé *moëlle*, qui est destiné à entretenir le corps de l'os dans un état moins rigide, et à lui donner un certain degré de souplesse sans lequel les ruptures et les déchirements eussent été trop fréquents. Les os sont recouverts par une membrane fine, mais très-forte, qui les enveloppe dans toute leur étendue, excepté dans les parties revêtues de cartilage. Cette membrane, nommée *périoste*, à cause de sa position tout autour de l'os, est la matrice, le moule qui a servi à la formation de celui-ci, à lui donner sa forme et à protéger sa croissance quand il était à l'état de liquide ou de mucus ; qui sert toute la vie à son entretien, est spécialement destiné à empêcher l'épanchement des sucs osseux, qu'il paraît avoir, d'ailleurs, la propriété de sécréter et d'extraire du fluide générateur de tous les tissus, le sang. Le déchirement du *périoste* par un coup, par un effort violent, un travail forcé ou prématuré, est extrêmement dangereux, parce qu'il laisse épancher ces mêmes sucs osseux qu'il est chargé d'élaborer et de contenir, et qui forment ainsi en dehors de lui, les *exostoses* nommées *suros, éparvius courbe, jarde*, etc. C'est surtout après les articulations des membres que les déchirements du *périoste* sont le plus fréquents, et le plus dangereux. Nous en dirons plus loin les raisons.

La connaissance de la formation et de la contexture des *os*, nous conduit à cette conséquence, qui sera développée successivement dans le cours de cette étude, que si l'on faisait travailler un jeune animal avant que sa charpente osseuse ait acquis la consistance, la dureté et la solidité nécessaires pour résister aux contractions des muscles et aux tiraillements qui en résultent, les *os* céderaient, prendraient de fausses directions, des formes vicieuses, qui changeraient les *proportions* et les *aplombs* des membres, pervertiraient l'action de la force musculaire sur des rouages et des leviers mal disposés; de là l'usure prématurée et inévitable du sujet, le peu de sûreté de ses services, et l'imposibilité de remédier à des défectuosités passées, pour ainsi dire, à l'état de seconde nature; car, en avançant en âge, les os se durcissent, s'immobilisent dans leurs fausses directions et leurs formes défectueuses; ils se soudent même entre eux, par suite des épanchements des sucs osseux, dans les changements forcés et anormaux de direction et de formes.

On tirera des conséquences tout opposées d'une conduite et du procédé contraire : si on laisse acquérir au cheval tout son développement, aux *os* le complément de leur formation, et par conséquent toute leur dureté et leur solidité, on pourrra sans risque de pervertir sa conformation, et sans danger pour sa conservation, lui demander tout le service et le travail que sa nature et ses facultés peuvent lui permettre ; parce qu'alors, tous ces rouages ayant leur consistance, leur position et leurs proportions normales, ils pourront fonctionner et résister à l'action des forces qui les mettront en jeu. Ces vérités ressortiront encore mieux des considérations qui suivent.

Tout ce qui fait saillie à la surface d'un *os*, porte le nom *d'éminence* : par rapport à leurs usages, on divise les *éminences* en *articulaires* et *inarticulaires*.

Toutes les *éminences*, quand l'animal est jeune, sont réunies au corps de *l'os*, sans y être adhérentes, par une couche de *cartilage*. Dans cet état, on nomme les *éminences inarticulaires*, *épiphyses*. N'étant pas indentifiées à l'*os*, mais seulement unies médiatement à lui, par une matière molle et sans consistance, *ces éminences* ont alors peu de solidité, et le moindre effort peut d'autant plus facilement les arracher ou les faire dévier de leur position ou direction naturelle, que c'est presque toujours sur elle que les *ligaments* et les tendons prennent leur attache pour faire mouvoir les *os*. Mais ce *cartilage*, qui unit ainsi d'un manière médiate les éminences *épiphyses* au corps de l'os, est destiné à se durcir aussi, à s'ossifier avec le temps, et à faire corps avec ce même os, à mesure que la croissance de l'animal s'achève ; de sorte qu'à l'âge adulte, et lorsque le cheval à acquis tout son développement, mais seulement alors, les *éminences* sont devenues parties intégrantes et solides de *l'os*. Elles prennent dès lors le nom d'*apophyses*.

Ici reparaissent dans toute leur force les considérations et les conséquences que nous venons de faire valoir à propos des deux substances qui forment les *os*, de leur état de mollesse et de leur défaut de consistance et de force dans le jeune âge, du dommage qu'éprouve l'animal soumis au travail avant l'entier achèvement de son organisation, etc. Il est facile en effet, après cette simple connaissance de la formation de ces tissus, destinés à être les bras de leviers de la machine ; il est facile, disons-nous, de prévoir quels résultats fâcheux peuvent naître de l'ignorance ou du mépris des lois de la nature à cet égard : que l'on exige d'un cheval, ou, pour mieux dire d'un poulain de deux ans et demi à trois ou même quatre ans. (1) le travail que l'on obtient ordinairement d'un cheval de cinq à six. Ses éminences osseuses, encore *épiphyses*, c'est-à-dire, séparées de l'os par le cartilage mou et sans consistance, qui est le seul lien en-

---

(1) Dans certaines races tardives, la constitution des jeunes sujets n'est pas encore complète à 4 ans. Voir les chapitres *des Ages* et *des Races*.

tre eux, céderont indubitablement aux efforts et aux tiraillements des muscles, des tendons et des ligaments, qui s'insèrent et prennent leur attache sur elles. Répétons donc ce que nous venons dire relativement à la contexture du corps, des os même : de là des changements de formes, de position et de direction des éminences osseuses; de là déchirement du *périoste*, et épanchement du suc osseux près des articulations, où se formeront des exostoses et autres accidents, qui souleveront les ligaments et les tendons causeront des *boiteries* et bientôt l'ankylose; conséquemment, perte de force musculaire ou emploi inutile de cette force, pour obtenir des mouvements pénibles et de peu d'étendue , défaut ou perte totale des *aplombs*, claudications incurables dépréciation prématurée et ruine complète du cheval.

Tout ce qui présente un enfoncement, un creux à la surface des *os*, porte le nom de *cavité*. Les *cavités* sont divisées, comme les *éminences* , en *articulaires* et *inarticulaires*. De la réunion des *éminences* et des *cavités articulaires* résultent les *articulations*. Il suit de là qu'elles ont réciproquement des rapports de forme relatifs aux mouvements et usages départis à ces mêmes *articu'ations* : quand les éminences articulaires sont rondes, on les nomme *têtes*; quand elles sont seulement arrondies dans un sens et aplaties dans l'autre, elles sont nommées *condyles*; quand elles se terminent en pointe ou axe, *pivots*, etc. Les *éminences inarticulaires* ont reçu des dénominations selon leurs formes, ainsi, il y en a qu'on appelle *crêtes, épines, mamelons, crochets,* etc. Il en est de même des *cavités,* elles ont reçu des noms selon leur conformation. Parmi les *articulaires* on distingue la *cotyloïde,* la *glénoïde…* et dans les inarticulaires, on remarque des *fosses, fossettes, gouttières, coulisses, orbites, alvéoles,* etc.

DES CARTILAGES

Leur analogie et leurs rapports avec les os en la substance desquels ils
sont susceptibles de changer ; leur destination, leurs usages, leurs propriétés et leurs caractères.

Après les os, par ordre de consistance et de solidité, les *cartilages* se présentent à notre analyse,
comme étant les tissus qui ont avec eux le plus d'analogie.

Le *cartilage* est une substance tenant le milieu entre les os et la chair proprement dite, mi-dûre, mi-
molle, élastique, tantôt flexible, tantôt cassante, blanchâtre, moins pesante que les os et perdant encore
de son poids par la dessication, qui lui communique
aussi une couleur jaunâtre et une certaine transparence. Le *cartilage* est enveloppé d'une membrane

très-fine, difficilement séparable, que l'on nomme *périchondre*. (1)

On distingue trois espèces de *cartilages* : la première espèce est celle qui, molle et sans consistance dans le jeune âge, se durcit, devient osseuse au bout d'un certain temps et à un certain âge de l'animal ; tel est le *cartilage* intermédiaire qui réunit médiatement les éminences au corps de l'os, lorsque celles-ci sont encore *épiphyses*, et qui, en se durcissant et s'ossifiant, identifie ces mêmes éminences aux os sur lesquels elles n'étaient en quelque sorte, que superposées ; nous avons vu qu'alors ces éminences, actuellement adhérentes, prenaient le nom d'*apophyses*. On nomme *cartilages d'ossification* ceux qui, dans l'ordre de l'organisation animale, subissent invariablement ces changements de nature.

La deuxième espèce de *cartilages*, nommés *permanents* ou de *prolongement* par quelques anatomistes, (2) est très-répandue dans tout l'organisme animal : on en trouve une *cloison* qui sépare les cavités nazales ; à l'arrière-bouche, où il forme le *larynx*, et seprolonge plus avant pour former la *trachée-artère* ;

---

(1) L'étude spéciale et approfondie des cartilages, a reçu le nom de *Chondrologie :* prononcez *condrologie* et *péricondre*.

(2) J. GIRARD, ancien directeur de l'École d'*Alfort*

La conque de l'oreille en est entièrement formée, et nous verrons que le *scapulum* ou os de l'épaule, et le *sternum*, os qui forme la partie inférieure du *thorax* ou poitrine, ont des parties cartilagineuses très-étendues, et que les côtes s'unissent à ce dernier os et entre elles, à leur partie inférieure, par un long prolongement de cette substance, qui a pour usage et destination, d'adoucir le contact et le frottement des os qui opèrent des mouvements sur des parties molles, afin que celles-ci ne soient pas offensées par leur dureté ou leurs aspérités. Nous ferons connaître particulièrement ces usages, lorsque nous en serons aux descriptions.

Les *cartilages* de la troisième espèce, que J. Girard nomme *articulaires* ou d'*encroûtement*, existent principalement aux abouts articulaires des os qui forment les membres et la colonne vertébrale ; elle revêt les éminences et les cavités de couches minces, lisses, polies et glissantes, afin, en même temps, de faciliter les mouvements, et de rendre les frottements plus doux. Dans certaines articulations, que nous ferons connaître particulièrement, ces cartilages joignent les os entre eux, donnent à leur réunion de la solidité, en les emboîtant et formant des cavités pour ainsi dire artificielles à leurs abouts, ainsi que l'articulation de la partie inférieure du *fémur* avec le *tibia* nous en offrira un exemple. La plupart des *cartilages* de cette espèce, dans laquelle est compris celui qui unit

et consolide les vertèbres entre elles, sont évidemment
d'une texture fibreuse ; mais ce caractère est spécialement celui de ce dernier, qui, sans cette particularité, n'aurait pu avoir la consistance et la force nécessaires à la consolidation de la colonne vertébrale,
dont les os sont privés de tous autres ligaments que
ce cartilage, qui a ainsi le double usage d'unir solidement les vertèbres entre elles, et de leur permettre
d'opérer les unes sur les autres les mouvements légers et peu étendus, qui constituent la souplesse de la
colonne et lui donnent en même temps une si grande
solidité. Le cartilage des vertèbres a reçu spécialement la dénomination de *cartilage-fibreux.*

Les *cartilages* de toute espèce, ont une sorte d'af-
finité avec les os, qui les porte, en quelque sorte at-
tractivement à se transformer en leur propre substance, à la moindre altération, fatigue, ou affection
dont ils sont atteints ; et quoiqu'il n'y ait que la première espèce qui subisse naturellement et normalement cette loi, toutes les autres espèces n'en ont pas
moins une propension, naturelle aussi, mais non normale, à s'ossifier. C'est ce qui leur arrive généralement toujours dans la vieillesse, âge où tous
les tissus tendent à la sécheresse et à la rigidité.
Nous verrons dans quels cas des accidents, des maladies ou l'excès de travail, peuvent produire le même
effet.

LIGAMENTS

Leur nature, leurs usages, leur position relative à la forme des abouts articulaires, au genre d'articulation et à la faculté de mouvements.

Les *ligaments,* dont le nom seul indique assez les usages et les fonctions (1), sont des tissus de texture tendineuse, et de diverses formes, tantôt ronds, tantôt aplatis, tantôt semblables à des cordes, ou en forme de membrane. Ils sont, à une seule exception près, inextensibles de leur nature, extrêmement forts et résistants, et tels que l'industrie et les arts ne pourraient jamais fabriquer de tissus aussi solides, à volume égal, condition ou qualité indispensable à leurs usages.

---

(1) Qui sert à *lier*, à soutenir, à fixer, à attacher, etc.

ils servent à attacher, à fixer les os entre eux pour former les articulations, tout en leur permettant les mouvements auxquels leur mode de jonction les astreint ; ils sont, à cet effet, toujours placés dans un sens opposé à la direction de ces mouvements ; *inter-articulaires* et *capsulaires* pour les *articulations orbiculaires* ou *par genou*, *latéraux* ou placés sur les côtés, pour les *articulations angulaires* ou *par charnière*. Il y en aussi qui se nomment *musculaires*, parce qu'ils font en quelque sorte partie du muscle, et lui fournissent des attaches.

Les *ligaments* sont prodigieusement multipliés dans toute la machine animale ; surtout aux extrémités des membres, où la nature les a fait aussi plus forts et plus résistants, à cause des tiraillements violents auxquels ils sont exposés. Il y en a qui suppléent ou qui aident à la force des muscles pour maintenir certaines articulations dans un degré permanent et modéré de flexion. Tel est celui qu'on nomme *ligament suspenseur du boulet*, dont la dénomination indique assez l'usage et la fonctiom importante. D'autres parties ont aussi des *ligaments suspenseurs*. Leur couleur est jaunâtre ou blanchâtre, et ils diffèrent entre eux, tant par leur composition que par leurs propriétés. Les uns, formés de faisceaux de fibres disposés comme ceux des muscles, sont souples, flexibles, tout en étant d'une grande résistance ; les autres, tels que le *ligament cervical* et la *tunique abdominale*, sont au contraire d'une élasticité remarquable. Dans les descriptions, il sera souvent question des ligaments, dont l'étude est très-essentielle, pour apprendre à apprécier la solidité de la charpente d'un cheval (1).

(1) La branche de l'anatomie qui traite spécialement des ligaments se nomme *Syndesmologie*.

ARTICULATIONS

Leurs divisions et leurs genres; solides et liquides qui entrent dans leur composition et leur structure ; mouvements particuliers à chaque genre d'articulation.

Les *articulations* ou *jointures*, résultent de la réunion de deux ou plusieurs os, rapprochés et joints entre eux par divers modes d'attache, et maintenus ensemble par des *ligaments*, des cartilages ou autres tissus, qui les lient et les fixent, soit d'une manière immuable, soit en leur permettant, les uns sur les autres, des mouvements plus au moins étendus.

On divise d'abord les *articulations* en trois grandes classes : les *immobiles* ou *synarthroses*, les *mobile* ou *diarthroses*, et les *mixtes* ou *amphiarthroses* (1).

Il n'y a d'articulations réellement *immobiles* qu'à partir de l'âge adulte. Dans le jeune âge, les os qui s'articulent ainsi entre eux par engrènement, par *suture*, par *symphise*, etc., tels que les os du crâne et des machoires, sont susceptibles d'être séparés ou ébranlés assez facilement, parce qu'il y a entre eux, dans l'espèce de dentelure qu'ils présentent à leur bord de jonction ou points de contact, une légère couche de *cartilage d'ossification*, qui n'est point encore parvenu à cet état, et qui n'y parvient que progressivement, et de la même manière que nous avons vu les éminences osseuses inarticulaires se souder et s'identifier au corps de l'os avec l'âge. C'est ainsi qu'est formée la boîte osseuse qui renferme le cerveau et ses annexes, que sont réunis les os des mâchoires, et les différentes parties de l'*os des îles* ou *coxal* ou *os du bassin ;* avec cette particularité, pour ce dernier os, que la partie qu'on nomme *symphise*, ne se soude jamais, dans les juments, tant qu'elles sont en âge de produire; l'écartement de cet os, dans cette région, étant nécessaire au moment du *part* ou accouchement.

---

(1) *Amphiarthrose* : qui tient de la diarthrose et de la synarthrose.

Les *articulations mobiles* se sous-divisent : en *articulation orbiculaire* ou par *genou*, en *articulation angulaire* ou par *charnière*, (celles-ci se distinguant encore en *charnière parfaite* et *charnière imparfaite*), en *articulation par pivot* et *articulation par coulisse*.

L'articulation *orbiculaire* ou par *genou*, est formée par une éminence du genre nommé *tête*, reçue dans une cavité ronde, régulière et plus ou moins profonde. Le *fémur* s'articule ainsi avec le *coxal*, dans la *cavité cotyloïde*, et l'*humérus* avec le *scapulum* dans la *cavité glénoïde*. Les mouvements de ces articulations se font en tous sens et librement, dans la flexion, l'extension, l'adduction, l'abduction et la circonduction : les ligaments étant au milieu ou autour de ces articulations.

Les *articulations par charnière*, sont ordinairement des *condyles* dans des cavités correspondantes, et, dans plusieurs cas, ce sont deux *condyles* qui se joignent par *juxta position*, mais alors, ainsi que nous l'avons indiqué, des cartilages intermédiaires placés à ces abouts articulaires, leur forment des cavités pour ainsi dire artificielles, si l'on peut donner ce nom à ce qui est formé par la nature, de sorte que ces articulations, d'incomplètes et presque impossibles qu'elles paraissent être, à l'inspection et à l'examen du squelette dépouillé de cartilages, sont cependant d'une extrême solidité, la nature ayant, dans ces parties, outre les cartilages, prodigué et fortifié, les ligaments, les muscles et les tendons. Les articulations, *cubito humérale* dans les membres antérieurs, et *femoro-tibiale* dans les postérieurs, offrent des exemples de ce mode d'articulation.

Les mouvements des articulations par *charnière parfaite*, sont angulaires, alternatifs d'avant en arrière, c'est-à dire, de flexion et d'extension seulement, et s'exécutent en sens opposés; les ligaments sont placés sur les côtés, afin de ne gêner ni borner ces mouvements. Tous les membres, depuis l'avant-bras jusqu'au sabot, pour ceux de devant, et depuis le *grasset*, pour ceux de derrière, sont articulés par *charnière parfaite*; ce qui était nécessaire pour la solidité des supports et des agents de progression de toute la machine.

Les *charnières imparfaites*, outre les mouvements d'extension et de flexion, permettent de légers mouvements sur les côtés; ce qui a fait ajouter à ce genre d'articulation, le nom de *latérale*. L'articulation de la tête sur la première vertèbre cervicale, l'*atloïde*, celle de la mâchoire postérieure (1) sur les os tem-

---

(1) Pour le cheval, comme pour tous les quadrupèdes dont le corps est dans une position horizontale et la tête perpendiculaire au sol, on dit : *mâchoire antérieure* ou *postérieure*, de même que pour les membres, et non point supérieure et inférieure.

poraux, sont des articulations par *charnière imparfaite*.

Il n'y a, dans tout le corps du cheval, qu'un seul
cas d'articulation *par pivot*, c'est celle de la première
et de la deuxième vertèbres cervicales, l'*axoïde* sur
l'*atloïde* ; elle se compose d'une éminence articulaire
prolongée en axe dans une cavité correspondante, et
ne permet qu'un mouvement semi-circulaire ou de
demi-rotation.

L'*articulation par coulisse*, résulte de deux surfaces planes et lisses, glissant l'une sur l'autre. L'articulation de la *rotule* sur le fémur et sur l'extrémité
supérieure du tibia, ainsi que celles des apophyses
transverses des vertèbres cervicales, sont aussi les
seuls exemples de ce genre d'articulation.

Le genre d'*articulation mixte* appartient à la colonne vertébrale et à l'*os sacrum*, qui s'unit avec
elle et aux os *coxigiens* (os de la queue) par le même
mode ; le *cartilage fibreux* s'y continue d'une verté-
bre à l'autre, y adhère d'une manière très-forte, et
y tient lieu de ligaments. Ce cartilage, quoique privé
de *synovie*, est doué de souplesse en même temps
que d'une grande solidité, ce qui concilie la flexibilité et la résistance nécessaire aux légers mouvements
en tous sens, que doit avoir la colonne, pour la facilité des mouvements de l'animal, et comme point d'appui central de ces mêmes mouvements.

Synovie. — Nous avons indiqué que, pour faciliter le jeu des articulations, et adoucir les frottements,

la nature a placé aux éminences et aux cavités articulaires, un *cartilage* très-lisse, poli et glissant, qui, en emboîtant la partie des os en contact, contribue déjà à leur union ; nous avons vu que, pour rendre cette union complète et solide, elle y a mis des *ligaments* très-résistants, et si artistement placés, que, tout en fixant avec force les abouts articulaires dans leur position, ils leur permettent cependant, et leur facilitent même les mouvements et opérations dévolus à chaque genre d'articulation. Pour parfaire cet arrangement merveilleux, entretenir la souplesse et la liberté du mouvement dans ces parties, la nature y a encore créé la *synovie*, humeur albumineuse, filante, analogue aux huiles, et qui a, dans les articulations et dans certaines coulisses tendineuses, le même effet que l'huile ou les corps gras que l'on introduit dans les ressorts et les rouages d'une mécanique, pour les rendre plus roulants, et pour les empêcher de s'user ou de s'enflammer par le frottement. Ordinairement incolore et transparente, la *synovie* acquiert quelquefois une teinte citronnée ou jaunâtre ; elle se prend en une espèce de gelée en refroidissant, lorsqu'elle est extraite des articulations. Sa quantité varie en raison de la fréquence et de l'étendue des mouvements, et est, par conséquent, plus abondante dans la jeunesse et l'âge de la vivacité et de la vigueur, que dans la vieillesse.

Capsule synoviale. — Pour former, maintenir et

résorber cette liqueur onctueuse nommée *synovie*, on trouve encore aux articulations, une poche ou bourse membraniforme, très-forte et résistante, qui les entoure et les enveloppe dans toute leur étendue, et qui contribue encore à les consolider. Elle a reçu le nom de *capsule synoviale*, et, dans certains cas, celui de *ligament capsulaire*, comme dans l'articulation huméro-cubitale, c'est-à-dire du bras avec l'avant-bras, où elle remplit seule les fonctions de ligament. Les *capsules synoviales* ont toujours leur implantation à une petite distance du bord des incrustations cartilagineuses des abouts articulaires ; elles sont entourées de graisse et d'un tissu lamineux abondant. La plupart des articulations ligamenteuses, c'est-à-dire celles des membres, n'ont qu'une seule *capsule synoviale;* mais il y en a qui en comptent deux et même trois ; l'articulation fémoro-tibiale est dans ce dernier cas. Les *capsules synoviales* sont à la fois les organes qui sécrètent, contiennent en masse, et résorbent la *synovie*.

Un *rayon articulaire* est un os des membres dans toute son étendue, entre deux articulations ; ainsi : le *cubitus* dans les membres de devant, le *tibia* dans les membres postérieurs, sont des rayons articulaires, de même que les os du *canon*, du *paturon*, etc.

Un *angle articulaire* est formé par la réunion de deux *rayons articulaires;* c'est l'espace compris entre ces deux os, depuis leur point de réunion, qui est

le sommet de l'angle, jusqu'à leur autre extrémité.
Quand un *angle articulaire* se ferme, ses deux extrémités se rapprochent ; ce mouvement constitue la
flexion. Quand ce même angle s'ouvre, ces mêmes
extrémités des deux rayons s'éloignent l'une de l'autre, et tendent à redresser les deux os en ligne
droite, c'est ce qui constitue *l'extension*.

Adduction, est le mouvement qui rapproche le
membre du corps.

Abduction, est celui qui l'en éloigne.

Rotation, est le mouvement de tourner sur place,
tel qu'un pivot l'exécute dans le trou ou la place où
il est fixé. Les deux axes d'une roue, qui tourne sur
elle-même en donnent une idée exacte.

Circonduction, est le mouvement d'un corps
quelconque qui tourne autour d'un point, en décrivant une circonférence.

Locomodilité, est la faculté de pouvoir se transporter d'une place ou d'un lieu à un autre, c'est la
faculté de marcher.

Locomotion, est l'action même de se transporter
d'un lieu à un autre ; c'est l'action de marcher, qui
s'exécute à des degrés de vitesse divers.

L'étude des articulations dans leur structure, dans
la proportion, l'agencement et la disposition des éléments qui les composent, dans l'ordre, la succession,
l'étendue et la direction possibles des mouvements
que la nature leur a assignés, nous conduit à la con-

naissance, si importante pour l'équitation, de ce qu'on peut exiger du cheval monté ou employé à tout autre service, sans danger pour sa conservation ou sa docilité, et sans risques ni tâtonnements, soit pour notre propre conservation, soit pour notre instruction. Ce double résultat est notre but, mais ici nous n'avons voulu donner que les premières notions et définitions; c'est dans l'étude et la description du squelette que nous nous attacherons à faire ressortir toute l'importance qui se rattache à cette disposition des rayons articulaires : dispositions qui déterminent les angles et les lignes sous lesquels les os agissent comme bras de leviers, et les muscles comme agents moteurs.

MUSCLES

Tendons, aponévroses. Leurs divisions, leur nature, leur composition, leurs fonctions et leurs usages, etc.

———

Les *muscles* sont les agents actifs des mouvements et les moteurs de toute la machine animale, tant pour les mouvements soumis à l'empire de la volonté, que pour ceux qui s'exécutent sans sa participation et même malgré cette volonté ; ce qui a fait diviser ou plutôt distinguer les muscles comme les mouvements, en *volontaires et involontaires* : le cœur, l'estomac, le diaphragme sont des *muscles involontaires*, parce que leur action et leurs mouvements s'opèrent par le fait de la vie même, et qu'il ne dépend pas de la volonté de l'animal d'en arrêter le cours. Les *muscles volontaires* sont tous ceux qui opèrent

les motions du corps en général, et des diverses parties du corps en particulier, soit que la volonté de
l'animal les y porte spontanément, soit que cette
volonté, assservie à celle de l'homme, lui soit imprimée par celui-ci, dont la science et l'art en produisent et dirigent toutes les opérations. C'est sous ce
dernier rapport qu'il est intéressant pour l'équitation proprement dite, d'étudier la disposition, le jeu
et la puissance des muscles sur les os et sur les articulations, pour en déduire la possibilité ou l'impossibilité,
la facilité ou la difficulté des mouvements, et en faire
l'application dans la pratique.

Les *muscles* sont formés par une réunion plus ou
moins volumineuse de fibres disposées en faisceaux,
et unies entre elles d'une manière plus ou moins intime, par une substance nommée *tissu-cellulaire*,
qui unit aussi de la même manière les divers faisceaux de fibres, c'est-à-dire, les *muscles* entre eux.

Les fibres qui forment les *muscles* sont de deux
sortes : la première, d'un rouge plus ou moins foncé,
est ce que l'on nomme la *chair* proprement dite ;
ces faisceaux de fibres rouges ont la propriété de se
raccourcir et de s'étendre. Cette propriété se nomme
contractilité ; le raccourcissement est la *contraction*, l'extension ou l'allongement est le *relâchement*.
C'est par leur contraction et leur relâchement alternatifs, que les *muscles* opèrent tous les mouvements.
De grosseurs et de formes très-variées, les *muscles*
sont revêtus d'une gaine lamineuse, que nous exa-

minerons particulièrement ; ils s'attachent aux os et à d'autres parties auxquelles ils doivent imprimer le mouvement, le plus ordinairement par des *tendons* et des *aponévroses*.

L'autre espèce de fibres, dont se composent les *muscles*, est blanchâtre, extrêmement résistante, et sans aucune contractilité ni élasticité. Ces fibres blanches sont très-adhérentes entre elles ; quand cette partie du *muscle* est de forme cylindrique, carrée ou légèrement aplatie seulement, elle se nomme *tendon* ; et quand elle s'élargit en forme de membrane, elle se nomme *aponévrose*.

Les *tendons*, et, dans un certain nombre de cas, les *aponévroses*, font suite aux *muscles*, dont ils sont les prolongements. Ils s'implantent dans les os qu'ils sont destinés à faire mouvoir, et vont leur imprimer au loin l'effet de la contraction du muscle dont ils dépendent, comme dans les rayons articulaires inférieurs des membres, par exemple.

On remarque dans les muscles qui sont destinés à des contractions violentes et ont de grandes résistances à vaincre, que la fibre blanche des *tendons* et des *aponévroses* est entremêlée, par couche, à la fibre rouge, c'est-à-dire au muscle lui-même. Cette disposition a pour objet d'augmenter la puissance de contraction de ces *muscles*, en donnant aux fibres contractiles de nombreux points d'appui dont elles ont besoin pour vaincre ces résistances. Les muscles qui font mouvoir les membres postérieurs, plus particulièrement chargés de la propulsion de la masse en avant, présentent tous cette disposition.

On nomme aussi *aponévroses* (et ce n'est que par analogie, sans doute, que ce nom a été donné à certains prolongements membraneux des muscles), ces *gaines lamineuses* qui enveloppent et revêtent les muscles séparément, et quelquefois en groupe ou blocs de plusieurs. La connaissance de l'usage et de l'effet de cet ordre de tissus est de la plus haute importance, pour apprécier, à l'extérieur, la force des muscles et la vigueur de leurs contractions.

De même nature et contexture résistantes que les autres tissus blancs qui servent d'appendices ou de prolongements aux muscles, les *aponévroses*, enveloppent, comme nous l'avons dit, les muscles par masses d'abord, et ensuite séparément, de manière à les isoler les uns des autres, les resserrant ainsi, comprimant les fibres, multipliant leurs points de contact et leur adhérence, pour accroître leur force, en vertu de ce principe, de cette loi physique, qui fait que plus les mollécules ou filaments composant un corps sont unis, serrés et adhérents entre eux, plus ce corps a de densité, d'élasticité (1) et de force de résistance : C'est ainsi que

---

(1) On ne doit entendre ici, que l'*élasticité* comparable à celle du fer et de l'acier, et non l'élasticité qui consiste à s'allonger et se raccourcir.

dix fils de chanvre, de lin, de soie ou de fer, bien unis, bien serrés, bien tordus ensemble et bien adhérents les uns aux autres, ont plus de force que cent, que mille qui n'auraient que peu de contact entre eux.

Les *muscles* sont répandus sur toute la surface et dans tout l'intérieur du corps, et il n'y a pas une seule partie, tant intérieure et minime qu'elle soit, qui n'ait ses muscles pour la faire agir et mouvoir. D'après cela, il en est de très-développés et d'infiniment petits; ils diffèrent autant entre eux par leurs fonctions, leur situation, leurs attaches, etc., que par leur volume. Il y en a de *pairs*, d'*impairs*, de *simples*, de *composés*. Ils sont ordinairement placés autour des os ou bras de leviers qu'ils sont destinés à faire mouvoir.

Les muscles s'attachent par leurs deux extrémités aux parties sur lesquelles ils agissent. Quand ils se contractent ils se gonflent et se raccourcissent, alors leurs deux extrémités sont attirées vers leur centre, qu'on nomme *ventre*. Quand la résistance des deux parties à mouvoir est égale, et que la puissance des muscles est inférieure à leur poids, il en résulte un état d'équilibre et d'immobilité. Mais si la force de contraction est supérieure à ce poids, et si les deux parties mues sont également pesantes, il en résulte un mouvement égal des deux côtés, elles suivent toutes deux le mouvement des muscles en se rapprochant l'une de l'autre. Mais quand l'une des deux parties se trouve plus lourde et l'autre plus légère, la partie lourde reste immobile, et la plus légère est attirée vers elle.

C'est ce qui détermine *l'origine* et *l'insertion* du muscle.

L'origine est à la partie lourde et qui a servi de point d'appui.

L'insertion à celle qui, s'étant trouvée la plus légère, a été mise en mouvement.

Certains muscles ont toujours la même *origine* et la même insertion, tandis que certains autres en changent; dans ceux-ci, *l'origine* devient *insertion* et *l'insertion origine* alternativement, selon les attitudes que prend le corps pour l'exécution des mouvements volontaires. Les muscles dont l'origine et l'insertion ne varient pas, sont ceux qui prennent leur attache à un os, par une de leur extrémité et à une partie molle par l'autre ; *l'origine* ou le principe qui est le point d'appui, est toujours à la partie solide, à l'os ; et *l'insertion* ou la terminaison, toujours à la partie molle.

Quant aux muscles dont l'origne et l'insertion sont suceptibles de changer réciproqnement, leurs deux extrémités prennent leur attache à des corps solides; donnons-en un exemple : lorsqu'un cheval se dispose à se cabrer, il commence par placer ses extrémités de derrière sous sa masse en les rapprochant de celles de devant, il relève ensuite l'encolure et la tête, afin de rejeter le poids de l'avant-main sur l'arrière-main ; tous les muscles de la région postérieure se contractent en même temps, pour donner de la fixité aux pieds de derrière sur le sol ; alors, le muscle pair long et puissant qui règne de chaque côté de la colonne vertébrale, et dont les extrémités prennent leur attache, d'une part à l'os coxal, et de l'autre part aux apophyses épinières du dos et du garot, se contracte à son tour et détermine l'élévation de l'avant-main et l'action du cabrer. *L'origine* de ce muscle, nommé *long-dorsal* ou *ilio-spinal*, est alors aux os de la croupe, le *coxal* et le *sacrum*, et son insertion à l'avant-main, aux premières apophyses épinières de cette région.

Supposons maintenant que le cheval se dispose à l'action de ruer, ce qui est le mouvement diamètralement contraire au cabrer ; l'animal prend soudain une attitude toute opposée : il place ses pieds antérieurs en avant, comme pour arc-bouter sa masse, il baisse la tête, raidit son encolure, et ramène ainsi une partie du poids de l'arrière sur l'avant-main, fixe le tout sur le sol par une contraction simultanée de tous les muscles de cette région ; et détache la ruade par la contraction énergique de ce même muscle long-dorsal ou ilio-spinal, dont l'origine est revenue de l'arrière à l'avant-main et, réciproquement, *l'insertion* de l'avant à l'arrière. Le saut d'un fossé ou d'une barrière exécuté par un cheval, est le mouvement qui fait le mieux comprendre le mécanisme

de ce changement, parce que le cheval, après s'ê-
tre enlevé du devant est obligé, presque instantanément, d'enlever son derrière pour lui faire franchir
l'obstacle, et de s'arc-bouter des pieds de devant,
pour recevoir la masse, au moment ou ceux-ci po-
sent à terre. Le galop, qui n'est qu'une succession
de sauts en avant, met aussi parfaitement ce mécanisme en évidence. Nous reviendrons plus amplement
sur ces considérations, en étudiant les muscles dans
leurs effets, et les mouvements dans leurs causes.

Quand plusieurs muscles concourent à l'exécution d'un même mouvement, ils sont dits *congéné-
res* ; et ceux qui en opèrent ou tendent à en opérer
un opposé ou contraire, sont leurs *antagonistes*.
Les muscles fléchisseurs, par exemple, sont les *antagonistes* des extenseurs , les *abducteurs* des
adducteurs, et réciproquement, dans les mouvements simples ; mais dans certains *mouvements composés*, fléchisseurs et extenseurs, abducteurs et adducteurs deviennent *congénères* , parce
qu'ils coopèrent tous ensemble à la production de
ce mouvement; le saut et les pas de côté nous en
offrent des exemples.

Les muscles sont encore, ou *simples* ou *composés*, selon que les fibres charnues, plus ou moins
parallèles entre elles, forment un faisceau uniforme,
sans interposition tendineuse ou aponévrotique, ou
selon que les mêmes fibres offrent diverses intersec-

tions de fibres blanches, qui les divisent plus ou moins.

La force de la contraction musculaire a été évaluée différemment par les auteurs qui ont écrit sur cette matière, et les dissidences qui existent dans leurs calculs nous autorisent suffisamment à ne pas émettre d'opinion arrêtée, sur le minimum ou le maximum de cette force. Elle dépend d'une foule de causes tellement variables dans les divers individus, qu'il serait sans résultat utile de chercher à la juger autrement que d'une manière approximative. Les passions et certaines maladies telles que la rage, le vertige ou *vertigo*, etc., l'augmentent d'une manière prodigieuse ; mais ce n'est jamais dans aucune de ces circonstances qu'il convient et qu'il est nécessaire de juger de la force d'un cheval ; c'est dans l'état de santé et de tranquillité, dans son état normal enfin, qu'il importe de savoir la reconnaître.

La contraction des muscles ne peut être permanente(1), parce que dans cet état, le sang et l'influx

-----

(1) « Les forces du *principe vital* sont inhérentes à chaque partie du corps qu'il anime, et y exercent les mouvements propres à cette partie. Mais en général ces mouvements ne peuvent subsister longtemps, qu'autant que les forces de chaque organe, similaire ou composé, sympathisent ou communiquent librement

nerveux ne peuvent y pénétrer, et qu'ils ont besoin
de se relâcher, pour y laisser arriver ces deux fluides, causes de la chaleur et de la vie, de la sensibilité et du mouvement.

---

avec le système auquel cet organe appartient dans le corps
vivant.

« Ainsi la faculté de contraction d'un muscle, ne peut se conserver qu'autant que ses nerfs et ses vaisseaux sanguins communiquent librement avec les systèmes auxquels ils appartiennent ; et une condition nécessaire de ces communications est
l'intégrité de ces nerfs et de ces vaisseaux, et de leurs origines
dans ces systèmes. Voilà ce que disent uniquement les faits connus sur la contraction des muscles..., » (BARTHEZ, *Nouvelle mécanique des mouvements de l'homme et des animaux*, p. 4 du
discours préliminaire. An VI, 1798).

FORCE VITALE

« Tous les organes vivants, dit J. Girard (1), sont soumis à l'empire d'une force particulière sans cesse agissante, dont la nature nous est inconnue, et qui est désignée sous le nom de *force vitale*.

« Ce principe d'action n'est pas le même que l'attraction chimique, et suit des lois tout à fait différentes; il soutient les fluides dans un état toujours en balance avec les solides, dans une opposition continuelle d'expensibilité et de contractilité... »

La force des muscles et la vigueur de leur contraction, dans l'état normal, dépendent de l'énergie

------

(1) *Traité d'anatomie vétérinaire, ou Histoire abrégée de l'anatomie et de la physiologie*, etc., p. 52, Paris, 1819.

plus ou moins grande, dans les individus, de cette force, que Barthez, le premier, a appelé d'abord *principe vital* et ensuite *force vitale*. C'est ce qui constitue ce qu'on appelle généralement *le moral* d'un cheval. Les nerfs et le sang sont les véhicules de cette énergie, de cette force inconnue dans sa cause et visible seulement dans ses effets ; quand l'animal en est doué à un haut degré, elle se manifeste dans toute l'habitude de son corps : son port est animé, son œil brillant et fier ; il porte la tête haute, les oreilles droites et en avant ; les nazeaux bien ouverts, laissant voir leur membrane interne d'une couleur vive et vermeille ; les moindres mouvements de l'animal sont francs, souples, harmonieux, et portent, pour ainsi dire, le cachet de son énergie et de sa vigueur.

D'autres signes caractéristiques de la vigueur musculaire et de la force vitale, viennent encore nous guider dans notre jugement : nous avons indiqué dans cette première et rapide esquisse, que les muscles étaient isolés les uns des autres par des membranes tendineuses nommées aponévroses ; nous avons vu qu'elles étaient destinées à envelopper les muscles, séparément et en masses, à les presser, les serrer de toutes manières, afin d'augmenter la cohésion des fibres musculaires entre elles, et des muscles en blocs, ce qui est un puissant moyen d'accroître considérablement leur force de contraction. Or, quand les aponévroses remplissent bien l'objet et le but que leur a donné la nature, quand les muscles sont parfaitement séparés les uns des autres, et les fibres de chacun d'eux fortement comprimées et adhérentes ensemble ; on voit à l'extérieur, sur toute la surface du corps de l'animal, mais particuliérement à l'encolure, aux épaules, à l'avant-bras, à la croupe et à la jambe, des saillies et des creux que l'on nomme *intersections-tendineuses* ou *interstices-musculaires*, et qui sont le résultat, l'effet de cet isolement des muscles et de cette adhérence des fibres. Ce sont d'excellents indices de force et d'énergie ; et quand à ces pronostics presque toujours infaillibles, vient se joindre la fermeté et même la dûreté des chairs au palper de la main, on peut être assuré de la force des contractions musculaires et de la vigueur de l'animal.

Plaçons encore ici un autre indice, non de la force musculaire elle-même, mais de la puissance relative de l'action des muscles sur les bras de leviers, c'est-à-dire, sur les os qu'ils sont chargés de faire agir. Nous voulons parler de la saillie ou hauteur des *éminences* osseuses nommées *inarticulaires*. De cette saillie ou élévation, de la grosseur et de la sécheresse, c'est-à-dire, de la netteté de ces éminences, auxquelles les muscles, les tendons ou les aponévroses prennent leurs attaches, ou sur lesquels passent leurs prolongements, résultent l'écartement de ceux-ci du parallélisme des os, et, par conséquent, l'alongement des bras de leviers que

ces derniers forment. De cette disposition, d'où
naît la largeur et la beauté des articulations, telles
que le *genou*, le *jarrêt* et le *boulet*, la largeur et
la netteté du *canon et du tendon;* de cette disposition, dis-je, résultent : facilité, aisance et étendue
des mouvements, aptitude de l'animal à supporter
plus longtemps les travaux sans fatigue, et à vaincre
de plus fortes résistances, à porter ou traîner des fardeaux plus pesants, à fournir une plus longue carrière
et à marcher avec plus de vitesse; parce que, pour
faire fonctionner des rouages et des leviers disposés
aussi avantageusement, il ne devra employer qu'une
somme de force musculaire moindre que celle qu'il
possède réellement; car, il est de principe constant
en mécanique, que plus le bras d'un levier a de
longueur, plus il éloigne la puissance de la résistance, et plus la première a d'action sur la dernière.
Le moindre développement sur les principes les
plus vulgaires de la mécanique, nous fera mieux
comprendre cette vérité ; et lorsque nous étudierons
les muscles séparément dans leur action, quand
nous verrons leurs positions sur les os, nous recon-
naîtrons combien quelques millimètres de plus, ajoutés aux éminences osseuses, à l'inclinaison ou au
redressement de tels os, à l'ouverture ou à la fermeture de tel angle articulaire, influent sur l'action
de la force musculaire.

Mais en vain un cheval sera établi solidement, en
vain ses rouages, ses leviers, ses agens moteurs et

toute sa machine seront dans les meilleures proportions et dispositions, s'il est privé du degré nécessaire de cette *force vitale* que rien ne remplace ni ne supplée, il sera toujours un mauvais serviteur : il sera mou, gauche, maladroit, ses mouvements seront lourds et sans harmonie, il aura l'œil peu ouvert et terne, les nazeaux étroits et immobiles, les oreilles basses, le cou penché ; enfin toute l'habitude de son corps décèlera son manque d'énergie ; il n'offrira au palper de la main qu'une chair molle, et ses muscles lâches et empâtés, ou noyés les uns dans les autres, ne présenteront à l'œil que des interstices musculaires à peine accusés.

C'est donc cette énergie, cette *force vitale*, qui est la condition première de la bonté, de la vigueur et de la durée d'un cheval. Rien ne la supplée quand elle manque, tandis que souvent elle compense des défauts de conformation.

TISSUS CELLULAIRE & ADIPEUX

De la graisse,
Ses bons et ses mauvais effets sur l'organisme animal.

Le *tissu cellulaire* ou *celluleux* tire son nom de la disposition de ces lames en cellules, qui séparent et unissent toutes les parties du corps entre elles. Il est répandu dans tout le corps, et particulièrement sous la peau, qu'il unit aux autres tissus. On le trouve aussi en plus grande quantité dans les endroits où s'exécutent beaucoup de mouvements, tels qu'aux *ars* et *inter-ars*, au *grasset*, etc.

Le *tissu cellulaire* établit une communication entre tous les tissus et organes, dont, suivant quelques auteurs modernes, il est le canevas général, et la première trace de l'être organisé ; « la cellu-

« losité était, selon eux, le premier indice et le
« caractère le plus général de la condition organique
« de la matière (1). » Il fournit des enveloppes,
des prolongements aux viscères de la poitrine, de
l'abdomen et du bassin, tels que la *plèvre*, le *mésantère*, l'*épiploon* etc., à travers lesquels s'aperçoivent
les *vaisseaux séreux lactés* et *lymphatiques*. On le
trouve enfin dans toutes les régions du corps, depuis la colonne vertébrale, cet axe central, jusqu'aux
parties les plus éloignées, servant spécialement d'enveloppes aux canaux nerveux et sanguins, unissant
les fibres musculaires entre elles, les muscles entre
eux, et établissant entre tous une continuité et une
correspondance non interrompue.

Le *tissu adipeux*, ou *cellulo-graisseux*, est une
variété, une dépendance du tissu cellulaire. C'est
un composé de vésicules membraneuses de forme
arrondie, de contexture molle, d'un blanc jaunâtre,
disposées en flocons formés eux-mêmes par l'agglo-
mération de masses plus petites. Le *tissu adipeux*
enfin, est la partie du *tissu cellulaire* qui sert de
réceptacle à la *graisse*, appelé *fluide graisseux* par
les anatomistes, dont plusieurs ont pensé que la

____

(1) SANSON ALPHONSE, professeur agrégé à la faculté de médecine de Paris. *Dictionnaire de médecine usuelle.*

forme arrondie des vésicules dont se compose le *tissu adipeux*, n'est point le résultat de la graisse ; mais une observation plus directe et plus constante, a démontré que rien n'était certain à cet égard. Ce qu'il y a de constant et de constaté, c'est que, lorsque la graisse disparaît de quelques parties du corps animal, les vésicules du tissu adipeux perdent leurs formes arrondies et disparaissent, sauf leurs lamelles qui restent, mais vides ou considérablement diminuées, parce que le *fluide graisseux* ne les remplit plus.

Le *tissu adipeux* forme sous la peau une vaste couche qui a aussi reçu le nom de *pannicule-graisseux*. On le trouve en plus grande abondance et en plus fortes couches aux endroits du corps exposés aux pressions et aux chocs extérieurs. C'est pour cette raison que, dans l'homme, il est très-abondant et très-épais à la paume de la main, à la partie interne des phalanges des doigts, à la plante des pieds, aux talons, aux fesses, où il forme des coussinets et une sorte de ouate, pour adoucir les contacts avec les corps dûrs. Dans le cheval, on le trouve en grande quantité à la partie supérieure longitudinale de l'encolure, aux *ars*, *inter-ars*, au *poitrail*, au *grasset*, à la partie supérieure de la croupe, à la pointe des fesses, et l'on en trouve aux talons, entre les cartilages et la *chair cannelée*. Il joue, dans ces parties, un rôle purement mécanique : ici, il adoucit et mitige les heurts et les chocs, là, il donne à la

peau la souplesse et une sorte d'humidité nécessaire à la liberté, à l'étendue et à la multiplicité des
mouvements. On a avancé qu'il avait aussi pour
effet, comme couche isolante qui s'oppose au rayon-
nement du calorique, de garantir du froid. On remarque en effet, que les personnes grasses sont
moins frileuses que les maigres ; et, quand aux animaux, on sait que le porc, dont le corps est enveloppé d'une couche adipeuse très-épaisse, qui produit le lard, reste, quoique sans fourrures sur sa
peau, impunément exposé au froid le plus intense.
Mais cela peut tenir encore à quelque autre disposition physique particulière à cette espèce d'animaux, et il serait imprudent d'en faire l'expérience
ou l'application sur des chevaux gras, qui, généralement, dans l'état d'obésité, sont plus impression-
nables et prédisposés à se mal trouver des intempé-
ries de l'atmosphère. On a dit encore que le développement adipeux, la *graisse*, rendait la submersion
des corps plus difficile, et, par conséquent, la nata-
tion plus facile.

La *graisse* accumulée dans le *tissu adipeux*, et
répandue dans les parties les plus resserrées et les
plus denses de l'économie animale, paraît être un
suc nutritif surabondant et inutilisé pour le moment
par la *nutrition* ; résorbé plus tard, et en l'absence
de nouveaux sucs alimentaires, par les vaisseaux absorbants, et transporté dans le torrent de la circulation, ce *fluide graisseux,* mis ainsi en réserve par

l'économie animale, y tient la place des sucs nourriciers, que ne fournit plus suffisamment, ou que ne
fournit plus du tout, le travail de la digestion. Cela
explique la longue abstinence qu'ont pu supporter
certains individus que des accidents avaient enfouis
dans les entrailles de la terre, ou égarés dans des
cavernes et des souterrains ; et ce qui se passe chez
les animaux hybernans, tels que le blaireau et la
marmotte, vient à l'appui de cette manière de considérer cette question : assoupis dans leurs terriers,
et ne mangeant absolument rien pendant tout l'hi-
ver, ils vivent au dépens d'eux-mêmes pendant leur
sommeil, et se réveillent privés de la masse de
graisse dont leur corps avait fait provision pendant
la belle saison.

Les tempéraments, l'âge et même le sexe, influent
sur la quantité de la graisse. L'excès du travail,
les sueurs ou transpirations abondantes et fréquentes, les évacuations, produisent assez promptement
l'exhalaison de la graisse, c'est-à-dire la maigreur. Les
causes qui entraînent son accumulation, c'est-à-dire
l'obésité, sont : le repos, l'inaction, le séjour à l'écurie,
l'alimentation par le foin, par le vert, certains autres
aliments, tels que la farine d'orge délayée dans l'eau, ce
qu'on nomme l'eau blanche, consommée avec la ration
de fourrage, les saignées habituelles, la castration, etc.

Les os ont aussi leur *tissu adipeux*; c'est la
moëlle. C'est une véritable *graisse*, très-vasculaire,

très-filamenteuse et d'une extrême ténuité. Elle paraît sécrétée par une membrane très-mince, qui tapisse l'os dans son pourtour intérieur, et qui offre
aussi des lamelles ou cellules ; mais ce tissu adipeux
ne paraît pas avoir la même destination d'une réserve
nutritive, que la *graisse* proprement dite ; car les
animaux maigres et même ceux morts de marasme
ou d'abstinence, en ont autant que d'autres morts
fort gras. Elle est probablement destinée à donner
une certaine souplesse aux os et à les rendre moins
cassants.

La *graisse*, en quantité convenable, est salutaire
et désirable dans le cheval, parce qu'elle donne de
la rondeur et de la grâce aux formes, qu'elle assouplit tous les tissus, et facilite le jeu des muscles,
sans leur rien ôter de leur force de contraction. Dans
ce cas les chairs sont toujours fermes au toucher,
et la graisse ne détruit pas les interstices musculaires
à l'extérieur ; elle devient alors le signe certain d'une
bonne santé, et l'une des conditions de la vigueur
comme de la beauté.

La graisse en trop grande quantité est nuisible à
la force musculaire, parce qu'en s'accumulant dans
les interstices des muscles, et allant se loger même
entre chaque fibre, elle sépare et éloigne les premières les unes des autres, détruit l'adhérence des dernières par son intromission entre elles ; ce qui est
une cause de faiblesse, d'après ce principe, que nous
avons déjà reconnu, que tout ce qui augmente les

points de contact des muscles entre eux, et des fibres entre elles augmente leur force; donc, tout ce qui, par contre, les sépare et les désunit, diminue cette même force. Dans cet état, les formes de l'animal augmentent de volume et de rondeur, les lignes et les angles disparaissent, les muscles deviennent gros et comme boursoufflés, les intersections s'effacent, tous les tissus manquent de ton et de fermeté; le cheval est moins nerveux, moins impressionnable mais plus susceptible de recevoir l'influence des émanations insalubres de l'air atmosphérique, moins apte au travail, et plus prédisposé aux maladies (1).

Le grand développement de la *graisse* a encore l'inconvénient de diminuer la sensibilité tactile du cheval, en recouvrant les nerfs de ses couches épaisses; cette substance ne jouissant par elle-même d'aucune sensibilité. Considération importante pour l'équitation.

La privation de *graisse* est aussi un défaut; outre l'aspect misérable qu'elle donne à l'animal, dont la maigreur avilit et détruit les belles formes, les mus-

---

(1) C'est cependant ainsi que les marchands de chevaux *refont* un cheval maigre et ruiné par quelque maladie organique, et dont ils veulent se défaire; ils cherchent à développer promptement la graisse. Il est prudent de se défier d'un cheval sortant très-gras de leurs écuries

cles et les autres tissus manquent alors de souplesse et de la nourriture nécessaire à leur jeu; les mouvements en sont saccadés et raides, conséquence de l'état de sécheresse et de rigidité de la fibre musculaire.

Nous ne parlons, dans ces *généralités* et *définitions*, que pour les nommer, des systèmes *vasculaire*, *nerveux* et *glanduleux*, parce que nous devons en faire une étude particulière dans la *splanchnologie* aux chapitres *circulation*, *digestion*, *nutrition*, *sensibilité*, etc.

DE LA PEAU OU TÉGUMENT

Transpiration cutanée, fonctions et propriétés,
inhalation, exhalation, etc.

La *peau* est l'enveloppe commune qui recouvre
tous les tissus, les fluides et liquides dont nous avons
successivement examiné la nature, les usages et la
destination générale ; son usage essentiel est de les
contenir d'abord, et ensuite de les garantir du contact et du choc des corps extérieurs et de l'action
de l'air atmosphérique, qui eussent beaucoup trop
exalté leur sensibilité, s'ils eussent été découverts ; à
cet effet, la peau est recouverte dans toute son étendue, excepté aux ouvertures naturelles, de poils ou
de crins qui, insensibles de leur nature, protégent la
peau elle-même, et lui conserve cependant une sen-

sibilité suffisante, pour établir des rapports de tact nécessaires entre l'animal et les objets extérieurs.

La peau est formée de trois membranes superposées; en prenant comme nous l'avons fait jusqu'ici, l'intérieur pour point de départ, on trouve d'abord le *derme* (1) nommé encore *chorion*. C'est la partie la plus épaisse, et qui constitue le corps solide de la peau : quand le *derme* a été rendu imputrécible, et impénétrable à l'eau par le tanage, il forme le cuir.

Immédiatement au-dessus du *derme*, on trouve le *corps* ou *tissu réticulaire*; celui-ci est formé par la réunion ou l'expansion des extrémités des *vaisseaux* et des *nerfs*, qui se croisent et s'entrelacent en manière de filet ou réseau, d'où est venu le nom même de ce corps ou tissu. C'est dans cette membrane que réside le *sens du toucher*, mieux nommé *tact* dans le cheval.

Le *tissu réticulaire*, composé de mailles, soutient les *follicules sébacées*, les *bulbes* des poils, ainsi que les orifices des vaisseaux *exhalants* et *absorbants* de la peau.

La troisième membrane, et la plus extérieure, est *l'épiderme*, membrane fine, écailleuse, suceptible

---

(1) La branche de la science anatomique qui s'occupe spécialement de la peau ou tégument, a reçu le nom de *Dermologie*.

de se régénérer. Elle est surtout destinée à modérer la sensibilité du *tissu réticulaire*, qui est très-vive, attendu sa composition vasculaire et nerveuse. A cet effet, l'*épiderme*, insensible par lui-même, n'a ni vaisseaux ni nerfs, et tire sa nourriture du tissu réticulaire, qui le forme ou le produit, pour ainsi dire, par *excrétion*. Voilà pourquoi l'*épiderme*, qui se renouvelle et se régénère, quand il a été enlevé seul, par un coup ou une chute, ne se renouvelle plus, lorsque le *tissu réticulaire* a été aussi enlevé et détruit. La blessure cicatrisée laisse alors la partie léséeà découvert et dénudée de poils toute la vie; ainsi que cela se remarque dans les chevaux qui, étant tombés souvent ou fortement sur les genoux, sont dits *couronnés*; ou encore dans ceux que la selle ou la charge a blessés sur le garrot, sur les côtes, etc.

La peau est épaisse et forte dans les endroits du corps les plus exposés au frottement et au contact des corps étrangers, endroits tels que la *croupe*, le *dos*, *l'encolure*, *les côtes*, etc.; elle est plus mince, ainsi que les poils plus courts et plus fins, dans ceux qui opèrent beaucoup et de larges mouvements, ainsi qu'on le remarque aux ars et inter-ars, à la base des oreilles, etc. Cette souplesse y est entretenue par les *glandes* ou *follicules sébacées* qui ont surtout leur siége dans ces parties, et qui sécrétent une humeur huileuse, qui donne aussi aux poils leur luisant, dans l'état de santé. Cette humeur à une odeur particulière à chaque espèce d'animaux, et même à chaque individu de l'espèce, qui constitue ce que l'on appelle son *arum*, si bien distingué par les animaux chasseurs.

Les *poils* et les *crins*, corps menus, cylindriques, diversement colorés, plus ou moins gros ou longs, selon les races, sont le résultat d'un travail analogue à celui qui produit la *corne* et l'*épiderme* : ils sont formés par *excrétion*. Implantés dans la peau, ils prennent leur nourriture et leur substance dans le *tissu réticulaire*, au moyen d'une espèce de petite poche ou gaine nommée *bulbe*, qui aboutit dans le *derme*. Les poils et les crins ne sont sensibles qu'à ce bulbe ; tant qu'il subsiste, ils repoussent, mais quelquefois en changeant de couleur, c'est-à-dire en devenant blancs ; nous avons déjà dit que lorsque le *tissu réticulaire* est détruit, ce qui entraîne aussi la destruction du bulbe, l'épiderme et les poils ne se régénéraient plus. Dans les temps froids, les *bulbes* en se resserrant, communiquent un léger mouvement aux poils ; ils se redressent, et l'animal paraît comme hérissé. Ce mouvement des poils est bien plus sensible dans beaucoup d'autres espèces d'animaux, surtout dans la féline et la canine, chez lesquels la colère et la peur le produisent d'une manière très-marquée (1).

____

(1) Les individus de l'espèce humaine, lorsqu'ils sont agités des

Indépendamment des perforations qui servent à l'implantation des poils et des crins, la peau est encore percée d'une infinité d'autres orifices, nommés *pores*, qui sont les ouvertures, les bouches des vaisseaux exhalants et absorbants. Le travail des premiers a pour résultat la *transpiration*, distinguée en *transpiration insensible*, et en *transpiration sensible*.

La *transpiration insensible* est l'action latente, non visible, de rejeter à l'extérieur les résidus inutiles ou nuisibles à l'entretien de la vie ou trop grossiers pour la nutrition. Ces résidus forment cette crasse ou poussière grisâtre et grasse détachée de la peau et des poils, par les instruments de pansage, surtout par l'étrille et la brosse ; fonction extrêmement importante à favoriser, à solliciter et provoquer même, car elle est une des conditions de la santé. On obtient facilement ce résultat en détachant cette crasse, et en l'enlevant entièrement, de manière à désobstruer les pores qu'elle tend constamment à boucher, afin que ceux-ci puissent bien remplir leurs fonctions.

---

mêmes sensations, ne sont point exempts de ce mouvement de hérissement des cheveux, ou poils. qu'on appelle *horripilation*, mot qui tire son étymologie des mots *horreur* et *poils*. Vulgairement : avoir la *chaire de poule*.

La *transpiration sensible* ou visible, a pour résultat la *sueur*. Elle s'échappe également des vaisseaux
exhalants, sous forme de vapeurs, qui, en se condensant bientôt, apparaissent sous forme de
gouttelettes d'eau très-abondantes, susceptibles de
se changer en écume blanche par le frottement des
harnais, et ensuite en crasse, en se séchant, quand
elle n'est pas enlevée par le couteau de chaleur, ou
par un bouchonnage. La *sueur* est le produit d'un
exercice violent ou du travail de force prolongé.
Quand elle est provoquée longtemps, fréquemment
et en trop grande abondance, et que surtout elle
n'est pas compensée par une alimentation suffisamment réparatrice, elle est nuisible : il y a déperdition
pour la nutrition ; le sang apauvri ne compense plus
les pertes, et l'épuisement arrive bientôt. Elle a des
suites autrement et bien plus promptement funestes,
si, en exposant le cheval, par une transition brusque,
à une température considérablement moins élevée,
on arrête subitement la *transpiration*. Les effets destructeurs de cet arrêt subit se font bientôt ressentir,
soit à la poitrine, où ils causent des pneumonies ou
fluxions, soit aux intestins ou aux organes urinaires,
où ils ne sont pas moins dangereux.

Les vaisseaux *absorbants* ou *inhalants*, ont les fonctions de pomper, d'absorber les vapeurs et les gaz
qui sont répandus dans l'espace, et qui ainsi attirés
dans l'économie animale, sont portés à l'intérieur.
Quand l'air atmosphérique contient des miasmes et des

principes délétères ou contagieux, ils sont ainsi absorbés avec lui, et engendrent les maladies épidémiques et autres, que nous nommerons plus tard.

L'eau, l'huile et tous les corps gras sont, ainsi que l'air et les vapeurs, absorbés par la peau.

Il est une troisième production épidermique dont nous ne devons pas omettre de parler ; c'est la *corne*, solide dur, pesant, fibreux, glutineux, susceptible de se renouveler et régénérer aussi ; dans le cheval, on ne le trouve que dans le pied, où il joue un rôle si important, que, sans sa bonne qualité et son intégrité, l'animal n'a plus de valeur. Son étude formera, de même que l'anatomie de l'*œil* et celle des *dents*, un chapitre spécial et à part.

CHAPITRE II.

Description des organes passifs de la locomotion.

SQUELETTOLOGIE

Après avoir défini les tissus et les éléments principaux, et les plus essentiels à connaître, dont la machine animale est formée ; après avoir étudié leurs caractères, leur contexture, leurs propriétés et leurs usages d'une manière générale, nous passons à l'examen du mode et de la combinaison dont, par leur assemblage, ils constituent un ensemble et un tout aussi parfait que possible. Conséquemment à la marche que nous avons adoptée et suivie dans les *généralités*, nous commençons par les parties dures, les os, comme servant de base, de charpente et de fondations à toutes les autres. C'est ainsi que le squelette du cheval s'offre le premier à notre étude.

Le *squelette* est l'assemblage des os d'un même animal, conservés dans leur intégrité, placés et soutenus à la suite les uns des autres, dans leur position à peu près naturelle, soit par les mêmes moyens dont s'est servi la nature, c'est-à-dire, par les ligaments, et les cartilages, etc., soit par des moyens artificiels, tels que des fils d'archal ou de laiton, etc. Dans le premier cas, il est dit *squelette naturel;* et *squelette artificiel* dans le second, quoiqu'il n'y ait rien de réellement artificiel que les moyens d'attache. Le *squelette naturel* offre l'avantage de pouvoir étudier d'une manière plus précise l'arrangement des articulations, par rapport à l'usage et à la position des cartilages et des ligaments, quoique ceux-ci aient perdu, par la dessication, la plus importante partie de leurs caractères; mais l'*artificiel* offre, en compensation, de pouvoir mieux apercevoir et détailler la structure des os, et la forme de leurs éminences et de leurs cavités.

Divisions du squelette, coup d'œil général sur son ensemble.

Nous divisons le squelette du cheval en *tête, tronc* et *membres;* division qui n'est pas dans la nature sans

doute, mais que les anatomistes (1) ont établie pour
en faciliter la description et l'étude. En effet, nous
verrons que dans chacune de ces divisions ou régions,
sont classés les os qui ont entre eux le plus de caractères de ressemblance : ceux de la *tête* présentent
tous des bords et des surfaces plus ou moins aplatis, et dentelés, leur caractère principal est d'être
extrêmement irréguliers, et de paraître, isolément,
comme autant de fragments d'un même os fort grand
qui aurait été brisé ; et c'est en effet ce qui arrive du
crâne d'un vieux cheval ou d'un adulte, qui ne forme
plus qu'un seul os, et qu'il faut casser pour pouvoir étudier l'intérieur. Les os des autres divisions
présentent de même entre eux des formes et des caractères analogues ; Exemple : les vertèbres, le sacrum et les *coccygiens*, qui forment la plus grande
partie des os du *tronc*, ont des rapports qui frappent
au premier coup-d'œil ; il en est de même des côtes
entre elles : et les *membres* sont formés par une suc-

---

(1) Plusieurs ne le divisent qu'en deux parties *tronc* et *membres*, en comprenant la *tête* dans le *tronc* ; cette division n'est
pas plus naturelle que l'autre, que nous préférons parce
qu'il nous semble qu'elle facilite mieux l'étude et aide mieux
la mémoire ; et parce qu'elle présente plus d'analogie avec
la division du corps du cheval, dans l'étude de l'extérieur,
en *avant-main*, *corps* et *arrière-main*.

cession d'os, dont la principale et la plus saillante analogie est leur longueur et leur forme cylindrique ; etc.

La *tête*, située à l'extrémité antérieure de la *colonne vertébrale* ou *rachis*, est la partie la plus élevée de tout le corps, qu'elle domine et gouverne, en imprimant le mouvement et la direction aux *vertèbres* qui forment l'encolure. Elle renferme les organes des sens et de l'intelligence, qui tous ont leur principe dans le cerveau.

Le *tronc* comprend tout le corps proprement dit, la tête et les membres exceptés, depuis l'os de la nuque exclusivement, jusqu'au dernier os coccygien. La *colonne vertébrale* ou *rachis*, ou plus communément l'*épine du dos* est située dans son milieu longitudinal et supérieur, et forme l'encolure, le garot, le dos et les reins. Les *côtes*, articulées supérieurement, avec la région dorsale de cette colonne, et réunies, inférieurement au *sternum*, ou entre elles, par un prolongement cartilagineux, forment la cavité *torachique* ou *thoracique*, espèce de cage osseuse qui apparaît à la partie moyenne antérieure du *tronc*, et où sont renfermés, pendant la vie, les principaux viscères, tels que le cœur, les poumons et l'origine des gros vaisseaux. La région *abdominale* suit la cavité thorachique ; c'est l'endroit, la place où est situé le ventre ou *abdomen*, qui occupe l'espace compris depuis les dernières côtes, jusqu'à la région des reins, et contient l'estomac, le foie, la rate, etc. La *cavité pelvienne* ou *bassin*, fait suite à l'*abdomen*, et a pour base ou parois supérieures, ce grand os nommé *coxal* et l'os *sacrum*, qui forment aussi la base des hanches et de la croupe.

Les *membres* sont les prolongements inférieurs du corps et les supports de la machine animale, chargés de la soutenir et de la transporter d'un lieu à un autre. Ils sont au nombre de quatre: ceux de devant sont nommés membres *antérieurs*, par rapport à leur situation, et *thorachiques*, par rapport à l'endroit du *tronc* où ils s'attachent. Pour les mêmes raisons, ceux de derrière sont nommés *postérieurs* ou *abdominaux*.

Les membres *antérieurs* sont formés d'une succession de rayons articulaires, qui servent de base à l'*épaule*, au *bras*, à l'*avant-bras*, au *canon* au *tendon*, au *paturon*, à la *couronne* et au *pied* ou *sabot*.

Les rayons articulaires des membres *postérieurs*, sont la base de la *cuisse*, de la *jambe*, et, ainsi que dans les membres antérieurs, du *canon*, *paturon*, *couronne* et *sabot*.

Nous étudierons successivement ces os à mesure qu'ils s'offriront à notre examen, quand, revenant sur nos pas, nous explorerons chaque partie en détail ; car, ainsi que l'a dit M. A. Richard (1) : « Comme

______

(1) *De la conformation du cheval, suivant les lois de la physiologie et de la mécanique*, p. 28. Paris, 1847.

« la valeur d'une locomotive s'estime par l'action
« qu'elle produit, par les services qu'elle rend,
« nous devons attentivement étudier *tous ses appa-*
« *reils*, pour ne pas être trompés dans l'ensemble
« de leur estimation.

« Les rouages de la machine du cheval, qui cor-
« respondent à ceux des locomotives fabriquées
« par la main de l'homme, sont représentés par
« tout son système osseux, qui compose le squelette.
« C'est cet assemblage de tous les os qui, par leurs
« formes variées, servent ici de pinces, là d'instru-
« ments protecteurs, ailleurs de leviers, de colon-
« nes, de poulies, d'engrenages, de cloisons, etc.,
« etc., etc. Il fournissent enfin tout ce qui est in-
« dispensable à une locomotive confectionnée dans
« l'immense usine de la nature, par la nature elle-
« même. »

Os de la tête.

La tête présente plusieurs cavités, tant à l'intérieur qu'à l'extérieur. Celles de l'intérieur sont :
le *crâne*, les *sinus*, le *nez* ou *fosses nazales*, et la
bouche.

Celles de l'extérieur sont : les *orbites* des yeux et
les *fosses temporales*.

La tête se divise, pour l'étude, en *crâne* et *ma-*

choires; et les mâchoires, en *mâchoire immobile* ou *antérieure*, et *mâchoire mobile* ou *postérieure*.

Le *crâne* est cette sorte de boîte osseuse, de forme bombée et ovalaire, située à la partie supérieure de la tête, construite solidement, et qui contient et protége, pendant la vie, le cerveau et ses accessoires. Le crâne est percé de plusieurs trous, pour le passage des prolongements du cerveau, et dont le plus remarquable est le canal du prolongement rachidien. Le développement du crâne indiquant celui du cerveau, plus cette boîte osseuse est grande et large, et plus il est à présumer que le cheval a d'intelligence, de qualités morales et de facultés physiques; car, selon M. A. Richard, à l'opinion duquel nous nous rangeons complétement, la supériorité qu'ont les chevaux des races nobles sur ceux de races communes, dépend plus de leur système nerveux que du sang. « La preuve en est, dit-il, « (ouvrage cité, p. 75.) dans le développement plus « considérable du *crâne* des races distinguées, « comme dans celui de leur intelligence et de leur « sensibilité. »

Le crâne est formé par la réunion de sept os, presque tous aplatis, et courbés de dehors en dedans, pour former la boîte osseuse; nous avons fait connaître, en parlant des *articulations immobiles*, qu'ils s'unissaient par sutures, qui se soudent de bonne heure, et ont acquis toute leur solidité à l'âge adulte. Ces os sont :

L'*occipital* (impair). Il sert de base à la nuque ; il occupe la partie supérieure et postérieure du crâne, et s'articule par *charnière imparfaite* avec la première vertèbre cervicale, nommée *atloïde*. C'est dans son milieu postérieur que commence le canal de la moëlle épinière, ou prolongement rachidien. Il présente à sa partie supérieure une éminence en forme de crête, où viennent s'insérer plusieurs muscles, et à la partie postérieure de laquelle s'implante le *ligament cervical*, dont nous aurons à faire connaître l'importante fonction.

Le moindre ébranlement ou disjonction de cet os, causé par un coup violent ou tout autre accident, cause instantanément la mort. Il offre plusieurs autres éminences ou protubérances pour l'implantation de muscles, qui n'ont aucun intérêt pour notre objet.

Le *pariétal* (impair) (1) fait suite à l'occipital, en venant de haut en bas et d'arrière en avant. Il forme,

____

(1) Nous avons adopté l'opinion de J. Girard, qui n'admet qu'un seul *pariétal* et qu'un seul *frontal* dans le cheval, quoique ces deux os soient formés de plusieurs parties dans le jeune âge ; parce que l'époque de la vie où il convient d'étudier et de considérer les organes de l'animal, doit être l'âge adulte, alors qu'ils ont acquis le degré d'accroissement et de force qui leur est départi

ainsi que son nom l'indique, les *parois* ou murailles du crâne, et en constitue la partie bombée et ovalaire, il est principalement le *couvercle* du cerveau. Il présente dans son milieu une petite crête perpendiculaire et bifurquée inférieurement, suture solidifiée qui a réuni ses trois parties. Le pariétal s'articule supérieurement, avec l'occipital, latéralement avec les temporaux, et inférieurement avec le frontal. Chaque partie latérale de cet os concourt à former les fosses temporales. Sa surface est raboteuse en cet endroit, pour l'insertion de plusieurs muscles, et est percée de trous, pour le passage des nerfs.

Le *frontal* (impair) sert de base au front ; il fait suite, toujours en descendant, au pariétal, et est plus large et plus aplati que celui-ci ; il présente latéralement deux prolongements, qui forment la partie supérieure de l'arcade orbitaire ; il est borné supérieurement par le pariétal, latéralement par les temporaux et les lacrimaux, et inférieurement par les os du nez ; il forme la partie la plus large du devant

---

dans l'ordre de la nature. D'après ce principe, il n'y a réellement, en effet, qu'un seul *pariétal* et un seul *frontal* dans le cheval, comme il n'y a qu'un *sphénoïde* et un *ethmoïde*, os qui sont aussi composés de plusieurs pièces dans le poulain, mais qui n'en forment plus qu'un à l'âge adulte.

de la tête, et devient par sa largeur et son étroitesse, un indice du développement ou du rétrécissement de l'intelligence de l'animal ; sa largeur est l'un des caractères les plus constants de la distinction des races. Dans le poulain, le *frontal* est de deux pièces, soudées par sutures dentelées dans l'âge adulte ; dans la vieillesse, il renferme de grands sinus, qui, montant progressivement, finissent par occuper toute la surface antérieure du front.

Les *temporaux*, os pairs, extrêmement irréguliers et compliqués, sont situés aux parties latérales supérieures de la tête ; un de chaque côté : ils forment la base des tempes. Ils s'articulent de diverses manières (utiles à connaître pour le médecin vétérinaire, mais superflues pour nous), avec l'occipital, le pariétal, le frontal, le sphénoïde, les maxillaires et les zigomatiques ; ils forment, inférieurement, conjointement avec ces derniers os et les lacrimaux, les *orbites* des yeux ; et supérieurement les *fosses temporales*, qui, à l'extérieur, correspondent aux *salières*. Ces deux os, dans, et autour desquels est situé ou contenu tout l'appareil auditif, donnent à leurs parties supérieures, implantation aux oreilles externes ; on trouve dans cette partie des temporaux, un petit mamelon, d'une nature fort dure, et nommé pour cette cause, *partie pétrée*, dans lequel est pratiqué le *conduit auditif*.

L'appareil de l'ouïe, dont nous devons dire un

mot en passant, puisque cet appareil réside en grande partie dans les os qui nous occupent, est extrêmement compliqué, et très-intéressant à observer. On trouve dans sa partie osseuse, plusieurs osselets, diversement combinés, et qui paraissent être les instruments au moyen desquels la répercution des sons qui doivent être transmis au cerveau, a lieu; ces osselets ont reçus différents noms, selon les fonctions qu'on leur assigne : l'*étrier*, le *marteau*, l'*enclume*, le *lenticulaire*. La cavité située dans l'intérieur de la *partie pétrée*, a reçu le nom de *labyrinthique*; et une autre cavité, située en dehors, plus grande que celle-ci, celui de *tympanique*; cette dernière est pourvue d'une membrane dite du *tympan*, et c'est dans son intérieur que se trouvent les osselets nommés ci-dessus.

L'oreille externe, dont nous devons parler ici. parce que, étant presque entièrement cartilagineuse, elle fait partie du *squelette naturel*, a pour base trois cartilages, dont le plus saillant est celui nommé *conque*, qui forme l'oreille proprement dite. Les deux autres, nommés *scutiforme*, sont placés à la base de la *conque*, l'un en avant, l'autre en arrière, et la maintiennent dans sa position, en la fixant aux parties environnantes, et aux muscles qui lui impriment ses mouvements. La *conque* de l'*oreille* présente à sa base, dans son intérieur, des irrégularités, des concavités, des mamelons, dont l'arrangement favorise encore la répercution et la perception des sons.

Les *temporaux*, à leur partie moyenne et écartée du crâne, reçoivent les condyles de la mâchoire mobile ou *postérieure*, et forment avec eux, et au moyen de cartilages intermédiaires, une articulation par *charnière imparfaite*. Ils présentent aussi, près du conduit aud tif, une éminence mammiforme, nommée par les uns *mastoïde*, et par d'autres *sucondylienne*, qui concourt à former l'articulation maxilo-temporale, et où vient s'implanter un muscle très-important pour la locomotion, dont nous nous occuperons spécialement. Les *temporaux* jouent un grand rôle dans l'acte de la mastication.

Le *sphénoïde*, os impair, situé intérieurement, très-intéressant à connaître pour le médecin ou chirurgien vétérinaire, l'est très-peu pour notre objet, puisqu'on ne peut désigner la partie extérieure à laquelle il sert de base. Il forme la base interne du crâne, les parois supérieurs de la cavité gutturale, et s'articule avec tous les autres os de la boîte crânienne, dont il semble être la clé de voûte.

L'Ethmoïde, os impair, est situé aussi dans l'intérieur de la tête. Cet os lamelleux et caverneux, léger et très-fragile, est percé d'une multitude de trous, qui lui donnent de la ressemblance avec une éponge, auquel on l'a comparé encore, à cause de son peu de consistance. Il est soutenu entre le frontal et le sphénoïde, sépare le crâne des cavités nasales et communique avec les *cornets;* il paraît d'ail-

leurs, comme ceux-ci, avoir pour but, en prolongeant les *sinus* de la tête, d'augmenter l'étendue de
la membrane pituitaire ou nasale, qui en tapisse
tout l'intérieur; usage dont l'utilité et l'importance
nous apparaîtront, lorsque nous verrons que cette
membrane est destinée elle-même à faire subir à
l'air atmosphérique, introduit dans les nazeaux par
l'inspiration, un premier degré nécessaire d'animalisation, avant son introduction dans la poitrine.

Os de la face ou des mâchoires.

Les *mâchoires*, qui forment la base de ce qu'on
nomme la *face* dans le cheval, se divisent en *machoire antérieure* ou *immobile*, et *machoire postérieure* ou *mobile*.

La *machoire antérieure* est composée par dix-
neuf os, dont nous allons examiner les principaux.

Les *os du nez*, ou plus spécialement, *os du chanfrein* (pairs), font immédiatement suite au frontal; ils
sont bornés latéralement par les lacrymaux et les
grands maxillaires, et viennent, en s'amincissant, se
terminer en une double pointe, pour former la base
du bout du nez. Cette pointe du bout du nez est terminée par un cartilage qui, en se bifurquant à son
extrémité inférieure, forme comme un x, qui est la
base de l'orifice des narines. Disons de suite, pour

le répéter plus tard d'une manière plus spéciale, dans l'extérieur, qu'au-dessus des *narines*, on trouve deux replis de la peau, en forme de cul-de-sac, qu'on nomme *fausses narines* ; c'est par la combinaison de ces fausses narines et de ce cartilage en forme d'x, qui constituent ensemble les *aîles du nez*, et au moyen de l'air introduit dans ces cavités et frappé par ces sortes d'ailes, que se produit le hennissement.

Ces os, qui concourent à la formation des sinus frontaux par leur partie supérieure, ne se soudent entre eux que vers cette partie, de sorte que la voûte nazale reste toujours divisée et comme si elle était fendue inférieurement. Longs et minces, ces os sont sujets à être déprimés et en quelque sorte enfoncés par la pression de la muserolle du licol ou de la bride, quand cet accessoire, plutôt nuisible qu'utile, est serré d'une manière indiscrète. Cette dépression transversale, toujours nuisible en ce qu'elle diminue la capacité des fosses nazales et obstrue l'entrée des voies aériennes, est quelquefois telle, qu'elle use la substance de ces os, et en produit souvent, dit J. Girard, la perforation.

Les *lacrymaux*, os pairs, irréguliers, forment le bas de l'orbite de l'œil, et une partie de son bord inférieur. Ils sont bornés, par en haut, par le frontal, antérieurement par les os du nez, latéralement et inférieurement par les grands maxillaires et les zigomatiques. Ils occupent, chacun d'un côté, l'angle nazal de l'œil, soutiennent le réservoir ainsi que le conduit lacrymal, et concourent par leur face interne, à la capacité des sinus de la tête. Ils ont une forme à peu près carrée à leur surface qui, à l'extérieur, est la base des larmiers. Au bord orbitaire des *lacrymaux*, on remarque un trou par lequel s'écoulent les larmes pour entrer dans *l'égoût nazal*, dont ce trou est l'orifice.

Les *zigomatiques* ou *os de la pommette*, sont des petits os pairs, irréguliers, triangulaires, situés sur le côté externe de l'orbite, dont ils forment une partie de la base, en même temps que l'arcade zigomatique; en dehors de l'orbite, ces os portent une crête raboteuse, longitudinale, tranchante, qui se nomme *crête zigomatique*; et forme la partie la plus saillante de la joue, en arrière de laquelle passent ordinairement les montants de la têtière de la bride, quand celle-ci est convenablement placée. Les zigomatiques s'articulent avec les lacrymaux, avec les temporaux, par leur apophyse zigomatique, et inférieurement, avec les grands maxillaires, dont ils semblent faire partie.

Les *grands maxillaires*, os pairs, sont les plus volumineux de la machoire antérieure; gros et épais, ils règnent le long des parois supérieurs de la bouche, depuis le fond de l'orbite qu'ils forment en partie, jusqu'à l'endroit de *l'espace inter-dentaire* où se trouve la *dent angulaire*, ou *crochet* d'en haut. Ils présentent trois faces, une extérieure ou *du chanfrein*, et les deux autres intérieures, dont l'une est dite *palatine*, et l'autre *nazale*.

La face extérieure ou du chanfrein forme les parties un peu latérales et déclives de la tête, depuis les lacrymaux et les zigomatiques jusqu'à la commissure des lèvres.

La face intérieure *palatine*, forme la *voute du palais ;* elle présente un *bord alvéolaire*, où sont implantées les dents molaires, au nombre de six de chaque côté, c'est-à-dire, à chaque *grand maxillaire.*

La face intérieure *nazale*, forme, avec les os du nez, les *cavités nazales*, séparées en deux par la *cloison cartilagineuse*, et soutient les cornets.

Le bord alvéolaire de la *face pataline*, offre pour chaque dent une cavité nommée *alvéole*, proportionnée à la forme et à la grandeur de la racine qu'elle reçoit ; les dents se forment, croissent et se développent dans cette alvéole, sans jamais se souder à elle, par un mode que nous expliquerons au chapitre de *l'anatomie des dents* ou *de la dentition;* c'est ce mode de jonction des dents avec leurs alvéoles, qui se nomme articulation *par gomphose.*

Le bord palatin, denticulé, de chaque *grand maxillaire*, s'unit à son pareil opposé, formant, par leur réunion, une suture longitudinale, assez saillante, qui sépare en deux parties égales la voûte osseuse du palais. Le bord nazal s'unit, par une mortaise étroite, aux os du nez.

Les *grands maxillaires*, qui s'articulent, par quelques points, à presque tous les os de la mâchoire antérieure, ont un développement et une forme pleine, qui, en se modifiant dans la vieillesse, peuvent fournir des renseignements, pour juger de l'âge d'un cheval, lorsque les signes ordinaires manquent ou offrent des doutes : quand la racine des dents est entière dans l'alvéole, ces os ont une rondeur et une convexité sensibles, à leur face extérieure ; mais comme à mesure que les dents s'usent elles sortent peu à peu de leurs alvéoles, leur racine se raccourcit progressivement, et dans la vieillesse, elles n'en ont presque plus. Alors les lames des *grands maxillares* se rapprochent insensiblement, afin de remplir le vide que laissent les racines des dents, en se portant à l'extérieur pour suppléer à l'usure de leur partie libre ; ce qui fait disparaître à la longue, cette rondeur de forme des *grands maxillaires*, pour ne leur laisser qu'une forme plate et évidée, qui rend cette partie de la tête de l'animal plus étroite, presque concave et comme amaigrie. Nous reviendrons sur cet objet.

Les *petits maxillaires*, os pairs, font suite aux grands maxillaires, dont ils sont comme un appendice ; ils terminent la tête inférieurement, et présentent à leur partie inférieure un bord alvéolaire, où sont enchassées les dents incisives, par le même mode d'articulation que les molaires dans les os qui reçoivent celles-ci. Les *petits maxillaires* ont une forme allongée, s'articulent avec les grands maxillaires par mortaise, à peu près comme une cheville dans un trou ; leur face palatine complète la voute osseuse du palais ; ils forment, en partie, l'*espace inter-dentaire*, qui est l'espace vide de dents, qui existe depuis les molaires, jusqu'aux incisives ; cet espace est divisé, dans les chevaux, en *grand* et *petit espace*, par les *dents angulaires* ou *crochets* ainsi que dans les juments qui, par exception, sont pourvues de cette espèce de dents, et que, pour cette cause, on nomment *brehaignes* (1).

Les *cornets* sont des os pairs de la même texture que l'ethmoïde, mais plus fragiles, plus caverneux et plus lamineux, oblongs, et roulés, ainsi que l'ex-

---

(1) Les crochets qu'ont quelques juments diffèrent de ceux des mâles, en ce qu'ils sont très-petits, pointus, peu développés et n'éprouvent nulle usure. « Les juments pourvues de ces sortes d'avortons sont qualifiées de *brehaignes*, dénomination injurieuse que les anciens attribuaient aux femmes infécondes, et que l'on a donné par analogie à ces juments, probablement parce qu'on les a regardées mal à propos comme étant infécondes. »

(J. Girard. *Traité d'anat. vétérinaire*, p. 154).)

prime leur nom, en forme de cornets de papier. Ils servent à augmenter les surfaces des fosses nazales, à donner plus d'étendue à la membrane pituitaire qui les tapisse, afin que la colonne d'air, déjà brisée par les ailes du nez et les fausses narines, entre avec moins d'impétuosité, et s'animalise de plus en plus, avant son entrée dans les bronches et les poumons, et ne puisse offenser la délicatesse de ces organes. Ces os lamineux sont couchés en long l'un au-dessus de l'autre, deux de chaque côté, sur les parois latérales externes des narines. Ils s'articulent par sutures et engrenures avec l'éthmoïde, les os du nez et les grands maxillaires; le cornet inférieur seulement avec ces derniers.

Le *vomer* petit os impair, ayant deux lames qui forment une espèce de rainure ou gouttière, où est reçue la base de la *cloison cartilagineuse*, à laquelle il sert de soutien. Il occupe le milieu longitudinal des fosses nazales.

Nous ne parlerons que pour mémoire de quatre petits os situés au palais, parce que, pour notre objet, leurs descriptions et leurs usages n'ont aucun intérêt. Deux sont nommés *os du palais* ou *os palatins*, et les deux autres, qui, rigoureusement ne sont que des appendices ou épiphyses des os palatins. sont nommés *ptérygoïdiens*.

La *machoire postérieure* ou *mobile* est composée d'un seul os nommé *maxillaire*, dont la forme est à peu près celle d'un V. Ses deux branches, à leur extrémité supérieure la plus évasée, sont recourbées sur leur épaisseur, d'arrière en avant et le dessous en dessus; les parties recourbées sont terminées par deux éminences, dont la plus longue et la plus antérieure, aplatie latéralement, donne attache au muscle temporo-maxillaire; elle se nomme *apophyse coronoïde*.

L'autre éminence, nommée *condyle maxillaire*, lisse, polie, convexe de devant en arrière, est munie d'une lame de cartilage d'incrustation, et s'articule avec un condyle correspondant du temporal.

Le bord intérieur du *maxillaire* proprement dit, reçoit les dents molaires de la machoire *mobile*, en même nombre que dans l'*immobile*. L'espace privé de dents qui suit en descendant, et qui correspond à l'espace inter-dentaire de la mâchoire antérieure, forme les *barres*, parties dont la conformation plus ou moins tranchante et décharnée est très-intéressante à observer, pour ajuster au cheval un mors qui, en donnant au cavalier la facilité de le bien conduire, ne lui cause pas une douleur trop vive, toujours funeste aux reins et aux jarrets.

Après les *barres* on trouve, comme à la mâchoire antérieure, les *dents angulaires* ou *crochets*, et les *incisives*.

Ce que l'on appelle le *col* du maxillaire en est la partie la plus rétrécie, formant extérieurement la base de la *barbe* ou menton. En remontant postérieurement le *maxillaire*, à partir de ce *col*, et presque immédiatement au-dessus de la naissance de l'écartement des branches, on trouve, sur chacune d'elles, une petite protubérance, nommée par quelques hippiatres *apophyse génienne*, par analogie avec l'éminence de ce nom, qui se remarque à la base osseuse du menton de l'homme. Ces deux petites protubérances peuvent offrir un point plus sensible à l'appui de la gourmette dans l'action du mors. Il en sera question dans l'*extérieur* et dans l'*empl i*.

Les bords de la partie recourbée des branches du *maxillaire*, se nomment *ganache* dans l'*extérieur*; leur écartement postérieur, *auge*; dans l'intérieur de la bouche, il prend le nom de *canal*. Tout le vide de l'écartement du *maxillaire* est rempli, pendant la vie, par des glandes, dont les principales sont les *parotides* ou *amygdales*, par des vaisseaux, des muscles, et par l'*os hyoïde*, qui sert à attacher et contenir la base de la langue. Cet os est composé de plusieurs pièces, et a à peu près la forme d'une fourche. Il suffit à notre objet de l'avoir mentionné.

Dans le jeune âge du sujet, le maxillaire est composé de deux pièces, dont la réunion par soudure, toujours précoce, constitue ce que l'on nomme la *symphyse du menton*.

Le *maxillaire* éprouve pendant la vie, des modifications de volume et de forme, analogues à ceux que nous avons dit se produire dans les *grands maxillaires* de la machoire antérieure, modifications également dépendantes du travail des dents : pleins et en quelque sorte empâtées, tant que les dents croissent et emplissent les cavités alvéolaires, l'os revient sur lui-même, et ses lames se resserrent, à mesure que les dents s'usent et sortent de leurs alvéoles; ses branches deviennent plus étroites, ses bords postérieurs plus tranchants, et son extrémité inférieure, où sont les incisives, prend, en même temps que celles-ci, une direction de plus en plus horizontale; ce qui est encore un indice utile pour la connaissance de l'âge.

Os du tronc.

Le *tronc*, avons nous dit, comprend tous les os situés depuis la tête exclusivement, jusques et y compris les os de la queue, les os des membres exceptés.

Les premiers os du *tronc* qui s'offrent à notre examen, sont les *vertèbres*, qui constituent par leur réunion, cette espèce de poutre , qui existe dans le milieu supérieur et longitudinal du corps, servant de point fixe d'attache et de soutien à toutes les autres parties, dures, molles, ou fluides ; qui est en même temps le centre commun de tous les mouvements, établissant une correspondance d'action avec toutes les régions du corps. A cet effet, cette colonne devait être douée à la fois de solidité et de flexibilité; double avantage qu'elle doit à l'intime union des nombreux os qui la forment, aux plus nombreuses *éminences, cavités, arêtes, facettes,* etc., qu'ils présentent, et qui s'engrennant, s'accrochant les unes aux autres d'une manière complexe et extrêmement solide, constituent un tout lié étroitement, contenu, serré et solidifié encore par le cartilage fibreux intermédiaire qui les unit et les recouvre; mode de jonction et d'agrégation qui, tout en limitant leurs mouvements, leur en permet cependant de plus ou moins étendus, selon les différentes régions de la colonne.

Les vertèbres sont au nombre de trente et une; les sept premières forment la base de l'encolure; les dix-huit suivantes forment celle du garot et du dos, et les six dernières celle des lombes ou des reins. Les vertèbres de la première région sont appelées *cervicales,* celles de la seconde, *dorsales* et celles de la troisième *lombaires.* La colonne vertébrale a une quatrième région nommée *sacrée,* ayant pour base principale l'*os sacrum,* dont nous parlerons particulièrement.

La *colonne vertébrale* est creusée ou perforée dans toute sa longueur par un canal qui fait suite à la cavité du *crane,* se prolonge dans l'*os sacrum,* et se termine aux premiers *os coccygiens;* ce canal contient la *moëlle épinière* ou *prolongement rachidien* ou *substance cérébrale,* qui fournit les nerfs aux parties du corps qui opèrent les mouvements. Ce canal intérieur de la colonne vertébrale ne conserve pas un calibre égal et uniforme dans tout son trajet; de concave et arrondi qu'il est dans sa partie supérieure, il devient aplati sur sa face inférieure, puis il s'élargit et devient triangulaire au garot, et conserve cette forme jusque vers le milieu des lombes. Son plus grand diamètre est à l'endroit où l'encolure s'unit et se continue vers la région dorsale. Ce long canal est pourvu, de chaque côté, de trous ou d'ouvertures, pour le passage des nerfs émanant de la moëlle épinière, et qui se rendent, de là, dans toutes les parties du corps.

Les vertèbres ont toutes entre elles plusieurs caractères de ressemblance, tout en ayant des formes cependant très-différentes dans chaque région : elles se ressemblent d'abord par le trou ou perforation dont nous venons de parler ; elles ont toutes des *apophyses épinières* et *transversales*, dont la largeur varie à chaque région ; et, enfin, elles s'articulent toutes entre elles par *amphiarthrose* ou genre mixte, au moyen du *cartilage fibreux*. Voilà leur analogie, établissons maintenant leurs différences.

La première vertèbre du cou, ou cervicale, celle qui s'articule immédiatement avec l'os du crâne nommé occipital, est l'*atloïde*, ainsi nommée par analogie de fonction, mais non de position, avec cette même vertèbre dans l'homme qui, ici, supporte la tête, comme les anciens supposaient qu'Atlas soutenait le ciel ; tandis que dans le cheval, elle ne la soutient que comme point d'attache et non comme point d'appui. *L'atloïde* reçoit les condyles de l'occipital dans deux cavités articulaires qu'elle offre à sa partie antérieure et s'articule avec cet os, c'est-à-dire, avec la tête, par charnière imparfaite, qui permet tous les mouvements verticaux nécessaires à l'action de la tête, ainsi que de légers mouvements latéraux.

La deuxième vertèbre cervicale, nommée *axoïde*, s'articule par pivot avec *l'atloïde*, qui tourne sur elle comme sur un axe, d'où vient le nom donné à cette deuxième vertèbre. Ce genre d'articulation permet tous les mouvements latéraux, dans la plus grande extension. « *L'axoïde* (axis), dit M. Richard (*De la « conformation du cheval*, p. 58), se termine antérieurement par un véritable bras d'essieu avec « son arêtoir reçu par l'atlas, qui remplit les fonc- « tions de moyeu. Par cette admirable disposition « articulaire, la tête peut exécuter tous les mouve- « ments sans possibilité de luxation. Comme cet « accident doit toujours être mortel, la nature a eu « le soin de prendre toutes les précautions aptes à « le prévenir. »

L'axoïde, outre son axe, présente une éminence sur laquelle passe et s'attache, par une expansion ligamenteuse, le *ligament cervical*, que nous avons vu fixant son extrémité supérieure à la protubérance de l'occipital.

Les trois *vertèbres cervicales* suivantes (*troisième quatrième* et *cinquième*), se ressemblent assez exactement, et s'articulent entre elles par *coulisse*, tou-

jours au moyen du cartilage fibreux, et par la jonction des facettes que présentent leurs *apophyses
transverses* qui, glissant l'une sur l'autre dans les
mouvements latéraux de l'encolure, donnent beaucoup de jeu à ces vertèbres les unes sur les autres,
et d'étendue à ces mouvements ; condition nécessaire
pour la locomotion et pour la direction de la machine,
dont l'encolure est comme le gouvernail, et sur laquelle elle agit à l'instar d'un balancier et d'un bras
de levier. Dans toute cette région, d'ailleurs, les
apophyses transverses des vertèbres sont couchées
et glissent ainsi les unes sur les autres par coulisse ;
les *apophyses épinières* y sont à peine prononcées,
excepté dans la *sixième* et *septième*, où elles commencent à saillir en pointe, surtout dans la dernière,
dite *proéminente ;* mais dans les autres cervicales,
on n'en aperçoit que la trace à leur partie supérieure,
tandis que les apophyses latérales ou transverses y
sont fortes, nombreuses et bien développées, afin de
fournir des attaches solides aux nombreux et puissants muscles que nous verrons régner dans cette
région.

Les vertèbres de l'encolure présentent généralement, dans leur situation normale, deux courbures,
qui donnent à cette région, quand elle est soutenue
dans sa position naturelle, la forme plus ou moins
prononcée d'un S. La première courbure, pour être
gracieuse et influer d'une manière favorable sur la
position de la tête, doit avoir lieu sur l'*axoïde* et

l'*atloïde*; quand elle commence à la *troisième* ou *quatrième* vertèbre, elle est trop exagérée, et la tête sera sujette à prendre la position dite *encapuchonnée*. La deuxième courbure a lieu à l'endroit où les dernières vertèbres cervicales se joignent aux dorsales; trop prononcée elle produit l'encolure *renversée* ou de *cerf*, ou ce qu'on appelle le *coup de hache*; l'absence plus ou moins absolue de ces courbures, nuit généralement, soit à la jonction de l'encolure au corps, soit à l'attache de la tête. Nous reviendrons avec plus de détails sur ces premières données.

Les *vertèbres dorsales* ou du *dos*, forment la seconde région de la colonne vertébrale, et sont au nombre de dix-huit. Le corps de l'os de ces vertèbres est plus petit que dans les cervicales, et leurs apophyses épinières sont très-fortes, élevées, saillantes et très-rapprochées les unes des autres, surtout dans les troisième quatrième cinquième et sixième qui forment la base du garot.

En parlant des *apophyses du garot*, nous ne pouvons nous dispenser de faire connaître plus particulièrement l'usage et le mode d'action d'un agent essentiel qui y prend pour ainsi dire naissance en y prenant ses principales attaches, le *ligament cervical*. C'est à ces vertèbres que cet auxiliaire indispensable des muscles qui soutiennent et meuvent la tête et l'encolure, a son origine : la contraction des muscles ne pouvant être permanente, pour des causes physiques qui seront expliquées, il était nécessaire qu'il y eut dans cette région du corps de l'animal un agent, d'une nature particulière, qui suppléat à l'action variable et momentanée des muscles, dans le soutient d'une masse aussi pesante que la tête et l'encolure, masse qui a une tendance perpétuelle à graviter vers le sol. Le *ligament cervical* par son élasticité et son action permanente, qui ne cède qu'à une force supérieure, remplit parfaitement cet objet. Dans son trajet, du garot à l'occipital, en passant sur la partie supérieure des vertèbres, ce ligament leur fournit une large expansion, de même nature élastique que lui, s'attache plus intimement, ainsi que nous l'avons vu, aux deux vertèbres *axoïde* et *atloïde*, et se termine à la crête de l'*occipital*. La section ou la destruction de ce ligament, en supprimant la force permanente qui relevait et soutenait la tête et l'encolure, rend le cheval impropre au service de la selle, par les battements à la main continuels auxquels il est forcé, en relâchant ses muscles releveurs pour y laisser arriver le sang, cause efficiente de leur faculté et de leur force de contraction. Ce sujet devant se représenter à notre étude, nous revenons aux vertèbres dorsales.

La région qu'elles forment présente, depuis la première vertèbre dorsale jusqu'à la septième, environ, une courbure prononcée en contre-haut, ce qui voûte cette partie de la colonne, d'abord pour lui donner plus de force de résistance, et ensuite pour augmenter la capacité de la poitrine, dont cette région est la partie supérieure. Cette disposition, qui favorise déjà considérablement la solidité de la cage thorachique, est corroborée par l'union intime du corps de ces vertèbres, par la hauteur, le rapprochement et la direction inclinée en arrière de leurs apophyses épinières ; mais ce qui augmente considérablement la solidité de cette voûte osseuse, ce sont les neuf premières *côtes sternales* qui, en s'articulant par une *tête* d'une vertèbre à l'autre, au moyen d'une facette creuse ou petit renfoncement, que celles-ci présentent à leur partie latérale, font, sur cette voûte du thorax, l'effet de coins et d'arc-boutans. Ce mode de jonction des côtes sternales avec cette région de la colonne vertébrale, en restreint nécessairement les mouvements de flection, qui y sont fort peu sensibles, mais suffisants pour lui donner, en même temps que la solidité, la souplesse et l'élasticité indispensables pour prévenir les lésions et les déchirements des organes délicats et essentiels qui s'attachent à elle.

Si l'on considère la brièveté du corps des *vertèbres dorsales*, la hauteur et le rapprochement de leurs *apophyses épinières*, la grosseur et le peu de longueur des *côtes sternales* qui s'articulent avec ces vertèbres, les masses de muscles puissants qui doivent recouvrir toute cette région, on sera frappé de l'admirable prévoyance de la nature, et des soins

minutieux qu'elle a apporté à la sûreté des viscères renfermés dans cette cavité, et sans l'intégrité
desquels la vie ne pourrait avoir lieu.

Les *vertèbres dorsales* ne sont distinguées que
par les seules dénominations numériques. Peu différentes entre elles, elles diffèrent beaucoup des *cervicales* et des *lombaires*, principalement en ce que
leurs apophyses épineuses sont longues, aplaties
latéralement et se terminent en une forte tubérosité
ou éminence arrondie. Depuis la première vertèbre
dorsale, les apophyses épineuses augmentent de hauteur jusqu'à la troisième ou quatrième suivantes :
ces trois ou quatre apophyses plus élevées que les
autres, forment la base du *garrot*. A partir de celles-
ci, les apophyses diminuent progressivement de
hauteur, jusque vers le milieu du dos. Depuis ce
point, elles conservent à peu près une égale hauteur
jusqu'à la région des lombes; et au lieu d'être inclinées d'avant en arrière, elles deviennent droites.

Depuis la huitième vertèbre dorsale, la colonne
rachidienne se redresse insensiblement : la courbure, en contre-haut ou voussure, que nous avons
fait remarquer à la région du garrot, cesse graduel-
lement, et, dans beaucoup d'individus, la colonne
prend, ou tend à prendre une courbure plus ou
moins prononcée en contre-bas, c'est-à-dire en
sens contraire de la première courbure. Disons de
suite que les neuf dernières vertèbres dorsales s'articulent avec les neuf dernières côtes dites *asterna-*

les de la même manière que les neuf premières avec les côtes *sternales*, mais de manière aussi à laisser plus de jeu, de flexibilité à la colonne vers sa partie centrale, ainsi qu'aux dernières côtes elles-mêmes, qui ont des mouvements d'élévation et d'abaissement très-étendus à opérer, dans l'acte de la respiration. A cet égard, on observe que les *facettes articulaires* des vertèbres, où viennent se joindre les *têtes articulaires* des côtes, dont nous avons parlé un peu plus haut, diminuent de profondeur d'une vertèbre à l'autre ; de sorte que la *dernière vertèbre dorsale* en est totalement dépourvue. Cette disposition a pour objet de rendre les *fausses côtes* plus mobiles, et leur jeu plus étendu, à mesure qu'elles sont situées plus postérieurement.

Les *vertèbres lombaires* forment la troisième région de la *colonne vertébrale*, nommée *lombes*, qui, à *l'extérieur*, constituent le *rein*. Nous ne pouvons mieux faire, pour les décrire et indiquer l'importance de leur destination, que de citer le passage suivant de l'excellent ouvrage de M. A. Richard, auquel nous avons déjà fait plusieurs emprunts, sans préjudice de ceux que nous lui ferons encore.

« Les *vertèbres lombaires*, dit cet hippologue distingué, au nombre de six, diffèrent de celles du dos, en ce qu'elles ne sont plus des clés de voûte de la poitrine. Au lieu de côtes, elles sont pourvues latéralement de longues apophyses transverses, servant de support et de point d'attache à des puissances musculaires qui concourent à communiquer l'action des régions postérieures du corps aux antérieures. Sous ce rapport, ces prolongements osseux, aplatis, continuent l'office de côtes sur lesquelles reposent aussi ces puissances musculaires. Elles protégent les organes qui sont placés sous eux, et préviennent l'affaissement brusque qui aurait nécessairement eu lieu aux flancs, si elles n'avaient point écarté les parois supérieures de l'abdomen. Sans cette précaution de la nature, la masse intestinale eut été refoulée en avant par le poids des muscles et de la peau, et aurait troublé la respiration en comprimant les poumons. »

Les *vertèbres lombaires* ont très-peu de caractères différentiels entre elles, ces caractères ne sont bien frappants que dans les deux dernières qui, ordinairement, sont soudées, tant par leur corps que par leurs apophyses transverses, celles-ci, grosses, très-épaisses et courbées en avant. Cette soudure des deux dernières *vertèbres lombaires* est souvent très-précoce et arrive quelquefois avant l'âge adulte; d'autre fois ce n'est que dans la vieillesse qu'on la remarque, ce qui porterait à croire que le travail prématuré ou forcé est pour beaucoup dans sa fréquence. Les apophyses transverses de la dernière de ces vertèbres présentent des facettes pour l'articulation des lombes avec les branches du *sacrum.*

Cette région de la colonne vertébrale, la plus isolée au milieu du corps, n'ayant pour ainsi dire d'appui que sur elle-même, est cependant destinée, comme centre des mouvements, à des efforts très-violents et constamment répétés. C'est le bras de levier au moyen duquel s'opère l'enlevé, le balancement des parties antérieures du corps sur les postérieures, et réciproquement; c'est aussi le point où vient se centraliser et graviter le poids des fardeaux que l'on fait porter à l'animal. L'une des conditions principales, on peut dire même que c'est la condition essentielle, *sine qua non*, de la force du rein, est sa brièveté, qui résulte de celle des vertèbres qui forment sa base; et ensuite sa largeur, qui est donnée par la longueur de leurs apophyses transverses : court et large, la légère courbure entre contre-bas qu'il a presque toujours ou tend à avoir, est à peine sensible ou disparaît entièrement; ce qui est une cause de force et de résistance: long, cette courbure est ordinairement très-prononcée déjà dans l'état normal, condition de faiblesse, alors, par la propension de cette région à fléchir davantage, au moindre poids dont on charge la colonne vertébrale; cause de souffrance, de fatigue, de ruine et d'enkiloses précoces, par l'emploi énorme de force que les muscles de ces parties sont obligés de dépenser à la fois, pour combattre cette flection, vaincre les résistances, et supporter les fardeaux ou charges, qui pèsent sur une base prédisposée à céder. Cet emploi anormal et forcé de contraction musculaire fatigue énormément à la longue cette région, par les efforts et les ti-

raillements violents que les muscles exercent sur les
apophyses épinières et transverses, d'où résultent
une flexion du rein et du dos de plus en plus prononcée, et d'autres accidents fort graves, dont nous
nous occuperons plus loin.

L'*os sacrum*, qui fait immédiatement suite aux
lombes, forme la quatrième région de la colonne
vertébrale, qui a reçu des anatomistes le nom de
région sacrée (1). Cet os est constitué par quatre
ou cinq parties osseuses, qui ressemblent à de petites vertèbres, toujours soudées ensemble dans l'âge
adulte. Il est comme tout le rachis, pourvu d'un
trou longitudinal, pour recevoir la moëlle épinière,
qui envoie aux muscles de la croupe et aux membres
postérieurs, les nerfs qui les mettent en action; à cet
effet, le *sacrum* est percé d'une série de trous tran-
versaux nommés *susacrés*. Sa face supérieure est
hérissée d'éminences, et elle offre sur sa ligne médiane quatre à cinq apophyses épinières inclinées en
arrière, et terminées chacune par une tête raboteuse,
comme celle des vertèbres dorsales et lombaires;

---

(1) Le nom de *sacrum* a été donné à cet os, parce que, dans
les sacrifices des anciens, et même dans leurs festins, on offrait
plus particulièrement aux dieux, les parties de la victime dont
cet os est la base, comme étant les plus délicates. Du nom de
sacrum, est venu le nom de *région sacrée*.

elles vont en diminuant de hauteur postérieurement, jusqu'au premier *coccygien*, avec lequel le *sacrum* s'articule et se soude même, dans un âge un peu avancé.

Le *sacrum* s'articule par cinq points de contact avec la dernière vertèbre lombaire et avec le coxal, au moyen du cartilage fibreux qui sert de ligaments, et unit ces parties entre elles d'une manière très-solide, tout en leur permettant, les unes sur les autres, de légers mouvements d'élévation et d'abaissement, dont nous parlerons ailleurs.

« Les fonctions du *sacrum* sont très-importantes (A. Richard, ouvrage cité). Non-seulement il protége la fin de l'expansion cérébrale qui commence au crâne, mais il sert de moyen d'union entre le train postérieur et le reste du corps. Il forme aussi la clé de voûte du bassin, en même temps que sa paroi postérieure... »

Les os *coccygiens*, formant la base de la queue, sont au nombre de quatorze à dix-huit (1), et font suite au sacrum, dont les premiers conservent un peu la forme. Ils s'articulent avec ce dernier os et entre eux, au moyen du cartilage fibreux qui unit et

____

(1) J. Girard dit que ce nombre approximatif est encore plus variable, et il assure en avoir compté jusqu'à vingt et un dans le cheval.

lie toute la colonne vertébrale, qu'ils terminent absolument. Les deux ou trois premiers *coccygiens*
conservent encore des traces du trou vertébral, pour
la terminaison du canal rachidien. C'est au mode
d'articulation des *os coccygiens*, que les mouvements de la queue du cheval doivent leur liberté,
leur variété et leur étendue.

En passant successivement en revue toutes les
régions de cette longue tige nommée *colonne vertébrale* ou *rachis*, nous avons vu les analogies et les
différences que les vertèbres présentent entre elles
d'une extrémité à l'autre dans cette tige : dans la
première région, l'*encolure*, nous avons vu des os
considérablement plus gros que dans les autres, et
hérissés d'éminences tout au tour, pour l'insertion
des muscles nombreux et puissants qui opèrent les
mouvements variés et étendus de ce long bras de
levier ou balancier, si utile à l'animal pour le déplacement de son centre de gravité, pour la répartition
ou la traction du poids de son corps, la direction et
l'accélération de sa marche; faculté nécessaire à
cette région, comme gouvernail ou timon de la machine. Dans la seconde région, le *garrot* et le *dos*,
partie supérieure de la cavité thorachique : nous
avons fait remarquer que si le degré de flexibilité et
l'étendue des mouvements y étaient moins marqués,
cette disposition était nécessaire, pour donner une
grande solidité à cette partie de la colonne vertébrale destinée à porter un grand poids, et à protéger

les viscères délicats et essentiels renfermés dans le thorax ; nous avons vu, enfin, la troisième région, les *lombes*, base du *rein*, jouissant de moins de flexibilité que l'*encolure*, davantage que le *garrot* et le *dos* ; terme moyen qui concilie la souplesse, la fermeté et la force, qui sont indispensables à cette région, comme centre des mouvements de l'avant-main sur l'arrière-main *et vice versa*. Quand à la quatrième région ou *région sacrée*, base de la *croupe* et paroi supérieure du *bassin* ou *cavité pelvienne*, nous compléterons son examen en décrivant les os des hanches, qui s'unissent à elle et la forment en partie.

Nous avons encore fait observer, dans la construction générale de la colonne rachidienne, les diverses courbures qu'elle présente, plus ou moins, dans sa longueur. Cette notion, en l'étudiant d'avantage, nous donnera les moyens d'expliquer comment le cheval peut, en opérant à volonté la flexion et le redressement de ces courbures naturelles, augmenter ou diminuer le degré de vitesse de sa marche en diverses allures, et l'élévation et la rapidité de certains mouvements.

Mais, une considération que nous signalons comme ne devant jamais être perdue de vue, c'est que la colonne vertébrale étant, dans toutes ses régions, hérissée d'éminences osseuses qui, dans le jeune âge, c'est-à-dire, avant l'âge adulte, sont à l'état d'*épi-physes*, c'est là que sont les plus fréquents et les plus funestes, les effets du travail prématuré, ou dispro-

portionné aux forces de l'animal, et à la résistance
de ses os.

Le *coxal* ou *os des îles*, ou *os des hanches*, ou
encore *os du bassin* (1), que plusieurs auteurs, le
prenant au pluriel, comme il l'est en effet dans le
très-jeune âge, nomment encore *les coxaux* ; le
coxal, disons-nous, os pair, le plus grand et le plus
volumineux de tous les os aplatis, contourné et
recourbé sur lui-même, forme, avec le *sacrum*, la
base de la croupe ; et, à lui seul, la base des hanches.
A la naissance du poulain, il est très-petit, formé de
trois pièces ou régions distinctes, et réunies immédiatement, comme les os de la tête et les petites vertèbres du sacrum par des cartilages d'ossification.
Aussitôt après la naissance, cet os prend promptement du développement, ses diverses pièces s'unissent, se consolident assez pour satisfaire au besoin
de mouvement et de locomotion que le jeune animal
éprouve presqu'en naissant ; et en peu d'années, le
tout a acquis le développement et la solidité qui lui

____

(1) Les anciens anatomistes et physiologistes (Barthez entre
autres), désignaient cet os composé de plusieurs pièces, réunies
par soudure, par l'appellation *d'os innominés*. On voit par la variété de ses noms que ce serait bien improprement qu'on lui
donnerait aujourd'hui cette désignation.

sont départis par la nature dans l'organisation animale.

Le *coxal*, articulé par en haut avec le sacrum, qui lui sert de clé de voûte, forme à lui seul la *cavité pelvienne* ou du *bassin*; il est dans une position plus ou moins inclinée de haut en bas et d'avant en arrière. On nomme *ilium* ou *ilions* ses deux prolongements antérieurs, formant, en partie, le haut de la croupe et la *pointe des hanches*, en se projetant latéralement et un peu en avant du sacrum. On nomme *ischium* ou *ischions* ses prolongements postérieurs, dont les extrémités présentent deux fortes tubérosités qui forment la *pointe des fesses*; cette partie, qui donne attache à de puissants muscles, forme un bras de levier très-important à considérer, dont la puissance est relative au plus ou moins d'obliquité de la position du *coxal*; considération qui se présentera dans l'*extérieur*, en traitant de la *croupe* et des *hanches*.

La région médiane inférieure du *coxal*, où se fait la réunion de ses deux côtés, se nomme *pubis* ou *bassin*, soit qu'on ait trouvé à cette partie de la ressemblance avec un bassin, ou soit que l'usage auquel la nature l'a destinée lui ait fait donner ce nom, qui se rapporte assez, en effet, aux fonctions des organes qu'elle renferme; car, c'est dans l'espace intestinal auquel cette partie sert de voûte et de parois, que sont placés la matrice et le fœtus, dans la femelle, les organes intérieurs de la génération, chez le mâle, et les organes urinaires chez l'un et l'autre.

Les régions *iliales*, *ischiales* et *pubienne*, distinctes dans le jeune âge, se réunissent à la partie
moyenne et latérale du *coxal*, aux *cavités cotyloï-
des*, qui sont ainsi formées de la réunion solidifiée
de ces trois parties. Ces cavités, grandes, profondes
et incrustées d'un cartilage articulaire, constituent chacune une ouverture tournée vers le bas et
un peu en dehors, dont le bord supérieur offre une
sorte de bourrelet ou lèvre épaisse, *ligamento-car-
tilagineuse*, destinée à donner plus de points de contact et d'appui aux têtes des *fémurs*, qui viennent
s'y articuler par genou. Au fond des *cavités cotyloï-
des*, on voit une sorte d'excavation, de fosse raboteuse, qui est le point où s'attache d'une manière
extrémememt solide, le *ligament rond* ou coxofémoral.

La réunion des deux côtés du coxal, ou si l'on
veut des deux *coxaux*, car ces deux côtés se ressemblent exactement, et sont formés chacun de trois
parties ou régions dont nous venons de parler, a lieu
au centre du *bassin*, ou *pubis* proprement dit, et se
prolonge aux *ischiums*. Le point de cette réunion,
qui forme comme une ligne médiane, se nomme
symphyse, à cause de son mode d'articulation. Dans
les mâles, cette *symphyse* est soudée dès l'âge adulte;
dans les juments qu'on ne fait pas produire, elle se
soude aussi de bonne heure; mais beaucoup plus
tard dans celles qui produisent.

On désire que le coxal, dans sa position naturelle,

se rapproche le plus possible de la situation horizontale; parce que cette situation favorise l'action des muscles de la croupe et des fesses, etc., sur les extrémités postérieures, en fermant l'angle que le *coxal* et le *fémur* forment entre eux, et en allongeant les bras de leviers que constituent les régions *iléales* et *ischiales* du *coxal*. Quand celui-ci s'éloigne de la ligne horizontale et qu'il est situé trop obliquement de haut en bas, l'angle coxofémoral est trop ouvert, les bras de leviers raccourcis fonctionnent avec moins de puissance, la force musculaire s'exerce et s'use en vain pour faire progresser la machine; de là, perte de force de traction et de support, et perte de vitesse dans les allures, avec une usure plus prompte de ladite machine. Cette obliquité ou redressement exagéré du coxal, constitue ce qu'on appelle la *croupe avallée*.

Le *coxal* est susceptible de légers mouvements sur le *tronc* qu'il termine, ce qu'il doit à son mode d'articulation par amphiarthrose; ces mouvements sont très-apercevables à *l'extérieur*, surtout lorsque le cheval part franchement au trot, ou lorsqu'on lui appuie, en le pinçant légèrement, le premier doigt et le pouce sur le rein. Il se fait alors un abaissement souple et modéré de la croupe, qui est presque toujours, dans le premier cas, un signe assuré de force et de franchise d'allures; et, dans le second, un indice de santé.

Les *côtes*, os plus ou moins longs, plus ou moins

forts, selon leur rapprochement, ou leur éloignement
du *sternum*, de plus en plus contournés en forme
d'arc, à mesure qu'ils sont situés plus postérieurement et plus rapprochés des lombes ; les *côtes*
forment cette grande loge ou cavité appelée *thorax*
en anatomie, et *poitrine* en extérieur ; elles sont
au nombre de trente-six, dix-huit de chaque côté ;
elles se divisent en *sternales* ou *vraies côtes*, et
en *asternales* ou *fausses côtes*. Les *côtes sternales* sont les dix-huit premières (neuf de chaque côté), ainsi nommées parce qu'elles s'articulent
directement avec le *sternum*, os qui forme le devant et le dessous de la cavité thorachique, et
est, à l'extérieur, la base du *poitrail ; les côtes
asternales* sont les neuf dernières de chaque côté ;
ainsi que l'indique leur dénomination d'*asternales*, elles ne tiennent pas directement, mais seulement par un long et mince prolongement cartilagineux au *sternum* ; prolongement qui les unit entre elles inférieurement, sans les souder les unes
aux autres, afin de leur laisser toute la mobilité et le
jeu nécessaires à leurs fonctions, dans l'acte de la
respiration, fonctions que nous expliquerons plus
haut.

Ces cartilages de prolongement des *fausses côtes*
sont arrondis, terminés en pointes et maintenus les
uns contre les autres, de manière à constituer un
long cercle qui contourne et borde l'abdomen, détermine l'étendue de l'hypocondre, donne attache

à un muscle ou organe important, nommé *dia-phragme*, et maintient les extrémités inférieures des côtes. Ces cartilages costaux vont en diminuant de grosseur et de longueur, depuis les plus antérieures jusqu'aux plus postérieures.

Nous avons déjà indiqué, à l'article des vertèbres dorsales, la manière dont les neuf premières côtes de chaque côté, dites *sternales*, s'articulent avec la région dorsale à laquelle elles correspondent en contribuant à sa solidité; nous avons vu également que les *côtes asternales*, s'articulant supérieurement à la colonne par le même genre, y étaient cependant unies par un mode particulier qui leur laissait la faculté de mouvements d'élévation et d'abaissement très-étendus.

M. A. Richard (ouvrage cité, p. 46, 47 et 49) a consacré à la description des *côtes* et à leurs fonctions, un assez long et très-remarquable article, dont nous extrayons le passage suivant, qui est plus particulièrement relatif aux premières *côtes sternales* :

« L'édifice qu'elles (les côtes) forment est bien la conception la plus ingénieuse, l'exécution la plus parfaite que l'on puisse désirer dans la nature. Chez l'homme, l'unique but des côtes est de protéger les organes pectoraux, et de concourir à la respiration en se soulevant et s'abaissant. Dans le cheval, elles ont, avec le même travail, d'autres fonctions qui ne sont pas moins importantes : les animaux dont le corps est horizontal, ont dû avoir un système de support solide et élastique pour soutenir le rachis qui contient la moëlle épinière. Eh bien! cet admirable système de suspension est formé par des côtes destinées à cet effet; par le *sternum*, dont nous nous occupons plus bas, et par les sangles élastiques qui le suspendent aux colonnes formées par les membres antérieurs.

« Quand on étudie les côtes sur le squelette du cheval, on voit qu'elles diffèrent de longueur, de courbure, de force et de résistance autant que de mode d'articulation aux vertèbres et au sternum. On peut les classer en trois groupes bien différents de fonctions. les unes sont immobiles et ne servent pas à la respiration, pour être uniquement employées comme colonnes; les autres ont des fonctions mixtes, c'est-à-dire qu'elles servent à la respiration en même temps qu'elles concourent au support de la tige vertébrale ; enfin, les troisièmes sont exclusivement utilisées pour la respiration ou la dilatation de la poitrine. Les deux premières côtes sont courtes, droites et plus grosses ; elles sont beaucoup plus fortes que les autres, et leur défaut de courbure bien marqué fait qu'elles sont presque parallèles l'une à l'autre. Cette disposition était indispensable à leurs fonctions.

« En effet, elles forment les deux premières colonnes sur lesquelles repose le rachis au point où il a le plus de pesanteur. C'est ce point qui est chargé de tout le poids de l'encolure et de la tête : poids

énorme quand l'animal s'en sert pour faire bascu-
ler le train postérieur, ou qu'il franchit un obstacle
élevé. Tout le corps alors est supporté par les membres antérieurs, et ce sont les deux premières côtes
qui reçoivent, avec une partie du poids de la masse,
la plus grande quantité du contre-poids de l'encolure et de la tête ; il fallait donc que ces deux premiers barreaux de la cage pectorale eussent une
grande solidité comme colonnes.

» . . . . On voit donc que les côtes du cheval offrent des différences bien marquées, suivant
leurs fonctions mixtes ou simples L'intérêt qu'elles
présentent est d'autant plus grand pour nous, qu'elles
nous serviront à apprécier les conditions de bonne
conformation de la poitrine, sur laquelle on a com-
mis bien des erreurs. Or, il est d'autant plus essentiel de savoir bien juger des bonnes qualités de
cette région du cheval, qu'elle contient le foyer de
vie de sa machine, *la véritable chaudière* de la locomotive. » Quoique un peu hyperbolique, la comparaison n'en est pas moins de la plus grande justesse, ainsi que nous le verrons en parlant des
fonctions vitales et des phénomènes de la vie.

Le *sternum*, os impair, allongé, aplati, mi-
osseux, mi-cartilagineux, situé obliquement de haut
en bas et de devant en arrière, forme la partie inférieure du *thorax*, et est la base du *poitrail*. Il
concourt à solidifier la cavité thoracique, en s'articulant directement par de forts cartilages, aux côtes

sternales, auxquelles il sert d'appui. La forme aplatie d'un côté à l'autre de sa partie antérieure offre
assez d'analogie avec la quille ou carène d'un navire, à
laquelle on l'a comparé encore par analogie de fonctions, et comme étant destiné, par sa forme tranchante, à fendre et diviser la colonne d'air, comme
la proue d'un vaisseau fend les flots ; ce qui est évidemment forcer beaucoup la comparaison, attendu
qu'à l'*extérieur* cette forme n'est plus la même, et
se confond avec la forme générale du poitrail et des
pointes des épaules. A son extrémité postérieure, le
sternum est aplati en sens contraire, c'est-à-dire,
de dessous en dessus ; il concourt, dans cet endroit,
à former les parois inférieures de l'abdomen. Cette
partie qui, dans l'homme, est désignée sous le nom
de *cartilage xiphoïde*, forme, dans le cheval, un
prolongement ou appendice palmiforme, mince et
flexible, auquel on a trouvé de la ressemblance avec
la pointe d'un dard ou d'un poignard. C'est à cet endroit, que quelques philosophes et savants placent,
chez l'homme, le siége de l'âme ; contrairement à
ceux qui la placent dans le cerveau, à la glande pinéale.

Le *sternum* offre une organisation et une contexture toute particulière : il est composé par sept
pièces osseuses, de forme arrondie, de contexture
spongieuse, qui se trouvent, à la suite l'une de l'autre, comme incrustées dans une substance cartilagi-

neuse qui les réunit. Cette substance prend plus de consistance et de dureté à mesure que l'animal prend de l'âge, mais, quoique très-solide, elle ne s'ossifie jamais complètement, et, normalement, le cartilage prédomine toute la vie dans le sternum, ainsi que dans la partie des *vraies côtes* qui s'articule avec lui.

Os des membres.

Nous avons dit que les membres étaient les prolongements du corps et les supports de la machine animale, chargés en outre, de son transport d'un lieu à un autre; et, qu'à cet effet, ils étaient formés d'une succession d'os, articulés les uns au bout des autres, formant des angles dont l'ouverture et la fermeture, l'extension et la flexion produisaient l'allongement et le raccourcissement des membres, d'où résulte la progression du corps ou la marche.

Les *membres antérieurs* ou *thorachiques* sont formés de dix-neuf os, qui sont, pour chacun :

Le *scapulum* ou *omoplate*, forme la base de l'épaule. Il est situé à la partie antérieure et supérieure un peu latérale de la cavité thorachique, sur laquelle il est placé obliquement, de haut en bas et d'arrière en avant, de manière à occuper l'espace compris depuis les apophyses épinières qui forment le garrot, jusqu'à la partie antérieure du sternum. Il ne s'articule pas directement ni immédiatement avec les os du tronc ni avec les côtes sur lesquelles il repose, et où l'on voit qu'il a besoin d'être fixé par d'autres moyens que ceux par lesquels les autres os du membre sont articulés avec lui et entre eux. En effet, sa jonction avec le corps se fait au moyen de plusieurs muscles, qui présentent des digitations fournissant des lames ligamenteuses, et qui, ainsi qu'une large et puissante main, fixent l'épaule sur le thorax. Le *scapulum* est garni à son extrémité supérieure très-large, d'une expansion ou prolongement cartilagineux, aplati, fournissant un large ligament qui l'attache aux apophyses du garrot.

La forme de cet os est aplatie, évasée en haut et fort rétrécie en bas, vers sa partie nommée *col*, où se termine l'*acromion*, ce qui le rend à peu près triangulaire. L'*acromion* est une forte éminence ou crête longitudinale qui partage l'étendue de l'os en deux grandes fosses inégales, distinguées en fosse *sus-acromienne* ou *antérieure*, et fosse *sous-acromienne* ou *postérieure*. L'*acromion* donne attache aux muscles fléchisseurs et extenseurs du bras.

L'extrémité inférieure du *scapulum* présente une cavité articulaire ronde, peu profonde, nommée *glénoïde*, pour recevoir l'éminence dite *tête* de l'*humérus*, avec lequel l'os de l'épaule s'articule *par genou*, afin de permettre au bras des mouvements latéraux et obliques. Nous rappelons que c'est au moyen du *ligament capsulaire* qui règne tout autour, que cette articulation est consolidée. Un peu au-dessus de cette articulation et antérieurement, le *scapulum* présente une autre éminence en pointe, nommée *coracoïde*, intéressante à signaler, par rapport surtout à l'attache qu'elle donne à un muscle très-important à connaître pour l'équitation, à cause du rôle actif et essentiel qu'il joue dans la fonction locomotive. Là, passe aussi, dans une coulisse profonde, un tendon fort essentiel (coraco-cubital) dont il sera parlé plus loin.

Dans le jeune âge, cette éminence *coracoïde* forme épiphyse; et, dans la vieillesse, le cartilage du *scapulum* s'ossifie en grande partie.

On désire, pour la bonne conformation de l'épaule, que le *scapulum*, dans sa position oblique, se rapproche autant que possible de la ligne horizontale, afin que l'angle qu'il forme avec l'humérus se rapproche aussi le plus possible de l'angle droit; disposition qui, donnant plus de puissance à l'action des muscles sur les rayons inférieurs, augmente l'énergie et l'étendue des mouvements de l'épaule et du bras.

L'*humérus* ou os *du bras*, est volumineux; sa forme est allongée, cylindrique, et il paraît comme tordu sur lui-même. Il est situé au-dessous du scapulum, avec lequel il s'articule par genou, au moyen d'une forte tête correspondant à la cavité glénoïde du scapulum, et d'un très-grand ligament capsulaire, dont nous avons fait mention plusieurs fois. Placé dans un sens contraire au rayon supérieur, c'est-à-dire, de haut en bas et d'avant en arrière, il forme avec lui un angle postérieur plus ou moins ouvert, occupé par les muscles olécraniens. Le sommet de cet angle, c'est-à-dire la jonction des deux os, forme, en avant, la pointe de l'épaule.

A la partie supérieure de l'*humérus*, en avant et un peu au-dessous de son articulation avec le scapulum, se présentent plusieurs grosses éminences inarticulaires pour l'attache des muscles et les passages de tendons ; elles prennent ensemble le nom de *trochiter* ; ce trochiter offre un sommet, une convexité et une crête. Un peu au-dessous de ces grosses éminences, on en trouve une plus petite nommée *trochin* ; elle donne attache à un muscle qui fait un peu tourner le bras. Entre ces deux éminences ou tubérosités, se trouve pratiquée une coulisse, divisée en deux gorges, pour le passage du tendon du muscle *coraco-cubital*, qui est fort à considérer dans cette partie, pour les accidents qui peuvent y survenir, et la solidité qu'il donne à l'articulation.

La partie inférieure de l'*humérus*, s'articulant avec le cubitus, présente deux fortes éminences articulaires, pour sa jonction avec ce dernier os. L'interne se nomme *épicondyle*, et l'externe *épitrochlée*. Elles sont séparées par une cavité ou fosse profonde, résultant de leur écartement, et où est reçue la partie de l'*apophyse olécrane* qui concourt à l'articulation cubito-humérale.

L'*humérus* a des mouvements en arrière en avant et sur les côtés, c'est-à-dire, de flexion, d'extension, d'adduction (qui rapproche du corps) et d'abduction (qui éloigne); mais ces derniers sont très-bornés, et c'est ce qui rend si difficile et si pénible, pour l'avant-main, les pas de côté ou mouvement d'*appuyer*.

N'oublions pas de mentionner que, dans le jeune âge, les éminences inarticulaires de l'*humérus* sont à l'état d'épiphyses, et combien le travail prématuré peut être dangereux et nuisible à la bonne conformation des parties essentielles dont il est la base.

Le *cubitus* ou *os de l'avant-bras*. C'est le premier qui se détache et s'isole du corps, pour commencer la colonne de support. Il s'articule, supérieurement, avec l'humérus, et inférieurement avec les os du genou; son centre, ou partie moyenne, est légèrement courbé en avant, disposition qui était nécessaire pour résister mieux aux flexions en arrière, que tendent à lui imprimer les puissances musculaires qui agissent, et le poids du corps qui gravite sur lui. A son extrémité supérieure, et en arrière de son articulation avec l'os du bras, se trouve une forte éminence ou appendice, nommée *apophyse olécrane*, qui forme la base du coude, et qui répond plus exactement au cubitus dans l'homme, que l'os dont nous nous occupons ici, dont le véritable analogue est le radius humain; mais nous nous conformons à la nomenclature la plus généralement adoptée en hippiatrique. Cette *apophyse olécrane* donne attache aux muscles extenseurs de l'avant-bras, et forme un bras de levier puissant, et en même temps un obstacle mécanique qui empêche la flexion en arrière du *cubitus*. On comprend, à la vue du membre qui nous occupe, qu'il ne pouvait avoir de solidité réelle pour le support de la machine, dans ses colonnes antérieures, sans un obstacle matériel et inflexible qui s'opposât à la flexion en arrière des avant-bras.

Faisons encore observer que, dans le jeune âge, l'*olécrane* n'est uni à l'os principal de l'avant-bras que par une couche intermédiaire de cartilage d'ossification, qui n'est soudé complétement qu'à l'âge adulte.

L'extrémité inférieure du *cubitus* repose sur les rangs ou assises des os du genou.

Les *os du genou* ou *carpiens*, qui correspondent au poignet ou *carpe*, dans l'homme, forment la base de ce qu'on nomme le genou dans le cheval. Ils sont au nombre de sept, dont six irréguliers, sont placés sur deux rangées ou assises, réunies ou liées entre elles par des cartilages d'incrustation, formant ainsi, par charnière parfaite, une articulation très-compliquée, destinée spécialement à annuler ou amortir les secousses et les réactions de la marche, qui sans les précautions de ce genre qu'a pris la nature, et

que nous avons constatées, auraient offensé les viscères de la poitrine, située directement sous les
membres antérieurs. Le septième os du genou,
nommé *sucarpien*, par rapport à sa position sur les
autres et *os crochu* à cause de sa forme, est placé
postérieurement près du bord externe de l'articulation. Son usage est de former, dans sa partie évidée,
une coulisse où viennent passer des tendons, et de
donner attache à d'autres, qu'il éloigne ainsi de toute
sa hauteur du centre de l'articulation, pour augmenter la puissance de leur action. Sa hauteur établit,
à l'*extérieur*, la largeur du canon et du tendon; et
c'est quand cette hauteur est peu prononcée, que le
tendon est dit *failli*, et que le membre est dit *grêle*
ou faible.

L'articulation supérieure *des os du genou* avec le
cubitus, et celle inférieure avec l'*os du canon* ou
métacarpien, est consolidée par de forts ligaments
latéraux, courts, épais, et qui ne permettent aux os
du genou que des mouvements bornés. Nous avons
vu que le cubitus n'avait ses mouvements de flexion
qu'en avant, et que ceux de flexion en arrière lui
étaient impossibles : par un contraste nécessaire à la
progression de la machine comme à la solidité du
membre, l'articulation du genou ne peut se fléchir
qu'en arrière, et la flexion en avant lui est impossible.

L'*os du canon* ou *grand métacarpien*, long, un
peu aplati d'avant en arrière, et qui continue la

colonne verticale que forme le membre depuis l'humérus, s'étend depuis les os du genou, avec lesquels
il s'articule, comme nous venons de le dire, jusqu'à
l'*os du paturon*, où, par son articulation avec celui-
ci, il concourt à former le *boulet*, dont nous nous
occuperons spécialement plus tard L'*os du canon*
n'a que des mouvements de flexion en arrière sur
l'avant-bras avec lequel il forme, au moment du lever du membre, un angle articulaire postérieur,
dont le genou est le sommet. L'ouverture de cet
angle produit le redressement du membre, au moment du poser et de l'appui du pied sur le sol.

En arrière du *canon*, et de chaque côté de sa
face postérieure, se trouvent les *péronés* ou *petits
métacarpiens*. Ils s'attachent, près de l'articulation
du genou, par une tête, qui elle-même donne attache à des tendons, et concourent à donner plus de
largeur à la surface articulaire du canon qui supporte la dernière assise des os carpiens. Ces deux
petits os rudimentaires vont en s'amincissant, se
terminer par un petit bouton à la partie moyenne
inférieure du canon. L'intervalle qui existe entre
eux forme une coulisse où passe un tendon et un ligament fort important, dont nous parlerons au chapitre de la miologie, en examinant les muscles qui
font mouvoir ces parties. Le bouton par lequel se
terminent les *péronés*, est très-apparent et pal-
pable à l'extérieur, entre le canon et le tendon,
dans les races de chevaux distinguées, dont les ex-

trémités sont sèches et dégarnies de longs poils. On ne doit pas les confondre avec des *suros*.

Les *sésamoïdes* sont de petits os courts, plutôt trapézoïdes qu'arrondis, irrégulièrement carrés, situés à la face postérieure de l'articulation du canon avec le paturon, et fixés l'un contre l'autre par de très-forts ligaments. Leurs fonctions sont fort importantes; ainsi attachés, ces osselets forment une coulisse profonde dans laquelle passent, glissent et sont maintenus les tendons des muscles fléchisseurs du pied, qu'à l'instar d'une poulie de renvoi ils éloignent de l'articulation pour augmenter la force de leur action; ils complètent en outre la grande cavité articulaire du paturon dans laquelle les condyles du canon sont reçus.

L'os du paturon ou *premier phalangien* (1), par son articulation supérieure avec le canon, à laquelle se réunissent les sésamoïdes comme nous venons de le voir, forme le *boulet*, partie du membre très-im-

---

(1) Cet os a été nommé *paturon*, parce que c'est à la partie des membres qu'il forme que l'on a l'habitude de mettre des *entraves* aux chevaux, pour les faire *paître* ; et que dans beaucoup de localités, on donne le nom de *paturon* à l'entrave elle-même. C'est, pour le dire en passant, un usage très-pernicieux surtout quand on le pratique sur de jeunes animaux ; parce qu'il

portante , à laquelle nous nous arrêterons amplement dans l'extérieur. Cette articulation très-compliquée et soumise à des tiraillements continuels et violents, est, conséquemment, sujette à de fréquents et graves accidents, tels qu'*efforts de boulet*, *entorse* ou *mémarchure*, *exostoses*, *mollettes*, etc. etc., provenant, soit de la distension des ligaments et tendons, cependant très-résistants de ces parties, soit de la dilatation de la capsule synoviale qui l'enveloppe, soit du déchirement du périoste.

Le *paturon* ne suit pas la direction verticale du cubitus et du canon ; il est dirigé obliquement d'arrière en avant, et forme, 1° un angle antérieur avec le canon, et 2° un angle postérieur avec le sol ; angles plus ou moins ouverts ou fermés, suivant la longueur de ce rayon articulaire et son degré d'inclinaison : trop long il devient une cause de faiblesse, parce que son excès de longueur produit nécessairement son excès d'inclinaison ; les deux angles sont

---

prive les épaules de leurs mouvements, et qu'il astreint l'animal à de continuels efforts du rein et des jarrets, pour se transporter d'un lieu à un autre, afin de choisir sa pâture ; ce qui use ces parties en proportion de la multiplicité de ces mêmes efforts, tandis que les épaules, privées de la faculté de se mouvoir, s'engourdissent, et ne prennent ni développement ni force.

très-fermés, le boulet près de terre, le *paturon* se
trouvant dans une position très-rapprochée de l'horizontale, a besoin d'être soutenu par des efforts violents et continuels des puissances musculaires, dont
les tiraillements distendent et usent plus promptement les cordes tendineuses et ligamenteuses qui
tiennent ces parties en suspens ; de là, les distensions
de la capsule avec les mollettes, et les déchirements
du périoste près de l'articulation avec les suros, etc.
Quand, au contraire, le *paturon* est court, c'est une
condition de solidité ; il se rapproche alors davantage de la direction verticale des rayons supérieurs,
les angles sont très-ouverts et le *boulet* loin de terre ;
les abouts articulaires portant plus d'aplomb l'un
sur l'autre, et offrant davantage de surface en contact, les ligaments et les tendons ont moins à souf-
frir pour soutenir l'articulation. Cette disposition résulte toujours de la brièveté de *l'os du paturon* ;
mais il en résulte aussi, que ces mêmes rayons articulaires recevant plus directement le choc produit
par les foulées du pied sur le sol, le cheval a des réactions plus dûres. C'est pourquoi il est généralement si juste de conclure qu'un cheval qui a le *trot
dûr* est plus solide que celui qui a les allures douces.
Cette remarque admet cependant des exceptions, car
d'autres causes que celle-là concourent encore à
adoucir les réactions ou à les rendre dûres. C'est
ce que nous verrons dans la description de l'extérieur.

L'os de la couronne ou *deuxième phalangien* est très-court, presque carré resséré très-étroitement entre le paturon, dont il suit la direction en s'articulant supérieurement avec lui et *l'os du pied*, auquel il s'articule inférieurement ; cette situation resserrée le rend dit-on, sujet à se fracturer ; mais ce cas est très-rare. L'*os de la couronne* se fléchit légèrement en arrière sur le paturon dans le lever du pied, et un peu en avant, au moment où le pied pose à terre et reçoit le poids de la masse ; ces mouvements sont peu visibles à l'extérieur, et se passent pour ainsi dire, dans l'intérieur du pied ou sabot.

L'os du pied ou *troisième phalangien*, forme la base du pied. Contenu dans le pied lui-même, c'est-à-dire dans le *sabot*, il en a la forme. Il s'articule par charnière parfaite avec l'os de la couronne, sur lequel il a des mouvements de flexions très-obscurs, et d'ailleurs insensibles à l'extérieur, enveloppé entièrement qu'il est par la corne. Il est percé et comme criblé d'une multitude de porosités et de trous, pour le passage des innombrables vaisseaux chargés du travail de formation de la corne, sorte de liens qui l'unissent au sabot d'une manière très-intime et serrée. De forme semi-lunaire, cet os se distingue des autres phalangiens, non-seulement par sa forme, mais encore par son organisation et sa texture particulière, que nous analyserons plus complétement à l'article spécial que nous consacrerons à l'étude du pied et de la ferrure. Il est pourvu de deux prolongements cartilagineux sur ses côtés postérieurs.

L'os *naviculaire*, ou *petit sésamoïde* ou *petit pied*, est un osselet situé à la face plantaire du pied, tout à fait au-dessous et un peu postérieurement; il a un peu la forme d'une navette, d'où lui vient son premier nom, est placé transversalement et concourt à compléter l'articulation des deuxième et troisième phalangiens. Son usage, ainsi que celui de tous ces petits os ajoutés au rayons articulaires, est d'abord de donner attache à des tendons et à des ligaments, et ensuite, en servant de petites poulies de renvoi, de les éloigner du centre des articulations, pour augmenter leur force. Celui-ci donne attache au tendon fléchisseur du pied nommé *profond* ou *perforant*.

Considérations générales sur les os des membres antérieurs.

Les membres antérieurs étant spécialement destinés, dans leurs fonctions de supports de la machine, à recevoir le poids du corps pendant sa progression, et à en arrêter ou modérer l'impulsion en se portant en avant comme des arcs-boutants, ainsi qu'on le voit manifestement dans une descente ou dans l'arrêt à une allure rapide, ils avaient besoin pour remplir convenablement cette destination, d'une grande solidité; et c'est ce que la nature a eu en vue dans leur construction, en leur donnant, depuis le point où ils se détachent du corps, la direction verticale que nous avons remarquée dans leurs principaux rayons. Sans la parfaite verticalité de cette partie, qui constitue les *aplombs à l'extérieur*, il n'y a point ou peu de solidité à attendre des membres de devant, et par conséquent, point de sûreté dans la marche, ni de sécurité pour l'homme dans le service du cheval de selle. Or, toute cause qui tend à détruire cette verticalité doit être soigneusement évitée; la plus funeste est toujours le travail prématuré, ainsi que les efforts disproportionnés à la résistance des os. Nous avons dit les effets désastreux que les tiraillements des muscles et les chocs violents des abouts articulaires les uns sur les autres produisent dans les jeunes chevaux soumis à des travaux forcés, avant l'entier achèvement de l'organisation osseuse : remarquons encore ici, que le cubitus, os de l'avant-bras, le plus essentiel de tous les rayons articulaires verticaux ayant déjà naturellement une courbure assez prononcée en avant, à sa partie moyenne, en prendra immanquablement une de plus en plus forte, qui la jettera hors de sa ligne d'aplomb, s'il est soumis à des efforts violents avant qu'il n'ait acquis toute sa consistance et sa solidité. Les os du genou sont, dans le même cas, encore plus sujets que tous les autres à ressentir ces fâcheux effets, par leur position au milieu du mem-

bre qui leur fait ressentir violemment le contre-coup
des chocs; par leur disposition entre eux, leur forme,
leur petitesse, leur fragilité, et surtout par les cartilages qui les unissent et les entourent de toute part,
cartilages nécessairement très-mous et friables dans le
jeune âge.

Os des membres postérieurs.

Après le *coxal*, dont nous avons fait la description, et qui doit être considéré, quoique compris
dans la classification des os du *tronc*, comme répondant aux scapulums des membres antérieurs, se
présentent les os qui forment les membres postérieurs ou abdominaux. Ils sont généralement plus
gros, plus développés, plus forts que ceux des membres antérieurs, et cela est encore selon les règles
de la mécanique : les membres postérieurs étant
plus spécialement chargés de la propulsion de la
masse en avant, il fallait que les muscles nombreux
et puissants qui effectuent cette propulsion ou pro-
jection, eussent des leviers proportionnés à l'action
puissante qu'ils doivent exercer. De là la grosseur,
la longueur et la force des os des membres postérieurs.

Le *fémur* ou *os de la cuisse*, est le premier qui se
présente à notre examen. C'est un os long, cylin-

droïde, le plus fort et le plus lourd de tout le squelette. Il s'articule par genou à la partie moyenne
latérale et inférieure du coxal, dans cette cavité
nommée *cotyloïde*, où nous avons vu se réunir et
se souder ensemble, les trois parties ou régions osseuses qui composent chaque côté de ce dernier os,
base de la croupe et des hanches. L'éminence articulaire du *fémur* qui se joint à cette cavité, est en
rapport de forme avec elle ; elle est ronde et se
nomme *tête* ; elle est maintenue et affermie dans sa
position par trois ligaments dont le plus gros, le
plus fort et le principal, nommé *ligament rond*, occupe le milieu de l'articulation, et s'implante au fond
de la cavité cotyloïde, et dans une petite fosse raboteuse que présente la *tête du fémur*. L'un des deux
autres ligaments s'insère au bord abdominal du pubis ; le dernier est un ligament capsulaire lâche et
étendu. Ce mode d'articulation permet au fémur,
base de la cuisse, des mouvements en tous sens fort
libres et étendus, tout en faisant de cette articulation l'une des plus solides de la machine animale.
Il arrive cependant quelquefois que le *ligament
rond* éprouve une distension, par suite d'efforts extrêmement violents. Cet accident est un des plus
graves qui puissent arriver au cheval, et il est rare
qu'il ne laisse pas des suites dont l'animal se ressent
toute sa vie. On lui a donné, assez improprement,
le nom d'*effort de hanche*. Il serait mieux nommé
effort de la cuisse.

Le *fémur* présente, en arrière de son articulation avec le coxal, une forte éminence inarticulaire, nommée le *trochanter* (1). C'est à cette grosse éminence, véritable bras de levier, que viennent s'attacher les muscles puissants qui, partant de la région *iliale* du coxal, opèrent l'extension en arrière de la cuisse. Un peu plus bas, à la partie moyenne supérieure du *fémur*, et un peu latéralement, se trouve une autre éminence plus petite. nommée *trochantin*. Elle donne attache aux muscles qui opèrent les mouvements de rotation du fémur sur son axe.

Incliné de haut en bas et d'arrière en avant, c'est-à-dire dans un sens contraire à l'humérus des membres antérieurs, auquel il correspond, le *fémur* forme avec le coxal, qui lui même est dirigé en sens contraire des scapulums, ses correspondants de devant, un angle antérieur plus ou moins ouvert, selon l'horizontalité ou l'obliquité de ce même coxal.

Le *fémur* présente à sa partie inférieure, deux forts condyles, pour son articulation avec le *tibia*, et, en avant des condyles, une éminence avec une sur-

---

(1) Il répond au *trochiter* de l'humérus, dans les membres antérieurs, comme le *trochantin* répond au *trochin*. (Prononcez *troquenter* et *troquantin*).

face articulaire aplatie, pour l'articulation par coulisse de la *rotule*. Cet os de la *rotule*, court, épais, est fixé par trois forts ligaments au *tibia*, et par deux plus petits au *fémur*; il glisse sur la surface articulaire de l'éminence antérieure, qui, pour empêcher la luxation de la *rotule*, en dedans, présente à son bord interne une forte protubérance. La *rotule* agit par pression sur la partie inférieure du *fémur* et sur toute l'articulation fémoro-tibiale : elle forme la base du grasset.

Les extrémités du *fémur*, hérissées de grosses éminences inarticulaires, présentent, dans le jeune âge, des épiphyses dont la soudure est précoce, pour pouvoir satisfaire au besoin de mouvements du jeune animal. Le *fémur* éprouve dans la vieillesse des modifications et des altérations; le corps de l'os se déprime sensiblement.

Le *tibia*, ou *os de la jambe*, est le plus long des rayons articulaires des membres postérieurs. Il présente trois faces à son extrémité supérieure ou fémorale, qui est triangulaire. Nous avons dit que son articulation avec le fémur se consolidait au moyen de cartilages d'incrustation, formant des cavités artificielles, pour suppléer à celles des abouts articulaires, qui, dans cette région, n'offrent que des éminences et point de cavités.

Le *tibia* correspond au cubitus ou os de l'avant-bras des membres antérieurs; mais au lieu d'être placé verticalement comme son correspondant de

devant, il est incliné d'avant en arrière, de manière
à former avec le fémur un angle postérieur, dont le
sommet est à la rotule, et dont le redressement, par
l'action des muscles fessiers et rotuliens, a pour
effet la chasse ou progression de la masse du corps
en avant.

Par son extrémité inférieure le *tibia* s'articule
avec les *os du jarret* ou *tarciens*, au moyen d'une
double éminence articulaire, formant une double
trochlée, l'une interne et l'autre externe, qui s'em-
boîte avec *la poulie du jarret* d'une manière extrêmement solide : la trochlée interne, très-apparente à l'*extérieur*, forme une protubérance arrondie qui est le siége d'une exostose nommée *courbe*,
dont certains chevaux sont atteints, et dont nous
nous occuperons plus loin.

Le *péroné* est un os rudimentaire, répondant à
l'os du même nom, qui forme, en partie, la jambe
de l'homme, il est situé en appendice dans le cheval,
à la partie latérale externe et supérieure du *tibia*.
Son usage est de donner attache à des muscles. Sa
partie supérieure, beaucoup plus grosse que l'inférieure, présente une tête plate; sa partie inférieure se termine en pointe vers la partie moyenne
du *tibia*; de là, un ligament le joint médiatement
au jarret. Il n'est point apparent à l'*extérieur*.

Les *os du jarret* ou *tarciens*, correspondent aux
os du genou ou *carpiens* des membres antérieurs.
Ils sont au nombre de six, dont le plus gros et le

plus saillant est le *calcanéum*. Celui-ci est situé à
la partie postérieure du jarret, duquel il détermine
la largeur, par son plus ou moins de longueur, et
par son écartement ou son rapprochement du tibia,
ce qui augmente ou diminue sa puissance comme
bras de levier, emploi qu'il remplit principalement
dans cette articulation. Il forme à sa base, près de
son articulation avec les *os aplatis* du jarret, une
coulisse où passe le tendon nommé *perforant*, qui
est le similaire de celui des membres antérieurs. A
son extrémité supérieure, formant la pointe du jarret, passent et s'attachent les tendons fournis par
les muscles de la jambe et qui opèrent la détente du
jarret et l'extension du membre en arrière; détente
et extension plus ou moins prompte et énergique,
selon qu'elle a lieu pour l'action du saut, de la
ruade, de la course ou de la simple progression en
avant.

Le *calcanéum* s'articule avec le tibia et les os aplatis, par un mode analogue à celui par lequel l'o-
lécrane s'articule avec l'humérus. Il se joint aussi
avec l'*os de la poulie*, situé entre lui, le tibia et les
os aplatis; ces derniers au nombre de quatre.

L'*os de la poulie*, ou plus techniquement, *l'astragale*, situé immédiatement au-dessous du tibia, un
peu en avant du calcanéum, et borné inférieurement par les os aplatis, est un os très-irrégulier,
garni d'éminences et de cavités diverses, qui lui
donnent de la ressemblance avec l'instrument de

mécanique dont il porte le nom ; son usage, qui est aussi en rapport avec celui de cette machine, est de faciliter le jeu, le *roulement* des parties qui forment cette articulation compliquée ; jeu et roulement d'où doivent résulter des mouvements rapides et étendus.

Les quatre autres os *tarciens*, dits *aplatis* ou *plats* ou *irréguliers*, complètent l'articulation du jarret, en s'unissant inférieurement avec l'*os du canon*. Ils sont placés sur deux *rangées*, l'une *antérieure* et l'autre *postérieure*. Les deux os postérieurs sont plus irréguliers que ceux de la *rangée antérieure* ; la forme de ceux-ci et plus réellement aplatie. Ils s'articulent entre eux, avec le *calcanéum*, l'*os de la poulie* et le *canon*. L'arrangement et la composition si complexes de cette articulation a pour but, en outre de la facilité et de la force de mouvement, d'adoucir, pour les viscères du bassin et de l'abdomen, ainsi que l'articulation du genou pour les viscères de la poitrine, la dûreté des réactions de la marche.

Tous ces os *tarciens* sont joints, tant entre eux qu'avec les os contigus, par des cartilages d'incrustation, par des ligaments capsulaires, latéraux et interarticulaires, et ont nécessairement un nombre considérable d'éminences épiphyses dans le jeune âge ; cela, joint à ce que le jarret est le centre des mouvements des rayons articulaires supérieurs sur les inférieurs, ou de ceux-ci sur les supérieurs, selon les positions, les attitudes ou les actions du corps ; cela, disons-nous, rend cette partie essentielle du membre postérieur très-délicate et susceptible d'accidents et de tares, dont la nomenclature est vraiment désespérante (1), et dont nous nous occuperons plus tard.

L'*os du canon* est semblable à son homonyme et correspondant des membres antérieurs, mais un peu plus long et un peu plus arrondi ; et au lieu d'être vertical comme l'autre, il se dirige un peu obliquement de haut en bas et d'arrière en avant, de manière à être mieux disposé pour la propulsion. Il a des mouvements de flexion en avant sur le tibia, et d'extension sur le même os et sur le jarret.

Les *péronés*, les *sésamoïdes*, l'*os du paturon*, l'*os de la couronne* et le *naviculaire*, sont en tous points semblables à ceux des membres antérieurs, disposés, articulés de même, et ayant les mêmes usages.

L'*os du pied*, semblable aussi à celui du devant, présente cependant cette différence que, au lieu

---

(1) Le jarret est menacé par : les *éparvins*, distingués en *éparvins secs*, *éparvins calleux*, *éparvins de bœuf* ; par la *courbe*, le *jarde*, le *jardon*, l'*enkilose complète* ; par les *capelets* ou *passe-campagne*, les *vissigonds*, les *varices*, les *solandres*, l'*hydropisie du jarret*, etc.

d'être rond ou demi-lunaire à sa partie antérieure,
comme lui, il est presque pointu. Cette disposition
à laquelle le sabot du pied participe, a un but qui se
rapporte à la destination générale des membres postérieurs, qui est la propulsion de la masse du corps
en avant : la forme aigue des pieds de derrière, leur
donne en effet plus d'action sur le sol, qu'ils incisent, en quelque sorte, afin de s'y cramponner et y
prendre un point d'appui, qu'ils procurent ainsi à
toutes les puissances contribuant à la propulsion.

Considérations générales sur les os des membres postérieurs.

En examinant successivement les rayons articulaires des membres postérieurs, nous avons vu qu'ils
sont tous dirigés dans un sens contraire à leurs correspondants des membres antérieurs, de manière à
former, jusqu'à terre, une succession non interrompue d'angles opposés, par conséquent, à ceux que
forment ces mêmes correspondants; opposition et
contraste qui se reproduisent dans l'ouverture et la
fermeture de ces mêmes angles.

C'est dans l'intérêt de la locomotion et du mouvement que la nature a formé, dans les membres postérieurs, cette combinaison d'angles, dont l'ouverture ou l'extension, ayant toujours le sol pour point

d'appui, agit sur la masse du corps, placée antérieurement et supérieurement, et la projette continuellement en avant.

Ainsi, dans les membres antérieurs : solidité mécanique, due à la verticalité des rayons articulaires
principaux, et destinée à recevoir et soutenir le poids
de la masse poussée en avant, à en modérer ou arrêter l'impulsion qui, sans un soutien solide, eut rendu
la chute du corps imminente. Dans les membres postérieurs : force de percussion, de chasse, de projec-
tion, donnée par la largeur, la multiplicité des
angles, résultant de l'obliquité des rayons articulaires dans un sens différent ou opposé à ceux de
devant. Partout mêmes soins de la nature dans l'arrangement des articulations pour l'adoucissement
ou l'annulation de l'effet des chocs et des réactions
provenant des mouvements répétés et violents, afin
d'en garantir les viscères et autres organes, auxquels
ces effets immédiats ou directs eussent été pernicieux ou funestes.

Quand nous étudierons les puissances musculaires
qui font agir ces appareils et cet ensemble d'instruments, nous les verrons toujours organisés, disposés
et agencés dans le sens de ces dispositions, et selon
cette loi de propulsion.

CHAPITRE III.

Description des organes actifs de la locomotion.

MIOLOGIE.

Des muscles et de leurs effets.

Si, par tout ce que nous avons dit précédemment
sur les os et leur organisation, sur les changements
qu'ils éprouvent par suite de l'âge, sur les altérations et les affections qu'ils peuvent subir, quand
ils n'ont pas acquis leur entier complément, le danger de faire exécuter des travaux de force à un animal trop jeune nous a été démontré ; si l'examen des
articulations et celle du squelette nous a fait connaître le jeu possible des membres dans les mouve-

ments de locomotion, l'étude des muscles qui font mouvoir ces agents purement passifs, étude qui se présente immédiatement après celle-là, va nous donner la théorie de ces mouvements, et nous en faire apprécier l'étendue et l'énergie.

Cette étude des muscles, dont nous avons déjà donné les *généralités* dans le premier chapitre, est plus difficile et plus complexe que celle des os, ces organes présentant des caractères beaucoup moins déterminés que ces derniers, et leurs usages particuliers étant moins saisissables ; ensuite parce qu'ils sont bien plus nombreux, que plusieurs d'entre eux en agissant simultanément, concourent, dans certains cas, à opérer un seul et même mouvement, tandis que dans d'autres cas, leur contraction, successive ou partielle en produisent de différents et même entièrement opposés. Mais nos précédentes études et le raisonnement viendront à notre secours ; et en consultant la position et le genre d'articulation des os, nous verrons les mouvements qu'ils sont susceptibles de pouvoir exécuter, pour en inférer l'action des muscles, mouvements au-delà desquels cette action ne peut s'étendre. Ainsi l'étude et la description que nous avons déjà faites du squelette, nous guideront dans le détail que nous allons faire des muscles, puisque la direction et la mesure des mouvements que ceux-ci peuvent faire exécuter, se trouvent données par la faculté mobile des rayons articulaires. Il y a cependant des muscles qui sont

très éloignés des rayons articulaires sur lesquels
ils agissent, et qui ne semblent pas situés dans la direction des mouvements qu'ils produisent; dans ce
cas, nous verrons leurs tendons, passant dans des
gouttières ou des coulisses, où ils sont maintenus
par des brides ligamenteuses, se diriger plus ou
moins obliquement vers cette direction; ou bien
nous trouverons d'autres muscles chargés d'aider et
de régulariser les effets de l'action des premiers.

Les muscles, avons-nous dit, sont très-nombreux; dans le cheval, il ne le sont guère moins que
dans l'homme, qui en a trois ou quatre cents; mais
nous ne décrirons que les plus essentiels, apparents
sur l'écorché, et servant à la locomotion; et parmi
ces derniers, nous nous arrêterons plus particulièrement sur ceux qui sont chargés d'opérer les mouvements les plus difficiles, c'est-à-dire, ceux qui
exigent le plus de force; tels sont en général, les
fléchisseurs et extenseurs des membres.

Tous les muscles ont reçu d'abord une dénomination collective, indiquant la région où ils sont situés
ou celle qu'ils font agir; puis chacun d'eux a un nom
particulier, soit tiré de ses usages, soit indiquant
les parties osseuses auxquelles ils prennent leur origine et leur insertion. Leurs formes comme leurs
volumes sont très-variables et relatives à la force
dont ils ont besoin pour leurs fonctions; gros et généralement courts, quand ils doivent opérer des
mouvements violents et mouvoir des parties volu-

mineuses et pesantes; longs, grêles, aplatis ou disposés en membranes, etc., quand leur action doit
produire des mouvements ayant plus d'étendue que
d'intensité. En règle générale, partout où existent
des leviers, c'est-à-dire des os très-gros, se trouvent
aussi des muscles très - puissants, gros et charnus;
quand au contraire, les os sont petits, menus et
frêles et peu résistants, les muscles sont minces,
peu développés et peu puissants (1).

Si, comme le dit Richerant, les muscles avaient été
exactement parallèles aux os, ils n'auraient pu les
mouvoir en aucun sens que fort difficilement; aussi, pour rompre ou corriger ce parallélisme, au-

---

(1) M. A. Richard, dans l'ouvrage que nous avons déjà cité,
fait (P. 64 et 65) une observation neuve et fort juste, sur la
puissance proportionnelle des muscles comparée à la puissance
des os qui forment les bras du levier : « Leur puissance (des
muscles) dit-il, est subordonnée à la nature de la résistance, de
manière à être toujours vaincue par une force relativement trop
grande pour qu'il n'y ait pas de rupture de levier dans l'action.
C'est là ce qui constitue l'admirable harmonie de toutes les
pièces de la locomotive animée. La quantité de puissance à dépenser y est toujours subordonnée à la quantité de résistance à
vaincre. Sans cette admirable prévoyance de la nature, la vie
eût été à chaque instant troublée par des accidents qui auraient
été la conséquence d'un calcul malheureux. Supposons en effet

tant qu'il était possible, la nature a-t-elle écarté, comme nous l'avons vu en étudiant le système osseux, les muscles ou les tendons de la ligne moyenne de direction des os, de manière à ouvrir, à agrandir les angles sous lesquels les muscles et les tendons s'insèrent à ces derniers, soit en plaçant sur leur trajet des appendices d'os qui en changent la direction, comme nous avons vu que le font la rotule, les sésamoïdes, etc., soit que, pour produire le même effet, elle ait donné plus de volume aux extrémités articulaires des os qu'à leur partie moyenne. Nous avons cru devoir rappeler ici cette loi de la mécanique animale, avant de passer aux descriptions.

---

un levier qui remplit parfaitement ses fonctions avec une force comme quatre, par exemple; si vous lui adaptez une puissance comme huit et une résistance pareille, il sera nécessairement rompu : il fallait donc que sa force fût supérieure à celle de la puissance comme à la quantité de résistance à vaincre pour agir avec succès; eh bien ! c'est ce qui arrive toujours dans l'organisation animale : la force d'un muscle est inférieure à celle de l'os; quand la résistance est trop grande, la fracture n'est pas à craindre, parce que le jeu du levier ne peut s'opérer par suite de l'insuffisance de l'action musculaire. Si on remarque des exceptions à cette règle établie par la nature, elles sont heureusement fort rares quand les maladies du système osseux ne les favorise pas. »

Les muscles sont *simples* ou *composés*. Les *simples* sont ceux qui, par la composition uniforme du faisceau de fibres rouges qui les forment, et par la direction de ces mêmes fibres, opèrent une seule sorte de mouvements, et dans lesquels on ne trouve aucune interposition tendineuse ou aponévrotique. Dans les *composés*, la fibre rouge ou contractile est divisée par les intersections tendineuses qui séparent le muscle en plusieurs faisceaux, susceptibles, par leurs contractions simultanées ou successives, de produire un seul et même mouvement ou des mouvements partiels.

Presque tous les muscles sont *pairs*, et sont situés de chaque côté du plan médian du corps. les muscles impairs sont situés dans l'intérieur; ils sont pour nous d'un intérêt secondaire, excepté le *diaphragme*, le *cœur*, l'*estomac*, etc., qui sont aussi des muscles *involontaires* et des organes indispensables à la vie.

Muscles sous-cutanés ou peauciers.

Ces muscles tirent leur nom de leur situation sous la peau ou *tissu cutané*; ils sont peu nombreux, et forment comme des expansions membraniformes fortement adhérentes à la peau, qu'ils font mouvoir quand l'animal veut chasser les insectes qui l'in-

commodent, ou lorsqu'il sent les approches d'un
corps étranger qui excite sa sensibilité. Ce sont eux
qui produisent ces crispations et ces frémissements
de la peau que l'on remarque aux ars et aux parties
latérales du corps, depuis le coude jusqu'aux flancs.
Ces mouvements de la peau ne sont bien sensibles
que dans ces parties ; la tête, l'encolure, le dos et la
croupe, étant protégés contre les attaques des insectes, par une peau très-épaisse, des poils très-
serrés ou par les crins ondoyans de la queue, de
l'encolure et du toupet, avaient moins besoin que
le thorax et l'abdomen d'être doués de ce moyen
de défense.

Les *muscles sous-cutanés* ont constamment et invariablement leur origine aux côtes, et leur insertion à la peau ; outre les fonctions dont nous venons
de parler ; ils ont encore pour usage essentiel d'agir
à l'instar des aponévroses, en resserrant les autres
muscles situés sous eux, et d'augmenter ainsi leur
force de contraction, en augmentant la cohésion et
l'adhérence de leurs fibres.

Muscles de la tête.

Ils sont très-nombreux ; mais peu sont importants

à connaître; à part ceux des yeux, que nous étudierons dans un article spécial sur l'organe de la vue, et sans nous arrêter à ceux des oreilles et de la bouche, nous nous occuperons un instant de ceux des mâchoires.

Le *masséter* [1], muscle pair, occupe la partie aplatie des joues, depuis les bords de la ganache jusqu'à l'os zigomatique, ce qui, dans la nouvelle nomenclature des muscles basée sur leur origine et leur insertion, lui a fait donner le nom de *zigomato-maxillaire*. Ce muscle court, tendineux et puissant, est l'agent principal de la mastication, dont les mouvements violents et répétés avaient besoin d'un moteur d'une grande force, pour pouvoir inciser, diviser et broyer les aliments.

Le *crotophite* ou *temporo-maxillaire* [2] occupe et remplit la fosse temporale, et s'étend jusqu'au pariétal; il correspond ou aboutit à la partie supérieure et arrondie du front; moins large et moins épais que le précédent, plus court que lui et aussi tendineux, ce muscle, en concourant à la même fonction, participe aussi à la force et à la puissance de son congénère. C'est lui qui, en élevant la mâchoire postérieure, la rapproche de l'antérieure, et qui, en la portant en arrière et de côté, lui fait opérer ce *mouvement de ciseaux* ou de glissement des dents les unes sur les autres; mouvement nécessaire à l'action de couper l'herbe ou d'autres aliments et de les broyer ensuite sous les molaires (1).

Les *muscles des lèvres*, communément nommés muscles *grimaciers*, sont autour et latéralement des os des mâchoires, où ils se croisent de chaque côté de la tête, en forme d'une X long. Le développement et la saillie de ces muscles, leur fermeté et leur contractilité, donnent beaucoup de physionomie au cheval, rendent la tête carrée et expressive, et dilatent largement les naseaux ; ce qui est toujours d'un bon augure et un pronostic d'énergie, indi-

---

(1) On a attribué, dans ces derniers temps, et notamment dans le *Cours d'Hippologie*, qui a remplacé le *Cours d'équitation militaire* à l'Ecole de cavalerie, une grande influence à *l'assouplissement des muscles des mâchoires ;* et je crois qu'à cet égard on est tombé dans l'exagération. L'assouplissement (puisque assouplissement il y a) des muscles, ne peut être donné que par l'exercice de la faculté même ; or, y a-t-il, dans tout le système musculaire, des muscles plus constamment et plus naturellement exercés dès le plus jeune âge, que ceux qui servent à la mastication? Je ne le pense pas. Les muscles des mâchoires doivent donc être bien libres dans leurs contractions et leurs relâchements, par conséquent bien *souples* par eux-mêmes ; et la preuve en est précisément dans leur énorme puissance relative et spéciale. Je ne crois d'ailleurs nullement à l'influence d'un prétendu *assouplissement des muscles des mâ-*

quant, dans tous les cas, le développement général du système musculaire. Le *muscle labial* de la mâchoire postérieure, forme, à l'extérieur, la houppe charnue du menton.

Les muscles des oreilles sont situés autour de la base de la conque. C'est une erreur de croire que l'on corrigera le défaut des *oreilles pendantes*, par la section de leurs *muscles abaisseurs*; ce défaut venant bien plutôt de la longueur ou de l'empâtement des oreilles, qui déterminent leur pesanteur spécifique, que de la faiblesse de leurs *muscles releveurs*.

---

choires sur tout le système musculaire de la locomotion, d'abord parce qu'ils n'ont aucune connexion, aucune ontinuité d'action avec les muscles locomoteurs, dont ils sont parfaitement indépendants, et réciproquement. *Assouplissement des musc'es*, au reste, est une sorte de logomachie. Ce qui a besoin d'être assouplis, ce sont les articulations, les ligaments qui les fixent, les capsules synoviales, les cartilages et autres tissus blancs non contractiles qui les entourent et les consolident ; c'est surtout le jeu, le frottement des abouts articulaires les uns sur les autres, qui doivent avoir lieu avec étendue et liberté, qui ont besoin de glisser, de rouler, de jouer avec facilité et souplesse, par l'action des muscles, qui sont toujours assez souples quand ils sont forts, bien nourris et exercés. Nous reviendrons sur cette question dans la partie de cette étude qui traite de l'*emploi* du cheval.

Muscles de l'encolure.

On distingue, dans cette région, deux et même trois sortes de mucles. 1° Les *intervertébraux*, qui s'attachent immédiatement aux vertèbres, se joignant et s'appuyant les uns sur les autres, soit pour opérer les mouvements de chaque vertèbres l'une sur l'autre, soit pour fixer, momentanément par leur contraction simultanée, la région cervicale, comme une verge inflexible, lorsque celle-ci devient le point d'appui des muscles qui font mouvoir les membres antérieurs, dont plusieurs ont leur attache à l'encolure. 2° Les muscles *releveurs* et *abaisseurs* propres de l'encolure, qui en constituent les parties supérieures et inférieures ; et 3° les muscles *releveurs de l'épaule et du bras*, qui en sont les *extenseurs*, et qui concourent également, soit au soutien de l'encolure ou à son élévation, soit à sa flexion de côté. Ces muscles occupent les parties latérales de l'encolure ; l'un d'eux, le *releveur propre de l'épaule*, est même placé supérieurement. Ils forment avec les *releveurs* et les *abaisseurs* de l'encolure, toute la masse charnue qui constitue celle-ci.

Les muscles qui font mouvoir la tête sur la première vertèbre (l'atloïde), et celle-ci sur la seconde (l'axoïde), sont nombreux ; nous ne nous occupe-

rons que des deux principaux, visibles à l'extérieur.
Ils sont situés directement sur ces vertèbres, et se
nomment, l'un, le *petit oblique de la tête* ou *atloïdo-mastoïdien* [3], et l'autre, le *grand oblique de la
tête* ou *oxoïdo-mastoïdien* [4]. Ils remplacent, dans
cette partie, les *intervertébraux*, et opèrent les
mouvements de charnière imparfaite et de rotation, particuliers à cette région. Ils sont surtout
apparents à l'extérieur lorsque le cheval relève la
tête et qu'il *roue* en même temps son encolure ;
ce sont ces muscles eux-mêmes qui en déterminent
le contour supérieur ; ils font alors, en cet endroit,
chacun une saillie très-sensible à l'œil ; leurs antagonistes ne sont pas visibles, même sur l'*écorché*.

Les *muscles releveurs de la tête et de l'encolure*
sont les mêmes qui la fléchissent d'un côté ou de
l'autre. Ils sont situés de chaque côté, et le long du
ligament cervical, dont l'action, comme releveur de
la tête et de l'encolure, est permanente, ainsi que
nous l'avons dit, et ne cède qu'à l'action des muscles abaisseurs, situés à la partie inférieure, autour
et le long de la trachée artère ; mais aussitôt que
ces derniers muscles cessent d'agir en se relâchant,
l'élasticité de ce ligament relève la tête dans sa
position habituelle. Ce n'est que lorsque le cheval
veut ou est sollicité à faire quelques mouvements,
ou quand son attention est attirée par quelque chose
et qu'il relève la tête plus haut que cette position
normale, que les muscles *releveurs* agissent de

concert. Alors ils deviennent *congénères*, ceux des deux côtés s'étant contractés en même temps et ayant concouru à un même mouvement. Ils deviennent *antagonistes*, lorsque l'encolure est fléchie latéralement, et que les muscles d'un seul côté se sont contractés, tandis que leurs pairs du côté opposé se sont relâchés.

Examinons maintenant successivement les muscles les plus saillants de l'encolure, qui sont aussi pour nous, les plus importants à connaître, pour apprécier et juger de la vigueur et de l'étendue des mouvements qu'ils sont chargés d'opérer.

Le *Splénius* ou *cervico-mastoïdien* [5]. Il a son origine au bord supérieur du ligament cervical, auquel il tient par des fibres charnues et aponévrotiques ; son insertion se fait, par plusieurs dentelures, à toutes les vertèbres cervicales ; les deux dentelures antérieures, les plus longues, vont s'attacher par des tendons très-forts à la vertèbre atloïde, et à l'une des crêtes de l'apophyse mastoïde du temporal, un peu au-dessous et en arrière de l'oreille. Il forme la partie moyenne, latérale, un peu supérieure de l'encolure, il paraît sur l'écorché, se terminer postérieurement en pointe, entre le *releveur propre de l'épaule* et le *dentelé de l'épaule* ; cette pointe affecte de disparaître sous la partie cervicale du *trapèze*. Le *splénius* concourt à élever la tête et l'encolure, plus fréquemment à leur extension ; quand celui d'un seul côté se contracte indépendamment de son congénère, il attire la tête de côté et plie légèrement l'encolure.

Le *grand complexus* ou *dorso-occipital*, et le *long-transversal* ou *dorso-mastoïdien*, sont deux muscles situés sous le splénius, le releveur propre de l'épaule et le trapèze, par lesquels ils sont entièrement cachés. On voit seulement, sur l'écorché, l'extrémité de leurs tendons venir s'insérer, celui du *grand complexus* [6] à l'occipital, et celui du *long-transversal* [7] à l'une des crêtes de l'apophyse mastoïde. Ces muscles sont tous deux releveurs de la tête et de l'encolure; mais concourent aussi à son extension, lorsque l'animal pour allonger ce bras de levier et donner plus d'étendue à sa colonne vertébrale, en fait disparaître les courbures, au profit de la vitesse de la marche, ainsi que cela se remarque dans la course, et dans le moment de l'exécution du saut.

Le muscle le plus remarquable de l'encolure, et l'un des plus importants pour l'équitation est :

Le *commun à la tête, à l'encolure et au bras* ou *mastoïdo-huméral* [8] Il forme la partie latérale inférieure de l'encolure; il s'étend depuis l'apophyse mastoïde, où il prend son point d'origine principal et le plus habituel, jusqu'à la pointe de l'épaule qu'il a l'air d'embrasser ou de coiffer, en quelque sorte, par une large expansion tendineuse, qui descend jusqu'à la partie antérieure et moyenne de l'humérus, et même jusqu'au sternum. C'est là qu'il a son insertion principale et la plus habituelle. Ce muscle essentiel est formé de deux portions longitudinales, unies et serrées très-intimement par un tissu lamineux ; il présente à sa partie supérieure trois faisceaux musculaires ou dentelures, dont la plus antérieure et la plus longue va s'attacher, par un prolongement tendineux à la protubérance occipitale ; les autres s'attachent d'une part au ligament cervical, par une expansion aponévrotique, et d'autre part, aux apophyses des vertèbres cervicales, par des prolongements tendineux. Donnons quelques notions préliminaires sur les usages et les fonctions de ce muscle :

Lorsque le cheval est en marche, l'origine du *mastoïdo-huméral* est à la tête et à l'encolure, où nous avons vu qu'il s'attache ; c'est lui qui principalement relève l'épaule et le bras, et transporte le membre en avant, afin d'entamer le terrain, aidé dans cette action par les autres muscles releveurs de l'épaule et du bras ; tant que l'animal progresse, l'origine et l'insertion de ce muscle ne changent pas. Mais si le cheval, étant arrêté ou marchant à une allure très-ralentie, a besoin ou est sollicité de diriger sa tête et son encolure en bas et de côté, il est obligé de charger le membre de ce même côté de la plus grande partie du poids de l'avant-main, afin que, lorsque ce muscle se contractera, ne pouvant vaincre la résistance qui gravite sur ce membre, il attire vers ce même membre la tête et l'encolure, qui offrent alors moins de résistance que lui. L'origine et l'insertion ont alors changé réciproquement de place, la première est à l'humérus et à la pointe de l'épaule, et la dernière à l'encolure et à la tête.

On comprend, d'après ce mécanisme, combien l'action de ce muscle est importante à connaître, pour déterminer à son gré et diriger les mouvements et les allures du cheval. C'est surtout pour l'allure du galop, pour le *départ sur tel* ou *tel pied*, pour les *changements de pied* à cette allure, que cette connaissance, cette théorie du mécanisme musculaire est essentielle et capitale. Sans anticiper sur les leçons d'équitation pratique qu'on trouvera dans la *division* qui traite de *l'emploi* du cheval à la selle, nous pouvons indiquer ici, en passant, le principe sur lequel repose cette opération importante de la science équestre : toutes les fois que par l'action combinée des mains et des jambes, on sera parvenu à faire porter au cheval la plus grande partie de son corps sur l'une de ses extrémités antérieures, en amenant légèrement sa tête et son encolure de ce même côté qui allége le membre opposé et relâche les muscles qui le font relever, celui-ci devenu plus libre, et son muscle *mastoïdo-huméral* plus apte à se contracter, se portera nécessairement, forcément même, quoique sans contrainte aucune, le premier en avant, et entamera par conséquent ou reprendra le galop sur ce pied ; nous reviendrons spécialement sur cette théorie aussi simple et naturelle que facile.

Les deux autres, ou plutôt, le seul muscle pair de

l'encolure qui nous reste à examiner, est le *sterno-maxillaire* [9] ou *abaisseur de la tête*. Il est situé de chaque côté de la trachée artère, suit le trajet des veines jugulaires, et leur fournit, conjointement avec le *commun à la tête et à l'encolure*, etc., une espèce de gouttière ou sillon charnu, au milieu duquel la veine s'aperçoit, lorsque pour saigner le cheval, par exemple, on appuie le doigt dessus. Son origine est au sternum, et son insertion à la tubérosité du maxillaire ou mâchoire mobile ; c'est ainsi qu'indépendamment de ses fonctions d'abaisseur de la tête il sert encore d'auxiliaire dans l'acte de la mastication; les deux *sterno-maxillaires*, après s'être prolongés séparément de chaque côté de la trachée, se réunissent et s'attachent ensemble au prolongement trachélien du sternum, par leur partie inférieure. Les fonctions de ce muscle ou de ces deux muscles, ne consistant que dans l'abaissement de la tête et de l'encolure, qui ont déjà naturellement et par leur propre poids, une propension vers la terre, ne nécessitaient pas en eux une grande puissance ; aussi voit-on qu'ils sont longs, minces et tendineux.

D'autres muscles concourent encore à former la masse charnue de l'encolure; mais comme leurs usages sont d'attacher les membres antérieurs au tronc, de les y fixer et de les faire mouvoir sur le corps, nous n'en parlerons qu'en même temps que des autres muscles de la région à laquelle ils appartiennent par leurs fonctions.

Muscles du dos et du rein.

De même qu'à la région cervicale, les muscles du dos et du rein se distinguent en *inter-épineux*, c'est-à-dire, qui se continuent d'une vertèbre et d'une apophyse épinière à l'autre, servent en même temps à les fixer entre elles, pour donner plus de solidité à la colonne rachidienne, et à produire les légers mouvements que ces mêmes vertèbres ont les unes sur les autres. Nous savons déjà que ces mouvements, obscurs et à peine sensibles à la région du dos, le sont davantage à celle du rein, mais beaucoup moins ici, cependant, qu'à l'encolure, où ils sont très-étendus. Ces muscles *inter-épineux* sont entièrement recouverts et cachés par les muscles gros et puissants qui règnent tout le long de la colonne vertébrale, et qui remplissent tout l'espace compris entre les extrémités des apophyses épinières et les côtes.

Le plus gros, le plus long, le plus fort, le plus composé et le plus important de ces muscles est :

L'*iléo-spinal* ou *long dorsal* (1), dont nous avons

______

(1) Girard le divise en trois parties distinctes : 1° le *long-dorsal* ; 2° le *long-épineux* ; 3° le *court-transversal* ; mais dans sa description très-complexe, il n'en parle que comme d'un muscle unique.

déjà parlé d'une manière assez étendue dans les généralités de l'anatomie. C'est ce muscle puissant dont l'action énergique établit cette correspondance d'action de l'arrière à l'avant-main; qui plie le dos et les reins dans plusieurs sens; qui enlève le devant du corps sur le derrière, et celui-ci sur le devant, selon que les points d'origine ou d'insertion sont fixés antérieurement ou postérieurement.

Un cavalier bien lié à sa monture, peut facilement se rendre compte de l'action de ce muscle, dont tous les mouvements de contraction et de relâchement sont communiqués à son asssiette, quand entre celle-ci et le corps du cheval ne se trouve pas un corps intermédiaire trop épais ou inflexible. En effet, c'est ce muscle qui élève ou abaisse alternativement chaque côté du dos du cheval par ses contractions et relâchements successifs dans la marche, au trot surtout. Nous savons que dans le galop et le saut, son origine et son insertion changent alternativement pour le balancement des parties antérieures sur les postérieures et *vice versa*. Il s'étend depuis les crêtes lombaires de l'ilium, où il a son origine la plus habituelle, jusqu'aux apophyses du garrot, en suivant le trajet des vertèbres, trajet pendant lequel il forme plusieures sortes d'attache, afin de devenir le véritable lien général des parties antérieures et postérieures du corps, en même temps que l'agent central de la progression. C'est ce muscle qui, avec les apophyses transversales des vertèbres lombaires, constitue la largeur du rein, et qui, par son développement et son épaisseur, forme cette raie ou gouttière qu'on remarque au milieu de cette région, dans les chevaux qui ont ce qu'on nomme le *rein double*; conformation à laquelle la croupe participe presque toujours, par une cause analogue; ce qui est d'ailleurs, un indice certain de vigueur et de résistance.

C'est l'action de ce muscle pair qui, au départ au trot, fait baisser légèrement la croupe et le rein, et étendre la colonne vertébrale, afin d'en diminuer ou faire disparaître les courbures, et procurer ainsi plus de longueur au corps, et par conséquent, plus de développement et d'énergie à l'allongement des membres, plus de jeu à l'ouverture et à la fermeture successives des angles articulaires pendant l'action.

L'*ilio-spinal* n'est pas visible sur l'écorché; il est entièrement recouvert par l'expansion aponévrotique du *grand dorsal*, et par le *long dentelé*, qu'il faut enlever pour le mettre à découvert. Nous avons dit qu'il est pair, et qu'il règne de chaque côté du dos. Quand l'*ilio-spinal* d'un seul côté se contracte, il plie le corps en rapprochant la tête et la queue. Le mouvement circulaire, où il est nécessaire que le cheval soit plié dans le sens de la courbe qu'il décrit, et où l'action d'un côté de ce muscle doit primer l'action de l'autre côté, est par cela même très-difficile et fatiguant pour l'animal, surtout à l'allure du trot, et nécessite, de la part du cavalier, des opérations de la main et des jambes, qui seront indiquées et enseignées dans l'*emploi*.

Ce muscle joue un si grand rôle dans la locomotion, son action prime et domine tellement celle de tous les autres muscles locomoteurs, que toutes les fois que l'on veut exiger quelque changement d'attitude, quelque mouvement nouveau d'un cheval monté, on doit toujours commencer par préparer et solliciter son action, par les opérations combinées des aides. Cette action préliminaire asseoit le cheval, allégit son avant-main et le met d'abord dans les conditions les plus favorables à l'obéissance passive que l'on veut exiger de lui : toute espèce de changement ou modification d'allure et de mouvement, nécessite le concours préalable de l'action de ce muscle : passage de l'état de station à la marche; passage du pas au trot, du trot au galop, et en sens inverse, du galop au trot, du trot au pas et du pas à l'arrêt ; dans toutes ces transitions, ces phases du mouvement, même nécessité, mais à des degrés différents, de solliciter et d'obtenir préalablement l'action de cet agent central de la progression, dont la puissance donne à la colonne vertébrale la disposition et l'attitude nécessaires, « favorise et soutient la contraction des autres puissances, dont l'action combinée produit le déplacement suscité par sa volonté. » (J. Girard.) On voit par là de quelle importance est, pour l'équitation, l'étude et la connaissance de l'action de ce muscle, étude à laquelle nous reviendrons dans un autre chapitre.

Le *psoas des lombes* ou *sous-lombo-ilial* (1) est l'antagoniste de l'*ilio-spinal*. Il est situé en dessous, le long du rein et dans l'intérieur du corps; il concourt, avec plusieurs autres muscles nommés, l'un, *sous-lombo-trochantinien* ou *psoas de la cuisse*, d'autres, *iliaco-trochantinien* ou *iliaque*, *sacro-costal*, ou *carré des lombes*, *etc.*, à empêcher le rein de fléchir trop en contre-bas, et par sa contraction, à la fléchir au contraire, au besoin, en contre-haut. Il unit, conjointement avec les autres muscles de la région sous-lombaire, le rein à la croupe, et agit surtout puissamment pour supporter le poids d'une charge ou fardeau placé sur le dos ou le rein de l'animal.

Le *psoas des lombes* s'étend depuis les trois dernières vertèbres dorsales, jusqu'à la face interne de l'ilium, près de la cavité cotyloïde, en s'attachant, dans son passage, aux quatre premières vertèbres lombaires. Aucun de ces muscles n'est visible sur l'écorché; il faut ouvrir le corps et enlever les intestins pour les découvrir; mais leur rôle est très-important à connaître; leur puissance et leur dévelop-

____

(1) J. Girard le nomme *sous-lombo-pubien*.

pement sont d'ailleurs toujours en rapport avec le développement et la puissance de leurs antagonistes extérieurs.

Muscles du thorax et de l'abdomen servant à la respiration

Les muscles du thorax, en général, se divisent en ceux qui servent spécialement à la respiration, et ceux qui opèrent les mouvements des membres antérieurs. D'autres muscles que ceux du thorax servent aussi à l'acte respiratoire; nous allons traiter successivement des uns et des autres.

Ceux du thorax servant à la respiration sont :

Les *inter-costaux* [10]. Ils sont placés entre chaque côte et prennent leur point d'appui les uns sur les autres; de sorte que lorsque celui de la première côte sternale ou vraie côte, se contracte, tous les autres prennent de proche en proche leur point d'appui de ce côté. Leur contraction simultanée a alors pour effet de tirer les côtes en avant et de les élever, de manière à les éloigner les unes des autres, et en quelque sorte de les ouvrir, ce qui a pour résultat d'augmenter la capacité de la cavité thorachique; ce mouvement correspondant à l'*inspiration* ou introduction de l'air dans la poitrine.

Quant au contraire les muscles inter-costaux

prennent leur point d'origine à la dernière côte en arrière, ce qui les abaisse, les rapproche les unes des autres, et diminue, par conséquent la capacité de la cavité thorachique; ce mouvement, contraire au premier, constitue le mécanisme de l'*expiration* ou expulsion de l'air de la poitrine.

Mais pendant cette opération des muscles *inter-costaux*, d'autres muscles entrent aussi en action, pour concourir au même acte : ce sont, d'une part, le *diaphragme*, et d'une autre part, les *muscles de l'abdomen*, que nous allons examiner.

Le *diaphragme* est un muscle involontaire, impair, membraneux, d'une forme toute particulière, unique, et dont les fonctions se rapportent uniquement à la respiration. Il est situé dans l'intérieur du corps, et forme une grande cloison qui sépare la cavité thorachique de l'abdominale, en s'attachant à tout le pourtour cartilagineux des fausses côtes, depuis la première vertèbre lombaire jusqu'au sternum. Il est conséquemment dirigé de haut en bas et d'arrière en avant. Il offre deux parties, l'une charnue et muscu-laire, située à la circonférence; l'autre aponévro-tique et centrale. Les fibres de la partie musculaire par laquelle le muscle entier adhère au pourtour des côtes, convergent vers le centre aponévrotique; c'est-à-dire qu'elles sont placées comme des rayons partant d'une circonférence et tendant vers un centre commun.

La partie aponévrotique, qu'on nomme plus généralement le *centre tendineux* ou *nerveux du diaphragme*, est blanche, très-étendue et présente la
figure d'un cœur de cartes à jouer. Les fibres blanches du *centre tendineux* sont très-fortes, comme
tous les tissus de cette nature ; elles s'entrecroisent
et s'entrelacent de diverses manières, mais elles convergent généralement vers leur centre. Lorsque les
fibres charnues ou musculaires se contractent, leur
disposition radiée fait que le *centre tendineux* est
attiré en arrière ; ce centre qui, dans l'état de rela-
lâchement, est porté par la masse des intestins vers
l'intérieur de la poitrine, refoule alors ceux-ci en
arrière, dégage la poitrine et augmente ainsi sa capacité. Ce mouvement a lieu simultanément avec
celui des inter-costaux qui élève les côtés en les tirant en avant, de sorte que la poitrine s'agrandit à
la fois par l'action des muscles inter-costaux et par
celle du *diaphragme* pour l'inspiration de l'air. Par
le relâchement du *diaphragme*, qui coïndide avec
l'abaissement des côtes, son centre tendineux est
reporté en avant vers la poitrine, par la pression de
la masse intestinale qui, n'étant plus refoulée en
arrière par une force supérieure à son poids, revient
sur elle-même, et aide ainsi à l'expiration de l'air,
en diminuant la capacité de la poitrine.

Ce mouvement alternatif continuel du *diaphragme*, dit J. Girard, « dont la force et la vitesse
« varient en santé comme en maladie, fait éprouver

« aux viscères un balancement favorable à l'exer-
« cice de leurs fonctions. »

Les *muscles de l'abdomen* servant à la respiration, forment les parois de cette cavité; ils sont
aplatis, membraneux, et partent, les uns, des apophyses transverses des vertèbres lombaires, les autres, des iliums et du pourtour des côtes. Ils se
réunissent tous en dessous du ventre, au plan médian du corps. Ce sont eux qui soutiennent les intestins, concurremment avec la tunique abdominale, vaste membrane de même nature que le ligament cervical, et ayant, pour le support de la masse
intestinale, des fonctions analogues à celles de ce
ligament pour le soutien de la tête; elle forme
une véritable ceinture élastique. Elle est située
entre la peau et les *muscles de l'abdomen* auxquels
elle adhère fortement. Ceux de ces muscles qui sont
visibles sur l'écorché sont :

Le *long-dentelé* ou *dorso-et-lombo-costal* [11].
C'est ce muscle qui, au moment de l'*expiration*, détermine, par sa contraction, celle des inter-costaux,
dans un sens opposé à l'*inspiration*; la dernière
fausse côte, où nous avons vu ces derniers muscles
prendre de proche en proche leur point d'appui,
est attirée en arrière par le *long dentelé*, qui est
essentiellement un *muscle expirateur*.

Le *grand oblique* ou *costo-abdominal* [12]. C'est
ce muscle qui, à proprement parler, forme les parois de l'abdomen. On y trouve une partie charnue

ou musculaire, et une partie aponévrotique ou tendineuse. Il a un double usage, et sert également à
l'inspiration et à l'expiration ; son action est plus
marquée cependant dans les fortes inspirations ;
elle aide puissamment les inter-costaux, à dilater la
poitrine et à lui donner toute la capacité dont elle est
susceptible, pour une plus grande admission d'air
dans les poumons. Dans l'expiration, il agit en faisant remonter la tunique abdominale, qui à son
tour soulève la masse des intestins. Ce muscle s'attache à toute l'étendue du cercle cartilagineux des
fausses côtes, depuis le sternum jusqu'au flanc et
à la ligne médiane de l'abdomen. Il est aidé dans
l'action de soulever les intestins, par

Le *petit oblique* ou *ilio-abdominal*[13]. Celui-ci, situé immédiatement sur le précédent, d'une contexture
ou composition semblable, se croise avec lui par sa
partie aponévrotique, et va se réunir de même à
son pair et homonyme du côté opposé, à la ligne
médiane de l'abdomen.

Le *petit oblique* part de l'ilium, où est son origine, et vient s'insérer aux fausses côtes et à toute
la ligne médiane de l'abdomen, en passant sous le
grand oblique, son congénère. Il constitue ce qu'on
nomme, à l'extérieur, le *flanc cordé.*

Les autres muscles abdominaux, servant à la respiration, ne sont pas visibles sur l'écorché.

Nous donnerons, au chapitre spécial de la *respiration*, le résumé et l'ensemble du jeu de tous ces

muscles, et de la part d'action qu'ils prennent dans l'accomplissement de cette importante fonction. Mais nous devons signaler ici l'effet purement mécanique produit par les fortes inspirations d'air, dont nous avons parlé à l'endroit des fonctions du muscle *grand oblique*.

Au moment où l'animal fait quelque effort, il *inspire* plus fortement l'air que dans l'état de repos ou de travail ordinaire, afin de fixer plus fortement aussi, et momentanément les côtes, qui, trouvant un point d'appui réel et une immobilité passagère sur cette plus grande quantité d'air admis dans la poitrine, offrent à leur tour un appui plus solide et plus fixe aux muscles qui doivent agir dans cet effort, pour vaincre la résistance sur laquelle les forces de l'animal s'exercent. L'action de tirer de lourdes voitures chargées et en montant, ou pour les sortir d'un mauvais pas, chez les chevaux de trait ; celle de sauter ou franchir un obstacle, chez les chevaux de selle, comme de soulever de lourds fardeaux ou de frapper des coups violents chez les hommes, offrent des exemples de cet effet physique. Il n'est pas très-rare, dans ces moments d'efforts violents, que des vaisseaux se rompent dans la poitrine ou dans l'abdomen, ou que des hernies ne se déclarent ; on a même des exemples assez fréquents de chevaux ou autres animaux et même d'hommes qui, par la force et la vitesse avec lesquelles ils inspiraient l'air, dans l'instant d'efforts semblables, se sont rompu, soit les fibres du diaphragme, soit le tissu des poumons, et dont, par cette rupture, la mort a été instantanée. Des ruptures ou déchirures moins violentes causent encore chez les hommes des accidents très-graves, tels que crachements ou vomissements de sang, et, chez les animaux, des émissions de même nature par la bouche et les naseaux : accidents qu'on n'est pas toujours sûr de pouvoir guérir, et qui amènent très-souvent une mort plus ou moins prochaine. Ces ruptures arrivent plus fréquemment chez les hommes et les animaux forts et courageux, qui ne craignent pas d'employer leurs forces, que chez les faibles et les lymphatiques, qui se défient des leurs.

On observe que lorsqu'un cheval est au galop ou à une course rapide, les mouvements de la respiration se règlent sur la vitesse et la multiplicité des temps du galop ou de la course : c'est au moment où le cheval s'enlève pour projeter sa masse en avant, que l'inspiration a lieu, et elle dûre tout le temps que le corps met à regagner le sol. C'est à l'instant du *poser* à terre des pieds qui doivent recevoir le poids de cette masse, que s'effectue l'expiration, qui s'annonce alors par un soufflement bruyant, suivant la force et l'énergie de l'animal, ses facultés locomotives, et suivant la facilité ou la difficulté qu'il éprouve à respirer.

Muscles du thorax et de l'encolure qui attachent et font mouvoir les membres antérieurs

Nous avons vu, dans l'étude que nous avons faite du squelette du cheval, que les membres antérieurs ne se joignaient point au tronc d'os à os, comme les postérieurs ; et nous avons reconnu, en nous rendant compte de cette différence, qu'ils avaient besoin de liens nombreux et puissants, pour les fixer sur le thorax d'une manière solide et cependant en rapport avec la délicatesse des viscères, contenus dans la poitrine, sur laquelle ces membres prennent leurs attaches et leur point d'appui. Il est évident que si la nature eut employé le même mode de jonction que pour les membres postérieurs, avec la direction verticale que nous avons remarquée dans les antérieurs, et le genre de soutien qu'ils donnent au corps, il en serait résulté des secousses violentes, qui eussent amené des chocs entre les viscères, et, par suite, le déchirement, la rupture des membranes et des liens délicats qui les unissent et les fixent dans la poitrine, tout en les séparant les uns des autres.

Mais la nature, aussi prévoyante et ingénieuse dans ses moyens de conservation des individus, qu'elle est sage et admirable dans ses lois générales, a paré à ces dangers, en faisant servir à l'attache des membres thorachiques sur le tronc, les mêmes agents qu'elle a destinés à les faire mouvoir. Ainsi, c'est au moyen des muscles nombreux qui forment cette masse charnue, que nous remarquons depuis la base de l'encolure jusqu'au bas du poitrail, et depuis le garrot et une partie du dos jusqu'au coude, et même à la partie inférieure du thorax, que les membres antérieurs sont liés et fixés au corps. Les premiers rayons articulaires supérieurs en sont entourés en dessus et en dessous, et de telle façon qu'ils sont maintenus comme par des sangles, des courroies ou des bandages, qui les empêchent de fléchir trop ou de remonter lors de l'appui perpétuel du corps sur eux ; ce mode d'articulation de muscles à muscles, que l'on peut comparer au système des voitures suspendues sur des ressorts élastiques, concilie l'étendue et la liberté des mouvements des épaules et du bras, la solidité nécessaire aux membres, comme supports et arc-boutants de la machine, et l'amortissement ou l'annulation, au bénéfice des viscères de la poitrine, des réactions et contre-coups provenant de la locomotion.

Les muscles des membres thorachiques sont de deux sortes, par rapport à leurs usages : ceux qui font mouvoir le membre entier sur le corps, et ceux qui produisent les mouvements des rayons articulaires les uns sur les autres.

Les premiers impriment aux membres les différentes directions qu'ils sont susceptibles de prendre; les seconds opèrent leur allongement et leur raccourcissement, en ouvrant et fermant alternativement les angles articulaires.

Les muscles qui meuvent les extrémités antérieures sur le corps et leur donnent la direction des mouvements, agissent directement sur le scapulum et l'humérus, l'épaule et le bras, et ces rayons articulaires communiquent cette direction à tous le bas du membre. Ces muscles sont situés dans les parties environnantes de l'épaule ; ils partent des apophyses du garrot, du dos, de l'encolure, du sternum et des côtes. On voit par là combien ils sont nombreux et compliqués. Nous allons décrire et expliquer l'action de ceux qui sont visibles sur l'écorché, ce qui nous fera juger par analogie, de l'action des autres.

Le *trapèze (dorso et cervico-acromien)*[14]. Ce muscle recouvre le garrot comme une bande ou espèce de cape de forme trapézoïde comme l'indique son nom; il a deux portions, distinguées comme deux muscles par quelques anatomistes. Sa portion cervicale, terminée en pointe antérieurement, prend son origine à tout le bord supérieur du ligament cervical, et son insertion à l'apophyse acromion du scapulum, par une forte aponévrose, qui se prolonge inférieurement par une expansion sur les muscles de l'épaule. Cette portion du *trapèze* tire l'épaule en haut et en avant, en agissant sur la partie supérieure du scapulum. La deuxième portion du *trapèze* qui se termine également en pointe postérieurement, prend son origine à l'épine du dos, aux apophyses épinières du garrot, et vient s'insérer aussi, en s'unissant avec la portion cervicale, à la protubérance acromion. Cette portion tire l'épaule en haut et en arrière, en agissant sur la partie supérieure du scapulum dans un sens inverse de la portion cervicale. Ce muscle, aplati, mince, membraneux et en grande partie aponévrotique, est puissamment aidé dans son action sur l'épaule, par les muscles qu'il recouvre, et dont il augmente la force de contraction en les resserrant entre eux à l'instar des aponévroses.

Les antagonistes du *trapèze* partent du sternum ; ils empêchent l'épaule de trop remonter lors de l'appui du corps sur le membre, et la tirent en arrière et en bas. Ce sont, en avant du scapulum et à la base de l'encolure :

Le *petit pectoral* [15] ou sterno-scapulaire, et, au bas, à la partie inférieure de la poitrine et en arrière du coude,

Le *grand pectoral* [16] ou *sterno-trochinien* que nous décrirons plus loin. Ces deux muscles abaisseurs concourent encore à l'extension de l'épaule, ce dernier surtout, en tirant l'épaule et le bras en arrière. Visibles sur l'écorché, leur forme ne fait pas saillie à l'extérieur et se confond dans les contours des autres.

Dans ses mouvements d'extension et de flexion,

le scapulum ou os de l'épaule, ne se meut point comme les autres rayons articulaires des membres ; il éprouve, un mouvement de rotation ou de bascule de la même manière que s'il était fixé sur un axe qui le traverserait dans sa partie moyenne supérieure, de sorte que lorsque sa partie supérieure est attirée en arrière, sa partie inférieure est portée en avant. Ce mouvement constitue sa *flexion*, qui a lieu dans le lever du membre. Quand, au contraire, la partie supérieure est portée en avant, l'inférieure se dirige en arrière. C'est l'extension, qui s'exécute au moment du poser du membre à terre. Ces mouvements résultent de la contraction alternative des muscles fléchisseurs et extenseurs de l'épaule. Nous allons les décrire, et expliquer ensuite l'ensemble de leur action.

En parlant des muscles de l'encolure, nous avons décrit le commun à la tête, à l'encolure et au bras, ou *mastoïdo-huméral* [8]. Nous n'en reparlons ici que pour rappeler qu'il relève le membre et le porte en avant ; il est conséquemment fléchisseur de l'épaule, puisqu'il attire la partie inférieure du scapulum en avant en même temps qu'il élève la partie supérieure de l'humérus, lorsque dans sa contraction son origine est à la tête et à l'encolure.

Pendant que ce muscle attire ainsi la partie inférieure du scapulum en avant, la portion dorsale du trapèze, en se contractant attire de son côté la partie supérieure de ce même os en arrière. Ainsi a lieu la flexion et l'élévation de l'épaule; le membre est levé.

Aussitôt que l'animal veut le reposer à terre les muscles extenseurs entrent en action. Ces muscles sont :

Le *releveur propre de l'épaule* [17] ou *cervico-sous-scapulaire* (1). Il est situé le long de la partie latérale supérieure du ligament cervical, et est apercevable sur l'écorché, depuis la partie moyenne supérieure de l'encolure jusqu'à la portion cervicale du trapèze, sous lequel il passe pour venir s'insérer sous la partie supérieure et antérieure du scapulum, qu'il est chargé de relever lors qu'elle est fléchie en arrière dans le lever du membre. Il a son origine au bord supérieur du ligament cervical; il s'étend depuis le derrière de la tête jusqu'à son insertion au scapulum. Sur l'écorché, il parait borné supérieurement par le ligament cervical, et inférieurement par le splénius.

---

(1) Son nom de *releveur propre de l'épaule* semblerait indiquer une action toute contraire à celle qui lui est assignée ici (puisque l'épaule est levée au moment où il va se contracter), mais en suivant bien cette action, on voit qu'elle relève bien réellement la partie supérieure de l'os de l'épaule (scapulum) fléchie et abaissée en arrière.

Le *dentelé de l'épaule* ou *trachélo-sous-scapulaire* [18]. Ce muscle, qui, ainsi que le précédent, constitue une partie de la masse charnue de l'encolure, présente sur l'écorché une forme à peu près triangulaire dont une des trois pointes serait tronquée; il occupe la partie moyenne de la base de l'encolure, en avant de l'épaule, et paraît borné antérieurement par le *commun* à la tête, à l'encolure et au bras, supérieurement par le splénius, inférieurement par le petit pectoral, et postérieurement par le trapèze; mais son étendue est beaucoup plus grande qu'elle ne paraît; il est situé très-profondément, prend son origine par plusieurs dentelures, aux apophyses trachéliennes des cinq dernières vertèbres cervicales, ainsi qu'à la surface externe des deux premières côtes, et son insertion sous la partie supérieure et antérieure du scapulum, il est congénère du releveur propre de l'épaule, et leur contraction simultanée attire la partie supérieure du scapulum en avant et dirige sa partie inférieure en arrière, ce qui redresse ce rayon articulaire. Le *dentelé de l'épaule* est l'un des muscles qui concourent particulièrement à fixer solidement l'épaule sur le thorax et à l'encolure.

D'autres muscles congénères de ces deux derniers dans leur action, concourent encore à l'extension du membre; ce sont:

Le *grand dorsal* ou *dorso-huméral* [19]. Ce muscle très-vaste et large, ayant une partie charnue et une partie aponévrotique, prend son origine aux apophyses épinières du dos, depuis le trapèze auquel il fait suite, jusqu'aux lombes, où il se termine en pointe. Son prolongement aponévrotique recouvre entièrement dans ce trajet l'*ilio-spinal* et une portion du *long-dentelé*. Sa portion charnue, moins étendue, est située en arrière de l'épaule et directement sur les côtes, où elle affecte aussi une forme trapézoïde ; elle s'insinue sous les muscles et passe sous le membre, pour aller s'insérer à la face interne de l'humérus. L'effet de sa contraction est de porter le bras en haut et en arrière, et de le faire tourner un peu en dedans. Son action s'exerce le plus souvent sur tout le membre.

Le *grand-dentelé* ou *costo-sous-scapulaire* [20], est placé entre l'épaule et le thorax, qu'il unit et fixe l'un contre l'autre ; il a son origine aux vraies côtes, où il présente quatre à cinq dentelures inférieures très-apparentes, et son insertion à la partie inférieure et postérieure du scapulum, qu'il tire en bas et en arrière lors de sa contraction. Il fait les fonctions de ligament, pour maintenir fortement l'épaule contre la poitrine, par une couche ou lame aponévrotique, qui s'attache à la partie supérieure du scapulum. Ce muscle est très-apparent à l'extérieur ; quand le cheval a beaucoup travaillé, aux allures vives et relevées surtout, on aperçoit en arrière de l'épaule et du coude, au moment de l'extension, ses dentelures se dessiner en forme d'éventail, forme sous laquelle on le reconnaît sur l'écorché. Il empêche l'épaule de trop remonter, lors de l'appui du corps sur le membre, et aussi de trop s'écarter du corps, fonctions très-importantes. On pense généralement que c'est la distension ou le déchirement de quelques-unes des fibres musculaires ou tendineuses de ce muscle, qui produit l'accident grave nommé *écart* ou *entre-ouverture*, selon sa gravité; mais ce fait n'est pas constaté d'une manière absolue.

Le *grand-pectoral* ou *sterno-trochinien* [16], revêt toute la partie latérale et postérieure du sternum où il a son origine, ainsi qu'aux cartilages des dernières côtes sternales et des premières asternales; il s'unit à son pair et homonyme de l'autre côté, au plan médian inférieur du corps; il a son insertion à l'humérus, à l'éminence nommée trochin et envoie quelques fibres aponévrotiques au trochiter. Son action porte la totalité du membre en arrière, et le fait aussi tourner un peu en dedans.

Le seul *muscle adducteur* apparent sur l'écorché est

Le *commun*, *au bras et à l'avant-bras*, ou *sterno-huméral* [**21** et **21** *bis.*]; il a son origine au sternum, et a son insertion à l'humérus, et constitue une forte production musculaire, qui s'étend jusque vers le milieu du bras, où il se termine. Chez les chevaux musculeux, il est très-saillant, et forme sur le côté du poitrail une protubérance charnue et transversale, qui élargit cette partie, et est d'un favorable augure pour la vigueur et l'énergie de l'animal. L'origine et l'insertion de ce muscle changent alternativement, selon les attitudes et les mouvements du corps : quand le cheval veut rapprocher le membre de son corps, l'origine est au sternum ; mais lorsque le membre est fixé sur le sol, et que le corps se trouve penché du côté opposé, si l'animal veut replacer son corps d'aplomb sur ses quatre membres et rétablir son parallélisme, c'est alors le corps qui se rapproche du membre, et l'origine du *sterno-huméral*, qui agit pour sa part dans ce mouvement est à l'humérus, et l'insertion au sternum. Ce mouvement latéral du corps n'a lieu que dans les pas de côté, lorsqu'on fait appuyer le cheval; dans l'état de station le cheval l'exécute souvent pour se reposer tantôt sur un membre, tantôt sur l'autre. Ce muscle concourt aussi à porter le membre en avant, lorsqu'il est levé pour entamer la marche.

Si nous résumons l'étude que nous venons de faire des muscles moteurs de l'épaule et du bras, nous trouvons pour la *flexion :*

1° Le *commun à la tête, à l'encolure et au bras,* ou *mastoïdo-huméral,* dont l'action complexe, s'étend à d'autres objets, et qui, ici, élève et porte en avant la partie inférieure ou pointe de l'épaule, et agit en même temps sur l'humérus ou le bras.

2° La portion dorsale du *trapèze* qui, agissant sur la partie supérieure et postérieure du scapulum, la tire en arrière, et fléchit l'épaule dans le même sens que le précédent.

Pour *l'extension*, ayant lieu au moment du poser du membre à terrre :

1° Le *releveur propre de l'épaule* ou *cervico-sous-scapulaire*. 2° Le *dentelé de l'épaule* ou *trachelo-sous-scapulaire* qui, agissant tous deux sur la partie supérieure et antérieure du scapulum, l'attirent en avant, et concourent à redresser cet os et à étendre le membre.

3° Le *grand dorsal* ou *dorso-huméral*; 4° le *grand dentelé* ou *costo-sous-scapulum*; 5° le *grand pectoral* ou *sterno-trochinien*, qui agissant, soit sur l'humérus, soit sur la partie inférieure et postérieure du scapulum, opèrent, concurremment avec les deux premiers extenseurs, l'entière extension de l'épaule et du bras.

Remarquons surtout, dans ce résumé, que le mouvement de *flexion* étant relativement peu difficile à opérer, il n'y a que peu de muscles employés à son exécution; mais que celui d'extension, duquel résulte le transport de la masse en avant, ou qui en arrête ou modère l'impulsion, étant d'une exécution plus difficile et pénible, à cause de la résistance qu'offre le poids de cette même masse, soit pour l'entraîner, soit pour l'arrêter, il était indispensable qu'un plus grand nombre de muscles concourussent à son exécution, et formassent une somme de forces suffisantes, pour donner l'énergie nécessaire à cette action importante, et en même temps la solidité aux membres, sans laquelle l'énergie et la force impulsive deviennent plus dangereuses qu'utiles.

Comme c'est en raison de sa vitesse, de sa force d'impulsion et de sa solidité que nous estimons le cheval ; et qu'indépendamment de la bonne disposition de la charpente osseuse, c'est du développement et de l'énergie d'action des muscles extenseurs que cette vitesse, cette force de percussion et cette solidité résultent, on comprend quel intérêt se rattache à l'étude et à la connaissance de ces agents, pour apprécier la vigueur, la bonté, et par conséquent la valeur de l'animal, comme machine locomotive.

Ainsi donc, pour juger avec intelligence et certitude de l'étendue, de l'énergie, et de la sûreté des mouvements de l'épaule sur le corps, et du bras sur l'épaule, c'est principalement sur les muscles de l'encolure, du garrot, du thorax et de la partie du dos qui les avoisine, que l'examen doit porter.

Muscles des membres antérieurs servant à leur allongement et à leur raccourcissement.

Si les membres antérieurs reçoivent leurs principales directions des muscles qui les fixent sur le tronc, et si les motions de l'épaule déterminent celles des rayons articulaires inférieurs, il n'en était pas moins nécessaire qu'un grand nombre d'autres muscles existassent pour opérer la flexion et l'extension de ces rayons articulaires les uns sur les autres. C'est généralement sur les os des membres eux-mêmes que sont placés les muscles qui les font mouvoir; mais on observe que toujours ceux qui agissent sur un os, prennent leur origine au rayon articulaire immédiatement supérieur, tandis que leurs tendons ou leurs prolongements, ayant leur insertion au rayon inférieur, viennent lui imprimer l'effet de la contraction musculaire. Ainsi, par exemple, les muscles qui fléchissent et qui étendent l'humérus (le bras) sur le scapulum (l'épaule), sont situés sur ce dernier os, et ainsi de suite pour les rayons suivants.

A quelques exceptions près, qui seront indiquées, les muscles fléchisseurs sont situés postérieurement, et les extenseurs antérieurement des os où ils s'attachent. Beaucoup de muscles fléchisseurs deviennent extenseurs, selon que le membre est levé ou posé, et que le point d'appui est aux rayons articulaires supérieurs ou au corps, ou qu'il est à terre. Ceux-ci seront, de notre part, l'objet d'une attention particulière, parce qu'ils sont d'une grande importance pour la sûreté de la marche, l'énergie des mouvements, la force et la solidité de l'animal.

Pour continuer la marche que nous avons suivie jusqu'ici, nous allons nous occuper d'abord des muscles fléchisseurs, et ensuite des extenseurs ; nous croyons cette marche plus méthodique et plus progressive, parce que le commencement d'un mouvement quelconque est toujours la flexion, comme l'extension en est constamment la fin ou la révolution. Après ceux-ci , nous nous occuperons des muscles qui opèrent des mouvements particuliers, tels que *l'adduction*, *l'abduction* et la *semi-ro'ation*.

Muscles de l'épaule proprement dits, servant aux mouvements du bras et de l'avant-bras.

Les muscles fléchisseurs du bras sont tous situés sur ou autour du scapulum, et viennent s'insérer à l'humérus.

Le *long abducteur du bras*, ou *grand scapulo-huméral* [22], est situé le long du bord postérieur du scapulum, en arrière de l'acromion, qu'il suit dans son trajet, depuis le *trapèze* jusque sous la partie du *commun à la tête à l'encolure et au bras* qui recouvre la pointe de l'épaule ; il vient ensuite s'attacher par une large production tendineuse à la tubérosité extrême de l'humérus. Il concourt à la flexion du bras sur l'épaule, et, avec son congénère le *court abducteur*, déterminent les légers mouve=

ments de semi-rotation du bras sur l'épaule. Nous expliquerons comment le mouvement d'abduction peut avoir lieu aussi par l'effet de ces mêmes muscles.

Le *court abducteur* ou *petit scapulo-huméral* [23] est un petit muscle dont la portion charnue, mêlée de fibres tendineuses, est divisée en deux. Il est situé à côté et en arrière, et en partie sous la portion inférieure du long abducteur. Il est plus large dans son milieu qu'à ses deux extrémités qui se terminent en pointe de tranchet. Il a son origine au scapulum, dont il suit le bord postérieur ; et a son insertion à la tubérosité externe de l'humérus, immédiatement au-dessous du précédent, son congénère, dont il partage les usages.

Les extenseurs propres du bras, sont :

L'*ant-épineux* ou *sus-acromio-trochitérien* [24,] qui occupe toute la fosse sus-acromienne du scapulum, entre le trapèze, le petit pectoral, le commun à la tête, à l'encolure et au bras et le long abducteur. Son extrémité inférieure se divise en deux branches, dont l'une s'insère au sommet du trochiter et l'autre au trochin. Sa contraction produit l'extension du bras sur l'épaule, en attirant ces éminences osseuses en haut, ce qui redresse l'humérus ; il produit aussi le mouvement de semi-rotation de ce rayon articulaire.

Le *post-épineux* ou *sous-acromio-trochitérien* [25.] Ce muscle, qui remplit la fosse sous-acromienne du scapulum, paraît sortir de dessous la portion dorsale du trapèze, par une pointe obtuse ou tronquée entre les parties supérieures du *long* et du *court épineux*, et se terminer inférieurement sous l'enveloppe aponévrotique du commun à la tête, à l'encolure et au bras, qui recouvre l'articulation du scapulum avec l'humérus, et par laquelle il est affermi dans son passage sur la convexité du trochiter ; convexité sur laquelle son tendon glisse pour venir s'insérer un peu plus bas à une crête transversale de cette éminence. Il est auxiliaire de l'*antépineux* pour l'extension du bras sur l'épaule, et concourt aussi aux mouvements de semi-rotation du bras.

Essayons maintenant d'expliquer comment les mouvements d'abduction des membres de devant, c'est-à-dire, leur éloignement du corps, peuvent avoir lieu par l'action des muscles fléchisseurs et releveurs du bras, le *long* et le *court abducteur* : dans l'examen que nous avons fait des os, qui servent de base à cette région, nous n'avons remarqué, à part le *trochiter* et le *trochin*, qui facilitent la semi-rotation seulement, aucune éminence osseuse qui, par sa forme ou sa disposition puisse favoriser l'action des muscles pour l'abduction du membre. Il faut donc, en l'absence des moyens directs, que l'instinct machinal du cheval, et le raisonnement de l'homme qui le monte, suppléent au défaut de moyens spéciaux de la nature. Les pas de côté (car c'est surtout de ce mode de locomotion qu'il s'agit ici) ne sont point habituels ni même naturels au cheval libre et abandonné à lui-même. Quand il lui arrive de les exécuter dans cette situation, c'est toujours par bonds, par sauts, dans lesquels l'impulsion, l'élan de la masse jouent le premier rôle; mais les pas de côté aux allures lentes et régulières ne sont point naturels; ici, c'est l'art et l'éducation qui ont presque tout fait.

Quand, par l'action combinée des *aides* du cavalier, le cheval est sollicité de marcher ainsi de côté, et, selon le terme consacré en équitation, en *appuyant*, il faut que ce soit la masse de son corps qui ouvre, pour ainsi dire, la marche et précède le mouvement des membres; il la dispose donc de manière à lui donner d'abord, sur le côté vers lequel il *chevauche;* une impulsion assez forte pour rompre le parallélisme du corps avec les membres, et même la verticalité des rayons articulaires; le corps du cheval est, pour ainsi dire, instantanément sur le penchant de sa chûte; aussitôt cette impulsion donnée, ce parallélisme détruit, cette verticalité rompue, il faut que les membres viennent au secours de la masse, sans quoi elle tomberait; le membre opposé au côté de la marche se croise donc de suite pardessus l'autre, par l'action de ses muscles adducteurs, qui ont toute facilité pour opérer ce mouvement; et, pendant l'appui tout instantané qu'il a procuré de cette manière à la masse, les muscles

fléchisseurs *long* et *court abducteurs* du membre du
côté vers lequel le mouvement a lieu, fléchissent et
lèvent ce membre qui, en se reposant à terre, ne
peut faire autrement que de se replacer droit, de rétablir le parallélisme de la machine et la verticalité des membres; ainsi le corps se trouve avoir pro-
gressé sur le côté de tout l'espace de terrain embrassé par le membre opposé, qui a ouvert la marche
en se croisant sur l'autre. On voit donc, d'une part,
que c'est toujours par le membre du côté opposé à
l'impulsion que commencent les pas de côté; et
d'une autre part, que c'est principalement les mouvements d'adduction des membres (mouvements qui
rapprochent du corps), qui opèrent la progression
en ce sens, et non les mouvements d'abduction (qui
éloignent du corps), qui ne font ici que régulariser
ce mode pûrement artificiel de locomotion, en reti-
rant le membre de la position inclinée et anormale
où il est momentanément, pour le replacer directement sous la masse, d'où le mouvement de côté, en
se continuant, le déplace à chaque pas.

D'après la connaissance acquise de la difficulté
qu'éprouve le cheval à exécuter ce genre de marche,
auquel ne le porte que bien rarement son instinct,
et du peu de moyens que lui donne sa construction
physique pour cela, on doit cesser de s'étonner de la
résistance, ou plutôt de la maladresse qu'apportent
la plupart des jeunes chevaux, quand on commence
leur éducation sous ce rapport; et on doit com-

prendre la nécessité de les y habituer petit à petit,
en leur enseignant, si l'on peut s'exprimer ainsi, à
placer leur corps et le poids de leur masse dans la
disposition que nous avons cherché à indiquer le
mieux qu'il nous a été possible, et qui est la plus et
même la seule favorable à ce qu'on va exiger d'eux.
C'est d'ailleurs, pour le dire en passant, par son as-
siette et l'emploi judicieux des moyens que donne la
science de l'équitation, que le cavalier ou celui qui
le dirige, agissant d'après des principes raisonnés,
parviendra à familiariser l'animal à un exercice pour
lequel sa construction et la situation horizontale de
son corps est moins favorable que pour tout autre
exercice.

Muscles fléchisseurs et extenseurs de l'avant-bras.

Les fléchisseurs de l'avant-bras sont au nombre
de deux :

Le *long fléchisseur de l'avant-bras* ou *coraco-
cubital*. Ce muscle gros et puissant prend son origine à l'apophyse coracoïde du scapulum, passe,
sous la forme d'un gros et fort tendon, sur le trochiter, où il a les mêmes fonctions que la rotule
sur le fémur, c'est-à-dire qu'il sert de poulie de

renvoi et agit par pression, pour l'extension du
membre, quand celui-ci pose à terre ; sa partie
charnue offre une fermeté toute particulière et excep-
tionnelle qu'il doit aux couches tendineuses dont
elle est traversée ; il vient s'insérer au côté interne
de la partie supérieure du cubitus, par un tendon
arrondi, moins développé et moins fort que le
tendon supérieur ; il fléchit le cubitus, en l'attirant
en avant, lors du lever du membre, mais au moment
du poser et de l'appui du corps sur ce même
membre, il devient extenseur de l'épaule et du bras,
par la pression que nous avons dit qu'il opère sur
le sommet de l'humérus et de la pointe de l'épaule.
C'est l'action correspondant à celle de la rotule,
dans le membre postérieur. Le *coraco-cubital* a encore les importantes fonctions de solidifier l'articulation de l'épaule avec le bras, que nous avons
vu n'avoir qu'on ligament capsulaire, et d'augmenter la contraction des muscles qu'il recouvre et
auxquels il fournit une gaîne qui en ressère les
fibres.

Le gros tendon du *coraco-cubital* est dit-on,
susceptible de se luxer, c'est-à-dire, d'être jeté en
dehors ou en dedans des coulisses du trochiter où
il a son passage. Mais ce cas est si rare, que pour
notre compte, nous ne pourrions en citer un seul
exemple ; ni le muscle, ni le tendon ne sont visibles
sur l'écorché, étant entièrement recouverts par

l'extrémité inférieure du commun à la tête, à l'encolure et au bras, et les muscles voisins.

Le *court fléchisseur* ou *huméro-cubital*, non visible sur l'écorché, est couché dans la fosse oblique du corps de l'humérus. Il est presqu'entièrement charnu. Son origine est à la tête de l'humérus, et son insertion à la tubérosité externe du cubitus. Il est congénère du précédent pour la flexion de l'avant-bras sur le bras.

Les extenseurs de l'avant-bras partent du bord postérieur du scapulum, et viennent s'insérer à l'apophyse olécrane formant la base du coude ; ils sont au nombre de trois, visibles sur l'écorché : le *long* [26], le *grand* [27], le *court* ou *externe* [28] *scapulo-olécraniens*. Ils forment, par leur réunion un veritable cône, dont la pointe est dirigée obliquement en haut et en arrière ; cône qui remplit tout l'angle articulaire postérieur formé par le scapulum et l'humérus. Leur contraction attire l'apophyse olécrane en haut, et la porte en avant, ce qui dirige en bas et en arrière l'extrémité inférieure du cubitus et produit le redressement de ce rayon articulaire. Ce mouvement constitue l'extension de l'avant-bras.

Ces muscles, nommés en général, *olécraniens*, sont les plus essentiels à observer, pour juger de l'énergie et de l'étendue des mouvements qu'ils doivent opérer, ainsi que de la vitesse et, surtout, de la sûreté de la marche. Il en est de même de

tous les extenseurs généralement ; et quoique nous
l'ayions déjà dit, nous le répétons encore, sans
préjudice de ce que nous aurons à en dire plus loin,
afin de bien inculquer et graver la connaissance
de ce principe dans la mémoire.

Muscles fléchisseurs et extenseurs du canon.

Ces muscles partent des éminences internes et
externes inférieures de l'humérus, nommées, la
première, épi-condyle , et la deuxième, épi-trochlée ; ils s'étendent sur le cubitus, forment la partie charnue de l'avant-bras, où ils sont distingués
les uns des autres par des interstices musculaires
prononcées, quoique renfermés et contenus dans
une gaîne commune avec les extenseûrs, Leur
développement et leur saillie constitue l'épaisseur
et la largeur de l'avant-bras, et, par conséquent la
force et la beauté de cette partie, les fléchisseurs
sont au nombre de cinq ; mais trois seulement sont
apparents sur l'écorché.

Le *fléchisseur externe du canon* ou *épitrochlo-
sucarpien* [29]. Ce muscle, l'un des plus apparents à
l'extérieur et sur l'animal vivant, existe sur le côté
externe et postérieur de l'avant-bras, où il fait une
saillie très-prononcée. Il a son origine à l'éminence

épi-trochlée de l'humérus, et son insertion, par deux branches ou divisions tendineuses, au péroné externe, et à l'os crochu ou sucarpien. Son milieu ou ventre est très-développé; il fléchit le genou et le canon.

Le *fléchisseur oblique du canon* ou *épicondylo-sucarpien* [30], forme la face latérale interne et postérieure de l'avant-bras, et est opposé exactement au précédent, son congénère. Il a son origine d'une part, à l'éminence épi-condyle, et, d'une autre part, au bord postérieur de l'apophyse olécrane, par une petite portion musculaire qu'il y envoie. Il a son insertion à la face interne de l'os crochu.

Le *fléchisseur interne du canon* ou *épicondylo-métacarpien* [31], occupe le milieu de la face interne de l'avant-bras; il est plus petit et moins tendineux que les deux précédents; il part également de l'épi-condyle de l'humérus, et vient s'insérer au canon au-dessous des os du genou, sur le péroné interne. Il a les mêmes usages que les deux fléchisseurs précédents, dont il est congénère.

Ces trois muscles, ainsi que les deux qui ne sont pas visibles sur l'écorché, sont fléchisseurs proprement dits du genou et du canon, lorsque l'animal lève le membre; mais ils deviennent extenseurs aussitôt, qu'ayant regagné le sol, le même membre reçoit le poids du corps sur lui. Leur action s'exerçant sur l'os crochu ou sucarpien, qui fait fonction de poulie de renvoi, ainsi que sur la partie supérieure

du canon, a pour effet de contribuer au redressement de l'articulation du genou, et de concourir à la
solidité de cette articulation, à l'instant de l'appui
de la masse du corps sur l'extrémité.

Les extenseurs proprement dits du canon sont au
nombre de deux.

L'extenseur droit antérieur du canon ou *épitrochlo-prémétacarpien* [32 et 32 *bis*], est un muscle
puissant, faisant une forte saillie en avant de la partie supérieure de l'avant-bras, dont il forme la plus
grande largeur, immédiatement au-dessous du bras.
Son développement, très-prononcé dans les chevaux
musculeux et bien conformés, est un indice de force
et de vigueur. Il longe l'avant-bras depuis l'épi-trochlée, où il devient tendineux. Son tendon passe
par-dessus et en avant de cette articulation, où il est
maintenu par des brides ligamenteuses, et vient
s'insérer en avant du canon, un peu au-dessous du
genou; c'est le principal agent de l'extension du
canon.

L'extenseur oblique du canon ou *cubito-métacarpien oblique* [33]. Sa partie musculaire est entièrement cachée par les autres muscles qui forment l'a-
vant-bras; on n'aperçoit, sur l'écorché, que l'extrémité seulement de son tendon, un peu au-dessus et
en avant du genou, entre son congénère, le tendon
de l'*extenseur droit antérieur*, et l'*extenseur antérieur du pied*. Il a son origine au cubitus même, et
vient obliquement s'insérer à la partie supérieure et

postérieure du canon, à la tête du péroné, en passant par-dessus le genou, où il glisse dans une coulisse, et est maintenu par des brides ligamenteuses comme le précédent.

Muscles fléchisseurs et extenseurs du pied.

Ces muscles sont au nombre de quatre ; deux fléchisseurs et deux extenseurs.

Les deux fléchisseurs sont très-importants à connaître, parce qu'ils ont la triple fonction d'être *fléchisseurs, extenseurs* et *suspenseurs*. Ils seront, de notre part, l'objet d'une attention particulière :

Le *sublime* ou *perforé* ou *épicondylo-phalangien* [34 et 34 bis] part de l'épi-condyle, descend derrière le cubitus jusqu'au genou, où il prend la forme d'un gros tendon ; ce tendon franchit cette articulation, en passant dans la coulisse que lui fournit l'os crochu ; il continue son trajet entre les deux péronés, en longeant le canon sans le toucher ; il passe encore par-dessus les sésamoïdes et l'articulation du boulet, et va s'insérer, en se bifurquant, à l'os de la couronne, où il se termine. Sa partie charnue, qui forme un seul et même faisceau avec le muscle suivant, est entièrement recouverte par les autres muscles de l'avant-bras.

Le *profond* ou *perforant*, ou *cubito-phalangien*,

[35, 35 bis et 35 ter.], ayant la même longueur que le précédent, et se confondant avec lui par sa partie charnue pour constituer une masse allongée, prend son origine à trois points différents : à l'épicondyle avec son congénère, à la face postérieure et moyenne du cubitus, et enfin au bord postérieur de l'apophyse olécrane ; ces trois points d'attache lui donnent une grande puissance de résistance qui lui était nécessaire. Il descend, comme le précédent, jusqu'au genou, où il devient aussi tout à fait tendineux. Là son tendon entre dans celui du *sublime*, et le *perfore*, en effet, ainsi que l'indique son nom, dans toute sa longueur, ce qui fait que ces deux tendons paraissent n'en faire qu'un à l'extérieur ; arrivé à l'os de la couronne, il quitte le *perforé*, en passant entre ces bifurcations, et va, en s'aplatissant et s'amincissant comme une aponévrose, s'insérer à la face plantaire de l'os du pied ; dans ce dernier trajet, il passe et glisse sur l'os naviculaire, destiné spécialement, comme une petite poulie de renvoi, à éloigner ce tendon du contact immédiat de l'articulation, et à faciliter son action et son jeu.

Le passage et le mouvement du *perforant* dans le *perforé*, est facilité d'ailleurs dans son trajet, par la synovie, que ces tendons paraissent avoir la propriété de sécréter. Leur écartement de l'os du canon, qui est relatif à la hauteur de l'os crochu ou sucarpien et des sésamoïdes, établit, à l'extérieur, la largeur du membre, à sa partie nommée le *canon et le tendon*.

Dans le lever du membre, le *perforé* et le *perforant* sont fléchisseurs, non-seulement du pied, mais encore des autres rayons articulaires supérieurs, jusqu'au canon inclusivement, concurremment avec leurs fléchisseurs propres que nous avons décrits ; mais au moment du poser du membre sur le sol, et de l'appui du corps sur lui, ces muscles deviennent extenseurs et suspenseurs : Extenseurs, par la fermeté et la solidité qu'ils procurent aux articulations du genou et du boulet ; suspenseurs, par la pression qu'ils opèrent sur cette dernière articulation, dont ils empêchent la trop grande flexion, par un effet semblable à celui du tendon coraco-cubital sur l'articulation de l'épaule avec le bras, et à celui de la rotule, sur celle du fémur avec le tibia.

Nous placerons immédiatement après ces deux muscles, le *carpo-phalangien* ou *suspenseur du boulet*, agent principal du soutien de cette articulation, et que des auteurs d'hippiatrique considèrent comme un ligament, d'autres comme un muscle tendineux et d'autres encore comme un simple tendon ; il constitue une espèce de corde aplatie, très-résistante et inextensible, dans laquelle on distingue à peine quelques fibres charnues ; il sépare le *perforé* et le *perforant* du canon, entièrement dérobé à la vue à son attache entre les deux péronés, et fixé contre l'os du canon, il s'en détache à sa partie inférieure et devient très-apparent entre cet os et les tendons fléchisseurs. Il s'étend depuis la partie moyenne postérieure du canon, jusqu'à la partie moyenne postérieure du paturon ; passant sur les sésamoïdes où il s'attache, il soutient et solidifie l'articulation du boulet, et empêche sa trop grande flexion en arrière, dans l'instant de l'appui du corps sur le membre. Nous venons de voir que le *perforé* et le *perforant* sont ses auxiliaires puissants dans cette importante fonction. Sa densité et sa résistance, de même que celle de ces auxiliaires sont les garants de la solidité de cette partie isolée du membre ; comme leur mollesse, leur empâtement et leur laxité sont des causes de faiblesse et de prompte ruine.

Le *suspenseur du boulet* concourt encore, à l'instar des soupentes ou ressorts de voitures suspendues, à mitiger l'effet des réactions pour les viscères de la poitrine et de l'abdomen, surtout à l'allure du trot.

Les *extenseurs du pied* sont :

L'*extenseur antérieur du pied* ou *épi-trochlo-préphalangien* [36], et l'*extenseur oblique du pied* ou *cubito-préphalangien* [37] ; ils occupent la partie moyenne latérale externe de l'avant-bras, où on les distingue facilement ; ils sont l'un à côté de l'autre, le premier couvrant en partie le second. Ils ont leur origine, le premier à l'épi-trochlée, et le dernier du côté externe du cubitus ; ils deviennent très-tendineux près du genou. Leurs tendons se dirigent en avant de cette articulation, et y sont maintenus

par des brides ligamenteuses et des coulisses dans
lesquelles ils glissent pour descendre de là en avant
du canon, et venir s'insérer, au rebord antérieur de
l'os du pied, le dernier, en avant de l'extrémité supérieure de l'os du paturon, où il adhère au ligament capsulaire de l'articulation. Dans leur trajet,
ces tendons fournissent aux os sur lesquels ils passent, des prolongements ou appendices, qui font
participer ces mêmes os à leur action.

Si l'on jugeait les muscles extenseurs du pied par
leur grosseur et leur nombre, ils devraient paraître
peu puissants, en proportion du poids qui gravite sur
les parties soumises à leur action, et de la force dont
ils ont besoin ; mais ils sont doués exceptionnelle-
ment d'une grande force de contraction ; et nous
avons vu d'ailleurs, qu'ils sont efficacement aidés
dans leurs fonctions d'extenseurs, d'abord par les
muscles olécraniens, extenseurs de l'avant-bras, par
le *perforé* et le *perforant*, qui, de fléchisseurs qu'ils
sont dans le lever du membre, deviennent extenseurs dans le poser, et enfin par le *suspenseur du
boulet*, qui n'agit pas par contraction, sans doute,
mais par la résistance qu'il oppose à la flexion trop
grande de l'articulation du boulet.

Tous ces muscles fléchisseurs et extenseurs des
rayons articulaires inférieurs que nous venons de
décrire et d'examiner dans leur action et leur forme,
depuis l'avant-bras jusqu'au pied, et qui sont au
nombre de *onze*, dont *neuf* sont apparents sur l'é-

corché, ont tous leur partie fibreuse ou charnue fixée autour du cubitus; et ce sont ces nombreux faisceaux musculaires qui constituent l'avant-bras. C'est donc avec raison que l'on considère la largeur, la fermeté et le développement de cette partie du membre, comme le meilleur indice de l'énergie des mouvements et de la solidité du cheval dans son avant-main.

Muscles des membres postérieurs.

Les membres postérieurs, avons-nous dit, sont principalement chargés du transport et de la propulsion de la masse en avant. Dans la description du squelette, en outre de la grosseur des os et de la longueur des bras de levier qu'ils forment, nous avons fait remarquer que la disposition des rayons articulaires favorisait cette fonction essentielle, au moyen des angles nombreux qui résultent de leurs articulations, angles opposés à ceux formés par les rayons des membres antérieurs, et dont la fermeture et l'ouverture alternative pousse ou projette continuellement en avant cette même masse.

Si à ces considérations nous ajoutons celles que le fémur ou os de la cuisse est chargé seul d'exécuter les mouvements correspondants à ceux de l'épaule et du bras, le scapulum et l'humérus, et que, de plus il

opère ceux de rotation, d'adduction, d'abduction et
de circonduction, mouvements si peu développés et
si pénibles à exécuter par les membres antérieurs, et
cela indépendamment des fonctions de supports de
la machine, que les membres postérieurs partagent
avec ceux de devant, nous ne serons pas surpris de
la grosseur, du développement, du nombre, de la puissance et de la complexité des muscles qui s'offrent à
notre examen dans cette région.

Muscles de la croupe et de la fesse qui font mouvoir la cuisse et la jambe.

Ceux de la croupe proprement dits, sont situés
sur la partie supérieure du coxal. Ils sont au nombre de trois, dont deux seulement sont apparents
sur l'écorché et constituent ensemble une masse
charnue considérable. Superposés les uns aux autres, ils fournissent des expansions membraneuses
qui, par leur compression sur les muscles situés sous
eux, favorisent et augmentent la force de contraction de ceux-ci.

Le *grand fessier* ou *grand ilio-trochantérien* [38],
muscle pair, existe de chaque côté de la croupe,
dont il détermine en partie la forme; il offre un volume très-gros, et occupe entièrement la fosse iliale;
il se prolonge sur le *long dorsal* ou *ilio-spinal* dans

lequel il s'implante, pour ainsi dire, par une production spéciale qui se loge dans une cavité particulière de ce dernier muscle. Le *grand fessier* s'attache aux angles antérieurs de l'ilium, où il a son origine la plus habituelle, et vient s'insérer au trochanter, en se prolongeant derrière cette éminence jusque vers le milieu de la face postérieure du fémur.

L'action de ce muscle est fort variée et très-puissante : dans la progression ordinaire, il étend la cuisse en arrière, pousse le corps en avant, et produit, par conséquent, la détente du membre; dans le reculer, il porte tout le membre en arrière; par son prolongement sur l'ilio-spinal, il établit avec ce muscle une correspondance d'action qui le fait participer puissamment aux grands mouvements du corps. Il concourt ainsi à l'enlever de l'avant sur l'arrière-main, dans le cabrer; et, réciproquement, de l'arrière sur l'avant-main, dans la ruade, selon que son point fixe ou d'origine est aux iliums ou au trochanter. Il agit surtout dans le saut et le galop de course, qui demandent une grande extension des membres postérieurs.

Le *moyen fessier* ou *moyen ilio-trochantérien* [39], embrasse le précédent par deux prolongements ou branches affectant la forme d'un fer à cheval se dirigeant en haut et en avant, et se réunissant inférieurement et postérieurement en une forte partie charnue qui occupe la partie moyenne de la croupe. Il est congénère du *grand fessier*, et prend, selon les mouvements à exécuter, son origine et son insertion aux mêmes points que celui-ci, c'est-à-dire, aux iliums et au trochanter. Il a une partie aponévrotique très-large qui, en se prolongeant sur les muscles qu'il recouvre ou avoisine et en les resserrant, augmente la force de contraction de toute cette masse charnue.

Le *petit fessier* ou *petit ilio-trochantérien*, situé très-profondément sous l'extrémité postérieure du *grand fessier*, n'est pas apparent sur l'écorché. Il concourt aux mêmes usages que les deux précédents, notamment à l'élévation de la cuisse sur la hanche, et prend son origine et son insertion aux mêmes points.

Les muscles proprement dits des fesses, région postérieure ou poplitée de la cuisse, sont au nombre de quatre, dont trois sont très-volumineux et apparents sur l'écorché.

Le *long-vaste* ou *ischio-tibial externe* [40], s'étend depuis la partie de la croupe qui répond à l'os sacrum et nommée susacrée, jusqu'à la partie supérieure et moyenne du tibia; dans son trajet, il forme un vaste arc de cercle irrégulier, dont l'extrémité supérieure se termine en pointe entre le *moyen fessier* et le *demi-membraneux*, et dont la partie charnue va en s'élargissant jusqu'à son insertion au tibia, et à la rotule; il s'attache en passant à la partie latérale postérieure des ischiums, par une production particulière, qui se prolonge aussi jusqu'au

corps du fémur. Son origine la plus ordinaire est à
la tubérosité ischiale. Son action est complexe et
puissante ; elle produit la flexion de la jambe sur la
cuisse, elle concourt à porter et à étendre tout le
membre en arrière et à détacher la ruade ; et lorsque le point fixe ou d'origine du muscle est à la
jambe, il devient un des plus puissants agents dans
l'action du cabrer, du saut, et en général dans les
mouvements violents et les allures vives et relevées.

Le *demi-membraneux* ou *ischio-tibial interne*
[41], suit le trajet contourné du *long-vaste*, jusqu'à
la pointe du *biceps de la jambe*, qui l'en sépare. Il
constitue aussi une grande masse charnue, qui forme
la partie postérieure de la fesse et, plus bas, celle
de la cuisse. Il s'attache, en arrière du *long-vaste*,
également à l'extrémité postérieure de la région susacrée, c'est-à-dire au sommet de la croupe, prend
son point d'origine principale au côté interne de
l'angle ischial, et son insertion, partie à la tubérosité interne du tibia, et partie au condyle interne et
inférieure du fémur.

Il concourt aux mêmes mouvements que les précédents, dont il est congénère.

Le *biceps de la jambe*, *ischio-tibial moyen*, ou
postérieur [42], apparaît entre le *long-vaste* et le
demi-membraneux, à leur partie inférieure qu'il
sépare largement et profondément. Il s'étend depuis
la pointe des fesses, où il a son point fixe, jusqu'à
l'origine du tendon calcamen, en se continuant en

dedans de la jambe où il a son insertion par une aponévrose ; il est en grande partie recouvert par le long-vaste et le demi-membraneux ; sa partie apparente sur l'écorché paraît double, et forme comme une espèce de cône, dont la base est à la jambe, et dont la pointe se perd entre les deux muscles au milieu desquels il apparaît.

Ces trois muscles *ischio-tibials* ont des fonctions extrêmement importantes : fléchisseurs dans le lever des membres postérieurs, en attirant en haut la partie inférieure du tibia, ils deviennent par le même mécanisme que nous avons vu dans les membres antérieurs, extenseurs au moment où le membre, ayant regagné la terre, est chargé du poids de la masse et de la pousser en avant. Ayant le sol pour point d'appui, la contraction de ces mêmes muscles, réagissant sur le sommet des angles articulaires fléchis, les redressent, étendent le membre en arrière et chassent le corps en avant, en aidant à la détente du jarret.

Le développement fortement accusé de ces muscles, leur densité et leur fermeté, sont donc un garant de force et de vigueur dans le cheval, et, par conséquent, d'énergie et de vitesse des allures, quand la disposition de la charpente osseuse correspond aux facultés musculaires, et en favorise l'action.

Muscles de la cuisse.

Face antérieure.

Ces muscles forment le *grasset* à l'extérieur, et sont connus sous le nom général de *muscles rotuliens*. Leurs fonctions locomotives sont très-importantes : ils fléchissent la cuisse sur le bassin en la portant en avant, et déterminent l'extension de la jambe sur la cuisse, par la pression qu'ils opèrent sur la rotule; trois seulement sont visibles sur l'écorché.

Le *fascia-lata* ou *ilio-aponévrotique*, [43] a son origine à l'extrémité antérieure et inférieure de l'ilium, et vient s'insérer à la rotule, ainsi qu'à l'éminence supérieure du tibia, par une large expansion aponévrotique, qui enveloppe antérieurement toute cette articulation compliquée, y compris l'insertion de tous les autres *muscles rotuliens*. Dans le lever du membre, il fléchit la cuisse sur le bassin en attirant en haut la rotule, qui y attire après elle la partie inférieure du fémur, et la partie supérieure du tibia; mais lors du poser et de l'appui du membre sur le sol, il fait agir cette même rotule par pression sur le sommet de l'articulation fémorotibiale, et la redresse, en opérant l'extension de la cuisse et de la jambe en arrière, extension que nous avons dit opérer la propulsion du corps.

Le *facia-lata*, outre ses fonctions d'extenseur et de fléchisseur, a encore, et surtout, celle de soutenir, d'affermir la contraction des autres *muscles rotuliens* situés sous lui, et dont nous avons vu qu'il enveloppe et comprime les insertions à la rotule et au tibia, ce qui augmente considérablement la force et l'énergie de ceux-ci.

Le *droit antérieur* ou *ilio-rotulien* [44], est situé sur toute la longueur de la face antérieure du fémur, et a son origine et son insertion aux mêmes os que le précédent, qui le recouvre et le cache presque entièrement ; on n'en aperçoit qu'une très-petite portion longitudinale, terminée en pointes des deux bouts, au-dessus du grasset, près du flanc, et qui semble être une annexe du *facia-lata*, dont il a, d'ailleurs, les mêmes usages comme fléchisseur et extenseur de la cuisse et de la jambe ; il concourt aussi à la fixité du bassin sur le membre.

Le *vaste externe et interne et le crural* ou *trifémoro-rotulien* [45]. Ce muscle, ou plutôt ces trois muscles, car il est composé de trois parties ou portions, forme une grosse masse charnue, située très-profondément sur toute la face antérieure du fémur ; la seule portion apparente sur l'écorché, est celle qui forme le *crural* proprement dit ; elle affecte une forme triangulaire, occupe juste le milieu de la cuisse, entre le *grand-fessier* [38], le *long-*

vaste [40] et le *facia-lata* [43]. Ces trois parties prennent leur origine à la surface intérieure du fémur, en s'attachant à l'*ilio-rotulien* ou *droit antérieur*, et leur insertion à la rotule. Ce muscle triple est congénère des autres muscles rotuliens, mais agit plus spécialement pour l'extension de la jambe sur la cuisse.

D'autres muscles rotuliens, congénères ou auxiliaires de ceux que nous venons de décrire, sont situés en dessous ; leur action est notablement augmentée par la contraction de ceux qui les recouvrent.

Face postérieure.

Les seuls muscles que nous ayions à étudier sur cette partie, sont ceux qui opèrent l'extension du jarret ; ils correspondent aux muscles du mollet nommés *jumeaux* dans l'homme, et sont désignés quelquefois du même nom, par analogie, dans le cheval, par des personnes n'ayant étudié la miologie de cet animal que superficiellement. Ils se nomment, l'un :

Le *premier extenseur du canon* ou *bifémoro-calcanien* [46 et 46 *bis*]. C'est un muscle fort et trèscomplexe, dont la partie charnue, considérablement plus grosse dans son milieu qu'à ses extrémités, et entremêlée d'intersections tendineuses longitudinales,

présente deux masses ou faisceaux à peu près semblables, d'où lui vient son nom de *bifémoro*. Il prend
son origine à l'extrémité inférieure du fémur, par
ses deux faisceaux ou branches ; il apparaît sur la
partie supérieure et postérieure de la jambe, au-
dessous du *demi-membraneux* et du *biceps de la
jambe*. Les deux portions du *bifémoro-calcanien* se
détachent de la jambe, et se réunissent inférieurement en un gros tendon, qui se termine et s'insère
au calcanéum, laissant entre lui et l'extrémité inférieure du tibia un vide qui établit la largeur du
jarret. Ce tendon constitue ce que l'on nomme la
corde du jarret, correspondant au *tendon d'A-
chille* dans l'homme. L'autre muscle se nomme :

L'extenseur latéral du canon ou *péronéo-calcanien* [47]. Celui-ci prend son origine autour de la
tête du péroné, près de l'articulation fémoro-tibiale ;
il est grêle, allongé, flasque, et règne à côté du *bifémoro* qu'il accompagne ; son tendon, long et grêle,
s'unit inférieurement à la corde du jarret. Il est
congénère du précédent, en concourant à l'extension ou détente du jarret ; mouvement qui a une action si importante dans la propulsion de la masse et
joue un si grand rôle dans la locomotion.

Face interne.

Les muscles de cette partie constituent le *plat*

des cuisses; il y en a plusieurs couches superposées
l'une à l'autre. Ils sont, les uns, fléchisseurs, les autres extenseurs, adducteurs ou abducteurs, selon
qu'ils agissent isolément ou simultanément; deux
sont placés près de l'articulation supérieure de la
cuisse (coxo-fémorale); ils sont très-internes; l'un
fait tourner la cuisse au-dedans, l'autre en dehors;
le seul visible sur l'écorché est :

Le *court adducteur de la jambe* ou *soupubio-ti-
bial* [48]. Il part de la symphyse du bassin ou pubis, et vient s'insérer au tibia, qu'il attire avec tout
le membre, en dedans, par sa contraction; il occupe presque toute la face interne de la cuisse, et
en forme à lui seul le plat proprement dit; il a pour
congénères plusieurs autres muscles plus puissants
que lui comme adducteurs, tels que le *long adducteur* ou *sous-lombo-tibial*, et le *pectinéus* ou *supu-
bio-fémoral*, qu'il recouvre entièrement, mais qui
le font paraître d'un volume considérable; c'est
leur développement et le sien qui constitue la masse
charnue que l'on remarque au bas de la face interne
des cuisses, dans les chevaux musculeux, et que
l'on dit communément être *bien gigotés*, ce qui
écarte convenablement les membres de derrière, et
fait que le cheval *marche large*. C'est un indice
constant de force dans l'arrière-main, comme le
contraire en est un non moins habituel de faiblesse.

Muscles de la jambe, fléchisseurs et extenseurs du canon et du pied.

Ils sont situés autour du tibia, et forment la jambe comme nous avons vu leurs correspondants des membres antérieurs situés autour du cubitus et former l'avant-bras. Leurs usages sont aussi, relativement, les mêmes que ceux de ces derniers.

Le *fléchisseur du canon* ou *tibio-prémétatarsien* [49]. Ce muscle est couché immédiatement sur la face antérieure interne du tibia, et forme en avant de la jambe un renflement très-prononcé ; il est formé de deux parties superposées longitudinalement, dont la plus externe constitue une forte corde tendineuse. Son origine est au fémur, et il vient, par un fort tendon bifurqué, s'insérer, d'une part, au péroné interne du canon, et, de l'autre part à la partie moyenne antérieure du canon, qu'il fléchit en avant, par l'effet même de la contraction du muscle ; tandis que, d'après la disposition et les attaches de sa partie formant une *corde tendineuse*, il agit souvent plutôt mécaniquement qu'activement pour déplacer les os auxquels il est attaché.

Le *fléchisseur oblique du pied* ou *péronéo-phalangien* [50]. Il occupe le milieu un peu postérieur de la face interne de la jambe, et est placé contre le

précédent, au tendon duquel le sien s'unit au bas du
jarret, passant par la face interne de cette articulation et glissant dans une coulisse, pour se diriger ensuite obliquement à la face postérieure du canon. Il
est congénère des *perforé* et *perforant*, dans la
flexion du pied, sans partager avec eux les fonctions
d'extenseurs et de suspenseurs.

Le *sublime ou perforé* ou *fémoro-phalangien*, [51,
51 *bis*, 51 *ter*] a son origine à la face postérieure et
inférieure du fémur, au-dessus du condyle externe,
où il paraît s'unir et se confondre avec le bifémoro-
calcanien : sa partie musculaire ou charnue dégénère
promptement en un gros tendon qui, s'applatissant,
passe sur le calcanéum, par dessus la *corde du jarret*, où il est maintenu par des brides ligamenteuses,
et où la synovie facilite son jeu ; de là, il suit le même
trajet que son correspondant des extrémités antérieures ; passant également sur le boulet et les sésamoïdes, où il glisse, et se terminant à l'os de la couronne en se bifurquant. Le tendon du *sublime* ou
perforé, indépendamment de ses fonctions de fléchisseur du pied, est encore un puissant auxiliaire
du *bifémoré-calcanien*, pour l'extension du canon
et la détente du jarret, par la pression qu'il opère
sur le sommet du calcanéum.

Le *profond ou perforant*, ou *tibio-phalangien* [52,
52 *bis*, 52 *ter*] Sa partie charnue ou musculaire
prend son origine à la face postérieure du tibia, à
la tubérosité externe du même os, ainsi qu'au pé-

roné. L'extrémité inférieure de sa partie musculaire, et le commencement de son tendon sont très-apparents sur l'écorché, entre le tibia et la corde du jarret; entre celle-ci et lui existe le vide qui résulte de l'écartement de cette corde tendineuse. Son développement, sa grosseur et sa densité sont des conditions de vigueur et de puissance des membres postérieurs. Devenu tendineux au-dessous du jarret, il descend à la base du calcanéum, qui lui fournit une coulisse nommée arcade tarcienne, où il passe. Presque immédiatement après, il entre dans le *perforé*, comme dans les membres de devant, ne formant plus avec lui qu'une même corde tendineuse à l'extérieur; après quoi il se prolonge et se comporte exactement de la même manière que son correspondant antérieur.

Les conséquences que nous avons tirées, relativement à la force de contraction de ces deux muscles, et de la résistance de leurs tendons, pour les membres antérieurs, sont, ainsi que celles de leur faiblesse ou de leur atonie, de tous points applicables à leurs correspondants des membres postérieurs.

Le *suspenseur du boulet* au *tarso-phalangien* [53] est situé de même et a exactement la même disposition et les mêmes usages que dans le membre de devant.

L'*extenseur antérieur du pied* ou *fémoro-préphalangien* [54] constitue la partie antérieure externe de la jambe. C'est le muscle le plus saillant de cette partie ; son *ventre* ou partie moyenne forme cette proéminence charnue que l'on aime à trouver dans les chevaux, et qui est généralement très-prononcée et très-ferme chez ceux qui ont de la distinction. Il a son origine près du condyle externe du fémur, et son insertion au rebord antérieur de l'os du pied. Il opère l'extension du pied, et, par les prolongements de son tendon, contribue à l'affermissement des trois dernières articulations du membre.

L'*extenseur latéral du pied* ou *péronéo-préphalangien* [55] est situé à côté du précédent, et en contact immédiat avec lui ; il occupe la partie moyenne latérale externe de la jambe ; plus petit, moins fort surtout que son congénère, son tendon inférieur, après avoir passé dans une coulisse ou anneau au côté extérieur du pli du jarret, se dirige obliquement vers le tendon de l'*extenseur antérieur*, et se réunit à lui vers le milieu du canon, où ils sont maintenus par des brides ligamenteuses, dans lesquelles la synovie les fait glisser librement ; pour, de là, se rendre ensemble à l'os du pied, où ils ont une insertion et des usages identiques.

Tel est l'exposé descriptif des muscles principaux du cheval, visibles et distincts sur l'écorché, et dont les formes, les contours et les mouvements s'accusent ou se dessinent plus ou moins sur l'animal vivant. Si nous nous sommes apesantis sur cette matière plus que, jusqu'ici, on a eu l'habitude de le faire,

dans des ouvrages qui ne sont pas destinés spécialement à l'enseignement de la médecine vétérinaire,
nous en avons dit les raisons au commencement de
cette étude : nous considérons comme si nécessaire,
comme si indispensable à la *connaissance* et à *l'emploi* du cheval à n'importe quel service, l'étude approfondie de ses facultés locomotives, que nous ne
craignons pas de dire que sans l'intelligence positive et raisonnée des ressorts et des rouages, etc.
dont l'arrangement et l'action constituent ces facultés mêmes, il n'y a qu'incertitude, hasard et dé-
ception dans le choix et l'acquisition de cet animal,
et que routine et tâtonnement dans l'emploi qu'on
en fait.

Avant de passer à l'étude d'un autre ordre d'organes, résumons sommairement les points principaux sur lesquels nous avons insisté dans l'étude des
agents de la locomotion.

Rappelons surtout que ce sont les *muscles extenseurs* dont le développement, la fermeté, et, par conséquent la force et l'énergie sont le plus à considérer. Nous nous sommes particulièrement attaché à les
décrire et à les signaler en détail ; parce que, nous le
répétons, c'est là qu'il faut chercher l'indice et la
cause de la puissance motrice, et, conséquemment
de l'étendue des mouvements, de la vitesse de la
marche et de la durée des services que l'animal
peut rendre.

Ainsi, en examinant un cheval pour en faire l'ac-

quisition, pour soi-même ou pour le compte de l'É-
tat, quels que soient sa race, sa taille, sa complexion
et le genre de service auquel on le destine, on
devra, pour l'avant-main, porter son attention sur
les muscles qui constituent l'*encolure*, le *poitrail*, le
garrot; en avant, dessus, autour et surtout en arrière de l'*épaule;* cet examen fait, on portera son
regard sur l'*avant-bras;* si les muscles qui constituent sa partie charnue sont gros, saillants, fermes et
bien distincts les uns des autres, l'*avant-bras* sera
large et se détachera bien du corps par des interstices musculaires; ce qui est, à part d'autres conditions, un indice de force et de solidité ; dans l'intérêt de ces deux dernières qualités et de l'étendue des
mouvements de l'*avant-bras*, on examinera les *mus-*
cles olécraniens, qui remplissent *l'angle postérieur*
du scapulum avec l'humérus.

Si dans l'exercice et les mouvements de l'épaule et
du bras, tous ces muscles se dessinent bien ; si les
interstices musculaires sont bien prononcés ; et si, à
ces indices de vigueur se joint la fermeté des chairs
au palper de la main, on pourra compter sur l'énergie des contractions musculaires, et sur leur action
puissante sur les membres de devant; et si la solidité des articulations de ceux-ci, et la bonne disposition des rayons articulaires et leur aplomb répon-
dent au développement et à l'énergie de leurs agents
moteurs, il en résultera la conformation de l'avant-

main la plus favorable et la plus heureuse pour l'emploi du cheval de selle.

Dans l'examen du train de derrière, l'attention portera autant sur la longueur et l'horizontalité de la croupe, qui résultent de celles de l'os qui lui sert de base, le coxal, que sur le développement des muscles qui en constituent la masse charnue. Ces derniers muscles, les *fessiers*, les *rotuliens*, qui tous sont extenseurs de la cuisse ou de la jambe, doivent être l'objet d'une attention particulière. Pour que l'arrière-main ait de la chasse et de la force impulsive, ces muscles doivent être prononcés, saillants, distincts à l'extérieur, fermes au toucher, avec des interstices bien accusés. Postérieurement, on regardera si l'animal est *bien gigoté*, c'est-à-dire, si les muscles de la face intérieure des cuisses sont saillants et écartent bien les membres de derrière l'un de l'autre. Ceux qui produisent l'extension ou détente des jarrets, les *bifémoro-calcaniens* (vulgairement les *jumeaux*), dont les tendons s'insèrent à la pointe du calcanéum et forment la *corde du jarret*, doivent faire une forte saillie immédiatement *au-dessous de la cuisse*, précisément au pli de cette dernière avec la jambe. La *corde du jarret* (ou *tendon d'Achille*), devra être grosse sans empâtement, forte et bien détachée de la jambe ; les muscles qui sont entre cette corde et l'os tibia, devront bien s'apercevoir. Les extenseurs du canon et du pied, qui occupent la face antérieure du tibia et forment cette partie charnue la plus saillante de la jambe, doivent lui donner, à cet endroit, une grande largeur, être proéminents et dûrs au toucher.

Dans l'examen que l'on fait des tendons du *perforé* et du *perforant*, on observe si le *ligament suspenseur du boulet* est *bien apparent entre le canon et le tendon*, si celui-ci est bien détaché du canon, et sans dépression depuis le calcanéum jusqu'au boulet.

De même que dans les membres de devant, si au développement du système musculaire, se joint la longueur et la bonne disposition du bras de levier formé par les os, la solidité de leurs attaches les uns aux autres et la perfection de leurs aplombs, l'animal réunira les conditions et les facultés locomotives les plus favorables à la vitesse et à la durée; la force, la puissance la plus énergique pour vaincre de grandes résistances, et l'aptitude la mieux constatée à supporter longtemps la fatigue et le travail.

L'habitude de son corps, ses attitudes, sa manière d'être, sa physionomie, son air, sa fierté, etc, feront préjuger du degré d'énergie morale, de *force vitale* qui anime et vivifie des ressorts si parfaits et si favorablement disposés.

Bien peu de chevaux, sans doute, présentent une organisation aussi parfaite que celle que nous venons d'indiquer sommairement; mais la connaissance de cette organisation si désirable, quoique presque idéale, forme le coup-d'œil et lui sert d'objet de comparaison, dans l'appréciation des conformations et organisations qui s'en rapprochent ou s'en éloignent plus ou moins.

Toutes ces considérations, au reste, se représenteront d'une manière plus spéciale, et seront complétées dans la partie qui traite de la *connaissance de l'extérieur*.

CHAPITRE IV.

Description des organes de la vie, et étude des fonctions vitales.

SPLANCHNOLOGIE.

Après avoir étudié les os dans leur formation, leur consistance, leur mode d'organisation et d'articulation entre eux, et avoir examiné de même les autres tissus ou éléments nécessaires à leur jonction, à leur solidité, au jeu, à l'exercice facile de leurs fonctions, comme agents passifs des mouvements ou comme servant de base et de charpente à la machine animale ; après avoir fait la même étude des muscles, comme moteurs des os et agents actifs de leurs mouvements, et comme déterminant les formes et contours du corps, etc., nous passons à l'étude des organes inté-rieurs, au travail desquels tous les tissus, tous les éléments, tous les organes que nous connaissons déjà doivent leur formation, leur entretien et leur vitalité

Cette section de la science anatomique, dans laquelle nous appellerons à notre secours le flambeau de la physiologie, a reçu le nom de *splanchnologie* ou discours sur les viscères. Nous savons que le travail d'un ou plusieurs viscères s'appelle *fonction*. Les plus essentielles sont connues sous le nom de *fonctions d'entretien ou nutritives*. En raison de leur importance, et, quoique se liant intimement l'une à l'autre, chacune d'elles fera le sujet d'un article spécial, dans l'ordre suivant :

1° *De la digestion*,
2° *De la respiration*,
3° *De la circulation*,
4° *De la nutrition*,

Servant toutes à la conservation de l'individu, en assimilant à sa propre substance les aliments dont il se nourrit.

Nous étudierons ensuite les *fonctions de relations* qui sont :

1° La *locomotion* (déjà étudiée au chapitre des muscles),
2° La *sensibilité*,

La fonction unique et spéciale de la *génération* se présentera ensuite, complétant ce qu'il nous est nécessaire de savoir dans l'étude des deux dernières grandes divisions de cet ouvrage, la *conservation* et la *reproduction*.

§ 1er.

De la digestion.

« La digestion, dit Richerant (1), est une *fonction*
« commune à tous les animaux, par laquelle des
« substances qui leur sont étrangères, introduites
« dans leur corps, et soumises à l'action d'un sys-
« tème particulier *d'organes*, changent de qualités,
« et fournissent un composé nouveau, propre à leur
« nourriture et à leur accroissement.

D'autres physiologistes ont défini la digestion : les changements que subissent les aliments, depuis leur entrée par la bouche, jusqu'à leur sortie par l'anus, après que la partie de leurs sucs la plus pure, (*récrémenticielle*) en a été séparée et extraite par le travail des organes digestifs, et ensuite absorbée, *pour servir à la réparation des pertes* et à l'entretien des tissus, que diverses causes tendent continuellement à dé-

---

(1) *Nouveaux éléments de physiologie.* Chap. 1er, p. 157.

truire ou à user. L'entier accomplissement de cette fonction essentielle est indispensable à la santé, et est une des conditions de l'existence des êtres animés.

L'appareil digestif consiste en un long canal tubulaire et membraneux qui, commençant à la bouche et se continuant à travers la poitrine, perce le diaphragme, remplit presqu'entièrement l'abdomen de ses replis inégaux et nombreux, et va finir à l'orifice de l'anus. C'est ce que l'on nomme les *parties principales*.

Les *parties accessoires* sont les *glandes*, les *membranes*, les *vaisseaux*, les *réservoirs*, etc., qui communiquent soit de ces glandes, membranes ou vaisseaux au canal intestinal *ou parties principales*, soit de ce même canal aux parties accessoires ; pour y verser, les uns, les liquides propres à altérer, à décomposer, à fluidifier la matière alimentaire, et les autres à absorber, prendre et transporter dans le torrent de la circulation la partie récrémenticielle et liquéfiée des aliments, résultat de la digestion.

Le tube digestif ou canal intestinal varie d'ampleur et de capacité selon les régions qu'il occupe. C'est sur ces différences de développement que les anatomistes ont principalement établi leurs divisions, leurs classements et leur nomenclature. D'abord évasé à son orifice antérieur, situé au fond de la bouche, et où il prend le nom de *pharynx*, il se rétrécit aussitôt, et suivant, sous le nom *d'œsophage*, le trajet des vertèbres cervicales, il arrive au diaphragme qu'il traverse par une ouverture nommé *œsophagienne*. Il se dilate prodigieusement à cette région, pour constituer *l'estomac*, et bientôt se rétrécit de nouveau pour former les *intestins* proprement dits, divisés en *intestins grêles* et *gros intestins*.

Examen des parties principales.

La *bouche*, que plus tard nous examinerons sous les rapports de la *connaissance de l'âge* et de *l'embouchure*, est tapissée, dans toute son étendue intérieure, par la *membrane buccale*, laquelle prend divers noms, selon les parties qu'elle recouvre : sous celui de *gencives*, elle consolide l'articulation des dents ; puis après avoir recouvert les *espaces interdentaires* et le *palais*, ce dernier sous forme de gros sillons charnus, très-garnis de vaisseaux sanguins, elle devient libre au fond de la bouche et forme le *voîle du palais*, qui joue un rôle dans la déglutition et la respiration, et a pour usage particulier d'empêcher l'air de communiquer de la bouche aux cavités nazales, et réciproquement. C'est à cette disposition particulière que le cheval doit de ne pouvoir respirer que par les nazeaux. La membrane buccale recouvre la *langue* dans toute son étendue ; c'est à sa surface supérieure que sont comme implantées les *houppes nerveuses* dont la langue est parsemée, et dans lesquelles réside essentiellement le sens du goût, partagé toutefois par le palais. Ces houppes lui donnent, en cet endroit, une apparence veloutée. A la partie inférieure de la langue, la buccale, sous le nom de *frein de la langue*, fixe la partie flottante de cet organe, à un point correspondant à celui où commence l'écartement du maxillaire proprement dit.

L'usage essentiel de la membrane buccale, dans la digestion, est de laisser suinter et évaporer continuellement et abondamment, une mucosité et des vapeurs, pour faciliter la trituration et le passage des aliments, et entretenir dans ces parties une humidité nécessaire. Les conduits excréteurs des glandes salivaires aboutissent à cette membrane, dessous et tout autour de la langue.

On remarque au fond de la bouche, qui prend là le nom de *gosier* ou *cavité gutturale*, et en arrière du *voile du palais*, deux ouvertures, dont l'une, inférieure, nommé *larynx*, est l'orifice de la *trachée artère* ou conduit de l'air, et l'autre supérieure, est le *pharynx*, orifice de l'*œsophage* ou conduit des aliments

Le *larynx* communique avec les cavités nazales, pour l'introduction de l'air dans la poitrine, et à cet effet, il est constamment ouvert, excepté lorsque le *pharynx* se dilate pour recevoir les aliments triturés et en opérer la déglutition, dont plus loin nous expliquerons le mécanisme ; de sorte que ces deux ori-

fices ne peuvent normalement être ouverts en même
temps.

L'*œsophage* ou conduit des aliments, première région du tube intestinal, est formé de deux membranes superposées l'une à l'autre. La plus extérieure
est musculaire, et l'intérieure, non musculaire, est
blanche, ridée et plissée dans toute son étendue.
Les contractions péristaltiques, d'avant en arrière
de la première, font cheminer les aliments dans
l'*œsophage*, jusqu'à leur entrée dans l'*estomac*. Les
plis et les rides de la seconde lui donnent la faculté
de se dilater, et d'augmenter ainsi le calibre du
conduit alimentaire, pour le passage des corps plus
ou moins volumineux qui y sont introduits par la
déglutition. Pour faciliter encore davantage le passage des aliments, cette membrane a la propriété de
sécréter une mucosité prolifique assez épaisse, dont
elle est continuellement enduite. Cette mucosité enveloppe et accompagne les aliments et favorise ainsi
leur progression dans le canal.

Après avoir suivi le trajet des vertèbres cervicales
et de la trachée artère, entre lesquelles il est placé,
l'*œsophage* entre dans la cavité thoracique par
l'ouverture qui résulte de l'écartement de la première côte sternale de chaque côté ; après avoir
traversé la poitrine, en cheminant sous les vertèbres
du garrot et du dos, il perce le diaphragme et entre
dans l'*estomac*, situé immédiatement derrière ce
muscle.

L'insertion de l'*œsophage* dans l'*estomac* se fait d'une manière toute particulière et qui mérite d'être décrite : après aveir percé la première membrane de ce viscère, qui est musculaire, l'entrée œsophagienne chemine la longueur de quelques centimètres entre cette première membrane et la deuxième, avant que de percer celle-ci et de s'ouvrir dans l'intérieur de l'organe. On attribue avec raison à cette disposition particulière, l'impossibilité où est le cheval de vomir. Le vomissement, chez tous les animaux qui ont cette faculté, ne s'opérant que par la contraction de la membrane musculaire extérieure de l'estomac, c'est en vain que, chez le cheval, cette membrane se contracte pour cette action ; ses contractions ayant pour effet de comprimer l'entrée œsophagienne entre la première membrane et la deuxième, il est évident que cette entrée se trouvant ainsi fermée par cette compression, rien ne peut sortir par là de l'estomac ; plus même il fait d'efforts, et plus l'impossibilité devient grande.

L'*estomac*, que l'on nomme encore *ventricule*, est le viscère où s'opère le travail le plus laborieux de la *digestion* : il est creux, a à peu près la forme du sac d'une cornemuse, que les joueurs de cet instrument agreste tiennent et compriment sous leur bras, pour en faire sortir l'air. Situé derrière le diaphragme, dans la cavité abdominale, assez près des vertèbres lombaires et un peu plus à gauche qu'à droite ; cette position, ainsi que le volume de l'*estomac* varient, selon son état de vacuité et de plénitude.

De la forme contournée de l'estomac résultent l'extérieur de ce viscère, deux courbures, dont la plus considérable, nommée *grande courbure*, est la partie convexe de l'organe ; et l'autre, nommée *petite courbure*, en est la partie concave ; à la réunion de la *grande* et de la *petite courbure*, c'est-à-dire aux deux extrémités de l'estomac qui, par suite de cette conformation, sont très-rapprochées l'une de l'autre, se trouvent les deux ouvertures par lesquelles les aliments sont successivement introduits, 1° dans l'*estomac*, 2° dans les *intestins*. La première est nommée *ouverture œsophagienne*, du nom de l'œsophage qu'elle reçoit, et la dernière a reçu le nom de *pylore* qui signifie porte ou *portier* ; en effet, le *pylore* se trouve là, placé comme un portier vigilant, ne permettant aux aliments de sortir de l'estomac et ne les admettant dans les intestins, qu'après avoir reçu l'élaboration préparatoire nécessaire à la digestion intestinale. Les fibres musculaires dont il est formé, paraissent douées, pour cet objet, d'une sensibilité élective merveilleuse, qui leur fait repousser les substances qui n'ont pas encore subi la décomposition indispensable au travail des intestins grêles, et admettre, à la sortie de l'estomac, ceux qui sont suffisamment élaborés, de même aussi que les corps qui, n'étant pas susceptibles d'être altérés par l'action de l'estomac et des sucs gastriques, doivent être rejetés au-dehors.

L'ouverture ou entrée œsophagienne, se dirige vers le côté gauche, et l'ouverture ou sortie pylorique vers le côté droit.

Les parois de l'estomac sont formées de trois membranes superposées; la première est musculaire, et opère la contraction de l'estomac sur les substances alimentaires qu'il renferme; ce qui a fait penser à quelques physiologistes que la digestion stomacale était une véritable trituration. On connaît d'ailleurs la puissance de contraction de l'estomac de certains gallinacés, qui va jusqu'à broyer des noix et des noisettes qu'on leur fait avaler entières, et même des substances plus dures encore. La seconde membrane est nerveuse; et la troisième, celle qui porte directement sur la masse alimentaire, paraît produire ou sécréter deux espèces de liquides indispensables au travail de la première digestion.

L'un de ces liquides forme un enduit glaireux, et paraît destiné à préserver, à garantir l'organe des impressions vives et acres produites par les substances ingérées. L'autre, plus clair, plus limpide, et plus ou moins mélangé avec d'autres fluides, tels que la salive, etc., constitue le *suc gastrique*, dont l'action dissolvante très-active est la cause principale de la *chymification*.

Les *intestins grêles* ou *petits intestins*, dont le *pylore* est le principe, font immédiatement suite à l'estomac, sur lequel ils reposent ; ils sont comme suspendus aux lombes par une ample partie du péritoine nommée *mésantère* qui, ainsi qu'un ligament, les unit, les maintient et les empêche surtout de se mêler et de se nouer.

Viennent ensuite les *gros intestins*, divisés en trois parties ou régions, qui diffèrent de grandeur et de calibre : la première de ces divisions est le *cæcum*, la seconde le *colon* et la troisième le *rectum* ; celui-ci se termine à l'orifice de l'*anus* par un muscle nommé *sphincter*, dont la contraction permanente ne cède qu'à la pression que les excréments opèrent sur lui, lors de leur expulsion au dehors. Le *cæcum* et le *colon* sont très-volumineux ; situés au-dessous des *petits intestins* et portant directement sur les parois de l'abdomen, ils remplissent toute l'étendue qui existe inférieurement depuis le diaphragme jusqu'au bassin. Le *rectum*, moins gros et plus court que les deux premiers, a ses parois bien plus épaisses ; il traverse horizontalement le bassin dans sa partie supérieure.

Les *gros intestins* ont cela de remarquable qu'ils présentent des irrégularités, des plis et des bosselures dans toute leur étendue ; cette conformation particulière a pour objet de multiplier leurs points de contact avec les substances élaborées qui parcourent leur long trajet, afin que celles-ci soient soumises plus longtemps et plus efficacement à l'action des liqueurs digestives, et surtout à la succion des nombreux vaisseaux absorbants, dont les orifices s'ouvrent aux surfaces internes des intestins.

La longueur du tube intestinal est de dix-sept à dix-huit fois la hauteur du cheval, depuis le sommet du garrot jusqu'à terre. Sa composition est analogue à celle de l'estomac ; il est formé de trois membranes superposées ; la plus extérieure a des fibres musculaires, pour produire le mouvement péristaltique, qui fait cheminer incessamment d'avant en arrière la masse alimentaire contenue dans le canal digestif ; et indépendamment des liqueurs qu'il reçoit, il a la propriété de sécréter les humeurs et de former des vapeurs, qui aident et favorisent de diverses manières l'opération de la digestion intestinale.

Examen des parties accessoires ou environnantes.

Elles ont été ainsi nommées parce qu'elles concourent, qu'elles aident au travail de la digestion, en environnant, en suspendant, en attachant ou liant les unes aux autres les *parties principales*, ou en leur fournissant divers fluides et matériaux nécessaires à leur travail ou à leur entretien particulier.

C'est ainsi que, dans la bouche, les *glandes salivaires* connues sous les noms de *parotides* ou *avives*, de *glandes maxillaires* et *glandes sous-linguales*, fournissent la *salive*, humeur transparente et visqueuse, composée d'eau, d'albumine, dans laquelle sont dissous des phosphates de chaux, de soude, d'ammoniac, etc.; liqueur qui pénètre et ramollit les aliments, à mesure que les dents en divisent les molécules et leur imprime déjà un premier degré d'animalisation, les disposant ainsi aux changements qu'ils doivent subir dans l'estomac.

Les aliments qui ne seraient pas suffisamment divisés et imprégnés de *salive*, seraient d'une digestion bien plus difficile que lorsque cette fonction a lieu, dans toute son intégrité (1); c'est ce qui démontre l'absurdité de l'extraction des glandes parotides ou de leur broiement, opération barbare que quelques auteurs anciens prescrivaient dans le traitement de certaines maladies, et que des praticiens ignorants, et quelques maréchaux-ferrants de campagne, heureusement fort rares aujourd'hui, pratiquent encore, au grand scandale de la médecine et de la chirurgie vétérinaires.

---

(1) «... Les vieillards, après la chute complète des dents n'ont « qu'une mastication imparfaite ; et c'est là une des causes de la « lenteur de leur digestion, les sucs gastriques ne dissolvant « qu'avec peine des aliments dont les molécules ne sont point « assez divisées. (*Richerand*) »

Les *parotides* étant situées sous la peau, entre les premières vertèbres cervicales et les tubérosités de l'os de la mâchoire mobile, la salive en est constamment exprimée pendant la mastication, par les compressions répétées qu'elles éprouvent entre ces os. Leurs canaux excréteurs s'ouvrant dans la bouche autour de la langue, à peu près vers le milieu de la partie ronde des joues, et ceux des autres glandes salivaires sous la langue et dans le canal, les aliments en sont arrosés et imprégnés au fur et à mesure de leur trituration. Ces glandes sont susceptibles de s'engorger, de s'enflammer et de se détériorer même, dans certaines maladies, dont il sera parlé dans l'extérieur.

Dans son trajet entre la trachée et les vertèbres de l'encolure et dans la poitrine, l'œsophage ne présente aucune *partie accessoire*; mais elles sont multipliées dans l'abdomen ou ventre. La première qui se présente à l'analyse dans cette région, est le *péritoine*, membrane séreuse qui a reçu différents noms suivant ses différents usages et les situations qu'elle occupe. Cette membrane tapisse toute l'enceinte intérieure de la cavité abdominale elle enveloppe toute la masse de l'appareil digestif, sépare, isole les viscères les uns des autres, tout en maintenant entre eux une union médiate nécessaire à leurs usages connexes; elle leur fournit des attaches, des ligaments et des enveloppes particuliers. C'est un de ses prolongements qui lie et soutient, ainsi que nous l'avons dit, les intestins aux lombes, sous le nom de *mésentère*; l'estomac est aussi enveloppé par une de ses expansions nommées *épiploon*, dont la forme et l'aspect sont semblables à ceux de l'instrument de pêche appelée épervier, les intestins grêles figurant assez bien les plombs suspendus aux mailles du filet. Ce repli du *péritoine* entoure l'estomac sans y être adhérent ; il paraît avoir pour but, outre son usage de suspenseur des intestins, de faciliter le développement de l'organe, lorsque les aliments y sont admis. La graisse s'y accumule en grande quantité, ce qui a fait penser, d'après Galien, qu'il garantit l'estomac du froid, et lui donne ou lui conserve la chaleur indispensable à l'élaboration importante dont il est chargé. D'autres physiologistes lui donnent différentes autres fonctions, et Richerand paraît croire que le sang, *en coulant seulement dans ses vaisseaux longs et déliés*, y contracte quelque qualité qui le rend plus propre à fournir les matériaux de la *bile*. Le *péritoine* laisse continuellement exhaler les vapeurs qui ont pour usage d'entretenir la souplesse et l'humidité nécessaires à l'abdomen. Ces vapeurs, en se condensant, forment une sérosité qui est reprise par les nombreux vaisseaux séreux dont le *péritoine* est garni, et transportée dans le torrent de la circulation.

Le foie est un viscère très-volumineux, situé en arrière du diaphragme, sur le côté droit duquel il est appuyé, auquel il adhère et dont il suit tous les mouvements. Ce gros viscère, composé de trois lobes dont chacun a des dentelures irrégulières, est formé de petits grains glanduleux; sa couleur générale est brunâtre. C'est une sorte de filtre dans lequel se forme la *bile*, liqueur extraite, par le travail de cet organe, du sang qu'il reçoit des intestins, de la rate et de l'estomac par la *veine-porte*.

La *bile* est un liquide visqueux, jaunâtre, amer, très-composé, à la fois aqueux, albumineux, huileux, alcalin et salé. A mesure qu'il est formé dans le *foie*, il est absorbé par les *conduits biliaires*, dont la réunion à un centre commun constitue un *canal* nommé *hépatique* ou *hépato-intestinal*, qui se rend directement dans l'intestin grêle et y verse la bile, agent actif de la *digestion intestinale*, qui, en se mélangeant avec les aliments changés en *chyme*, au sortir de l'estomac, exerce sur eux une action dissolvante profonde, leur fait subir, conjointement avec le *suc pancréatique*, les derniers changements qu'ils sont susceptibles de recevoir dans le tube digestif (1).

---

(1) Nous faisons, pour mémoire seulement, observer ici que le cheval et tous les monodactiles en général ne sont pas pourvus du réservoir biliaire nommé communément *vessicule du fiel*, contrairement à ce qui existe dans les ruminants et les carnivores, qui ont tous ce réservoir, où la bile acquière plus de couleur, de vicosité et d'amertume, et aussi plus de propriété dissolvante.

Le *pancréas* est un organe glanduleux, peu considérable, situé très-profondément, en travers de l'estomac, sous les piliers du diaphragme et la première vertèbre lombaire. Il sécrète et élabore un liquide jaunâtre, glanduleux, peu connu dans ses principes, mais qui paraît avoir une grande analogie de composition et de propriétés avec la *salive*. Les physiologistes sont peu d'accord sur son usage, mais il est évident qu'il a une action importante dans la digestion intestinale. Le conduit excréteur du *pancréas* s'unit le plus souvent (mais ce fait n'est pas constant) avec celui de la *bile*, avant que celui-ci ne s'ouvre dans l'intérieur de l'intestin grêle, de manière que la *bile* et le *suc pancréatique* y arrivent ordinairement mélangés.

« Ce fluide mixte, *pancréatico-biliaire*, dit Riche-
« rand, versé sur la masse chymeuse, la pénètre, la
« fluidifie, l'animalise, sépare la partie chymeuse
« de la portion excrémentielle, et précipite tout ce
« qui n'est pas nutritif. »

La *rate* est un viscère vasculaire, d'un tissu spongieux, de couleur rouge tirant sur le violet, marbrée à sa surface extérieure et affectant la forme d'une faulx. Il est situé un peu en arrière de l'estomac, et attaché à sa grande courbure par un repli du péritoine et par des vaisseaux. La *rate* paraît avoir pour usage de contenir en réserve le sang nécessaire au travail de la digestion stomacale ; et ce qui semble venir à l'appui de cette opinion, c'est que lorsque l'estomac est plein, la *rate* contient peu de sang, au lieu qu'elle en est remplie pendant la vacuité de cet organe.

Quelques auteurs considèrent la *rate* comme l'auxiliaire du *foie* pour l'élaboration de la *bile*, et on remarque, à l'appui de ce système, que le sang qui circule très-lentement dans cet organe, y devient plus noir, plus huileux, plus chargé d'hydrogène et de carbone, qui sont les éléments essentiels de la *bile*. Richerand a observé que « la quantité de ce liquide « augmente après *l'extirpation de la rate*; mais « aussi qu'il est moins jaune, moins amer, et tou- « jours imparfait. » J. Girard dit que les usages de la *rate sont inconnus*, mais que la différence du sang qui en sort avec celui qui y est apporté par les artères peut faire « présumer que la *rate* lui imprime cer- « taines propriétés qui le rendent plus propre à la « sécrétion de la *bile*.

Les anciens nommaient *atrabile* ou *bile noire* le sang de la *rate*, et le considéraient comme une liqueur particulière.

On peut reléguer au rang des contes absurdes l'opinion, qui, jadis, avait cours, qu'un homme ou un animal *dératé* (auquel on avait extirpé la rate) (1),

______

(1) De là le dicton populaire : *courir comme un dératé.*

était plus léger à la course, et la supportait plus longtemps que les autres. Nous ne pensons pas qu'il y ait d'exemples d'individus qui aient survécu à son extraction, ni d'autres auxquels la nature l'ait refusé.

Des aliments.

Hippocrate a dit : *Il n'y a qu'un* ALIMENT, *mais il existe plusieurs espèces* D'ALIMENTS.

Les *aliments* sont toutes les subtances qui nourrissent ; et pour qu'elles aient cette propriété, il faut qu'elles soient altérables et décomposables par l'action des organes de la *digestion*, c'est-à-dire, susceptibles de fermenter, de se dissoudre, de céder leurs principes, leur partie nutritive, qui est l'ALIMENT proprement dit. Ainsi, les substances alimentaires qui contiennent en plus grande quantité ce principe nutritif et qui le cèdent le plus facilement, sont les meilleurs *aliments*.

Les subtances dont le cheval se nourrit sont toutes tirées du règne végétal ; nous avons dit que cet animal est essentiellement herbivore.

Les carnivores tirent leur nourriture du règne animal.

Les omnivores des règnes animal et végétal.

Le règne minéral ne fournit que des médicaments et des poisons.

Nous reviendrons sur les *aliments* dans la partie de cette étude qui s'occupe de la *conservation* et de l'hygiène.

De la faim et de la soif.

On désigne par ces deux mots, deux sensations très-impérieuses, qui avertissent les animaux du besoin qu'éprouve leur corps de réparer les pertes qu'entraîne continuellement le mouvement vital; pertes rendues d'autant plus grandes, que le travail a été plus actif et plus prolongé; ce qui augmente l'intensité du besoin.

La nature de ces deux sensations n'étant pas mieux connue, selon le docteur Gall, que celle de la pensée, nous ne nous attacherons qu'à en exposer les phénomènes et les effets.

La *faim* ou le désir des aliments reconnaît trois degrés d'intensité; quand elle n'est qu'un sentiment léger, qui n'est pas sans un certain plaisir, elle s'apelle *appétit*; quand elle est parvenue au point de devenir un besoin impérieux, qui se manifeste par des tiraillements, des pesanteurs, de la faiblesse, de la chaleur, etc., c'est la faim proprement dite; et lorsque cette *faim* se prolonge, qu'il y a prostration

des forces physiques, douleur vive, déchirante de
l'estomac, et trouble dans les fonctions, elle prend le
nom d'*inanition ;* état qui conduit promptement les
animaux à une mort convulsive, s'il n'est pas arrêté
dans sa marche. L'autopsie de cadavres d'animaux
morts d'*inanition*, a toujours fait voir l'estomac contracté, rétréci au point de ne présenter qu'un calibre
égal et quelquefois moindre que celui de l'intestin
grêle et, sa membrane intérieure altérée et corrodée ;
ce qu'on a attribué à l'action du suc gastrique qui, ne
trouvant plus à s'exercer sur des corps alimentaires,
réagi sur les parois intérieures de l'organe lui-
même.

Les animaux éprouvent le besoin de manger d'autant plus souvent, et plus impérieurement, et meu-
rent par conséquent d'autant plus promptement de
faim ou d'*inanition* qu'ils sont plus jeunes et plus
vigoureux ; parce qu'étant plus pétulents, ils font
plus d'exercice, se donnent plus de mouvement et
font conséquemment plus de pertes ; sans compter
ce qui est nécessaire pour leur accroissement et le
développement complet de leur constitution. Ce besoin est moins sensible chez l'animal fait, chez les
vieux et surtout dans ceux qui sont gras et maintenus dans un repos presque absolu. Toutefois, même
chez ceux-ci, lorsque l'*appétit* et la *faim* ne sont pas
satisfaits, il en résulte promptement une diminution
de force et même de poids, déjà sensible au bout de
vingt-quatre heures ; et lorsque l'abstinence est pro-

longée, l'animal, pour ainsi dire obligé de vivre aux dépens de lui-même, voit ses sucs nourriciers de réserve, c'est-à-dire, sa graisse diminuer de jour en jour. Il maigrit rapidement, et rien ne venant plus remplacer la graisse et réparer les pertes, le *marasme* et l'*inanition* arrivent avec leurs conséquences.

L'*appétit* et la *faim* se manifestent de diverses manières et avec plus ou moins d'énergie, selon la situation où se trouvent les animaux. On sait avec quelle exactitude les chevaux attachés dans les écuries sentent approcher les heures des repas, et quelle impatience ils manifestent quand ils voient les préparatifs qui les précèdent ordinairement. L'aspect des aliments surtout produit chez eux une excitation incroyable; ils se tournent, secouent la tête, trépignent, s'obrouent et font entendre des cris et des hennissements plaintifs; le bruit du crible ou de la vannette, met leurs organes digestifs dans un véritable état d'éréthisme. Cette excitation qui prédispose tous les organes au travail dont chacun est chargé dans l'acte de la digestion, est un symptôme certain de santé : la salive est sécrétée en plus grande abondance; une action, un *stimulus* particulier se communique à tous les tissus; et c'est cette sensation, cette satisfaction préparatoire des organes, si l'on peut s'exprimer ainsi, commune d'ailleurs à l'homme et à tous les animaux, qui a donné lieu à ce dicton : *l'eau en vient à la bouche.*

La *soif*, sensation plus impérieuse que la *faim*, se

supporte plus péniblement et plus impatiemment encore ; plus prompte à se déclarer, plus rapide dans ses périodes, elle arrive plus vite à son paroxisme. Par l'abstinence des aliments liquides, le sang se trouve bientôt privé de la sérosité qui lui est nécessaire pour l'assouplissement des tissus et pour le délayement des sels qui entrent dans l'économie animale ; et comme la dissipation de cette sérosité est continuelle, soit par la transpiration insensible ou par la sueur, soit par les exhalations intérieures ou par les déjections excrémentielles, si elle n'est pas remplacée par les boissons (l'eau pour le cheval), le sang et les humeurs deviennent de plus en plus excitants, par le rapprochement des sels et autres principes dont l'acreté et la chaleur produisent une irritation générale, qui se manifeste par un sentiment brûlant de sécheresse et de constriction dans l'arrière-bouche, et se propage bientôt dans l'œsophage et l'estomac, où elle produit de graves désordres, si elle n'est arrêtée à temps par la satisfaction de ce besoin impérieux. La gorge s'enflamme, et peut même se gangrener ; la rage, ou hydrophobie peut se produire, etc.

Les animaux et surtout les chevaux que l'ardeur de la soif tourmente, sont inquiets et abattus, ont les yeux rouges et plus ou moins enflammés, portent la tête et les oreilles basses, et refusent ordinairement de manger. D'autres animaux herbivores, tels que le bœuf, le mouton, le chameau et généralement tous les ruminants, supportent plus longtemps l'abstinence de l'eau, parce qu'ils ont plusieurs estomacs, qui font, en quelque sorte, fonction de réservoirs; mais les monodactyles et surtout les chevaux, qui n'ont qu'un seul estomac, souffrent très-violemment de la privation de boire, et, dans cet état, leur vigueur et leur santé en sont considérablement affectées. L'état d'apaisement de la *faim* et de la *soif* se nomme *satiété*.

Préhension et mastication des aliments et déglutition.

Le mécanisme de la *mastication* est trop simple et trop connu pour que nous nous arrêtions longtemps à l'expliquer : les lèvres saisissent les aliments, les dirigent sous les dents incisives qui les coupent; la langue les porte sous les dents molaires qui les divisent et les broient; ils sont maintenus dans cette situation, d'une part par la langue et, d'une autre part, par les muscles des joues, pendant tout le temps de la mastication.

Lorsqu'ils sont suffisamment écrasés, triturés et imprégnés de salive, la partie flottante de la langue les ramasse, en se promenant dans la bouche et en en parcourant tous les recoins; une fois ramassés, elle les amène à sa face supérieure, et, en les pressant contre le palais, elle en forme une pelotte, que l'on nomme *bol alimentaire*; alors, en recourbant sa pointe en haut et en arrière, en même temps que sa base s'abaisse, elle forme un plan incliné, sur lequel le *bol alimentaire* glisse; pendant ce temps, et par l'effet même de ce mouvement de la langue, le voile du palais s'est soulevé, et a permis ainsi au dit *bol alimentaire* de franchir l'arrière-bouche, en passant par-dessus le larynx, fermé en cet instant par un cartilage nommé *épiglotte* ou, plus communément, la *luette*, qui s'applique sur son orifice par l'effet de l'élévation du voile du palais: dans ce même instant, toujours par l'effet consécutif du même mécanisme, l'orifice de l'œsophage, le *pharynx*, s'est dilaté, et le bol alimentaire y a été introduit. Aussitôt qu'il a franchi cette ouverture, la membrane supérieure musculaire de l'œsophage se contracte d'avant en arrière, et le fait cheminer par ce mouvement péristaltique, jusque dans l'estomac, facilité qu'il est dans le parcourt de ce trajet, par des mucosités que des glandes nommées *amygdales* exsudent à la surface du gosier, et par celle que sécrète également la membrane interne de l'œsophage.

Digestion stomacale ou chymification.

Si l'estomac n'est pas, selon Richerand, l'organe

principal de la digestion, s'il n'y joue qu'un rôle préparatoire, et si les phénomènes les plus importants
de cette fonction (la formation du *chyle*) n'est pas le
résultat immédiat de son action, il n'en est pas moins
vrai qu'il est chargé du travail le plus pénible et le
plus indispensable ; et que, lorsque ce travail n'a pas
lieu dans toute son intégrité, la digestion ne peut
s'accomplir entièrement ; c'est-à-dire, que les aliments n'ayant pas subi une altération assez marquée,
assez profonde, pendant leur séjour dans ce viscère,
ne sont pas dans l'état voulu pour céder tous leurs
principes nutritifs au profit de la digestion intestinale,
par la seule action des autres organes.

Les aliments introduits successivement dans l'estomac, dans les conditions et par le mécanisme que
nous avons expliqué, si accumulent, dans l'ordre de
leur entrée et par couches, tant que l'animal a de quoi
apaiser sa faim. Lorsqu'elle est apaisée ou que la ration est consommée, le travail de la *digestion stomacale*, commencée dès que le premier morceau a été
déglutti ou ingéré, se poursuit : elle demande l'emploi
de toutes les forces vitales ; et les demande d'autant
plus impérieusement que l'animal avait plus besoin
et a mangé davantage : le sang afflue alors autour de
l'estomac, tous les organes s'en dépouillent, pour
ainsi dire, à son profit, soit pour produire en plus
grande abondance la sécrétion des sucs gastriques,
soit pour apporter au ventricule la chaleur nécessaire
à l'élaboration qui s'opère dans son intérieur.

L'estomac reçoit un nombre prodigieux d'artères et autres vaisseaux sanguins dans ses membranes, pour y apporter le sang du foie, de la rate et de toutes les parties environnantes. Le travail qui s'opère en lui est tellement essentiel, que toutes les forces du corps passent à son profit. Les autres fonctions sont momentanément ralenties ; la faim apaisée a fait place à un sentiment de bien-être, dans lequel l'animal paraît comme absorbé ; il est disposé au sommeil, qui s'annonce presque toujours après les repas : la machine a besoin de repos, pour favoriser l'entier accomplissement de la *digestion stomacale*, dont le résultat sera une altération, une décomposition profonde des aliments, transformés en une seule substance ou matière homogène (de même nature) que la physiologie a nommée *chyme* Pendant cette transformation progressive, qui se fait de la superficie vers le centre, les membranes de l'estomac, qui en forment les parois, opèrent une douce pression (mouvement péristaltique) sur les matières, les comprimant ainsi dans tous les sens excepté en arrière et les poussant peu à peu vers le pylore. Les aliments perdant peu à peu leur force d'agrégation, éprouvent, dit J. Girard, « une sorte de dissolution animale, et
« sont chassés dans l'intestin au fur et à mesure qu'ils
« sont fluidifiés.

« Mais par quelles lois, ajoute le même auteur, et
« comment a lieu la transformation des aliments en
« *chyme*, ou plutôt comment se fait la *chymification ?*

« Ce point de physiologie a donné lieu à différentes
« explications plus ou moins ingénieuses et que nous
« ne rapporterons pas ici. Selon les observations les
« plus exactes, le changement des aliments en chyme
« est une opération qui se développe lentement, exige
« le concours de plusieurs forces réunies, et dépend
« essentiellement de l'action éminemment dissolvante
« du suc gastrique (1). »

Ce suc gastrique a non-seulement pénétré et de-

---

(1) On a cherché, dans ces derniers temps, à se rendre compte,
par l'analyse chimique du *suc gastrique*, de la transformation
dont il est l'agent principal ; mais les recherches et les travaux
nombreux des savants contemporains qui se sont occupés de l'a-
nalyse de ce produit animal, n'ont pas donné des résultats bien
satisfaisants, et sont loin d'ailleurs d'être d'accord ; ce qui s'explique par la variété de composition du suc gastrique dans les
individus qui se trouvent dans des conditions différentes. M. Thé-
nard y a trouvé de l'eau en très-grande proportion, une certaine
quantité de mucus, divers sels tels que ceux de soude et de chaux,
mais point d'acides qui fussent bien appréciables. D'autres chimistes, notamment Tiedemann et Gmelin, n'ont pas obtenu des
résultats plus concluants ni plus identiques.

L'analyse du chyme n'a pas présenté de plus heureux résultats ; d'où il faut tirer cette conclusion, que, en dépit des progrès
immenses de la science dans notre siècle, on est encore loin d'a-
voir dévoilé tous les secrets de l'organisation animale.

composé les aliments; mais il s'y est incorporé, s'est combiné avec eux, et les a préparés à recevoir l'impression des autres fluides, dont l'action doit leur faire subir une seconde altération ou décomposition, dans les intestins grêles.

La durée de la digestion stomacale ou chymification varie selon les espèces d'animaux, selon l'âge, le tempérament et l'état de santé, selon les qualités dissolvantes du suc gastrique dans les individus, et surtout selon la nature des aliments. Dans le cheval, qui est monogastrique et dont l'estomac est, proportionnellement, très-petit, cette digestion est très-active et très-prompte; il est de tous les animaux domestiques celui auquel on peut demander le plus tôt du travail après avoir mangé : une heure, environ, après avoir consommé jusqu'à sept kilogrammes de fourrages et à peu près sept à huit litres d'avoine, on peut, sans qu'il en soit incommodé, le mettre en route, et exiger de lui l'emploi de ses facultés locomotives, dans la mesure de ses forces.

Mais il ne faut pas oublier, cependant, que l'action et le travail de l'estomac, dans le moment important de la chymification, peut être troublé et arrêté même tout à fait, par un exercice ou trop subit ou forcé après le repas, par des mauvais traitements qui impressionnent l'animal, et par toute autre circonstance capable de causer un dérangement dans la concentration des forces digestives.

De ces faits physiologiques incontestables, nous

aurons à tirer deux conséquences : 1° que si l'estomac a nécessairement besoin de cette grande quantité de sang et de cette concentration des forces vitales pour accomplir la digestion stomacale, il est nécessairement nuisible à cette fonction importante, et, par suite, pernicieux à la santé de l'animal, d'exiger de lui un travail actif immédiatement après un repas copieux ; parce que les forces seraient alors détournées de la digestion au profit de la locomotion et de l'action musculaire. 2° Qu'il ne serait pas moins nuisible et pernicieux à la santé du cheval si, après un travail forcé ou prolongé, qui l'aurait beaucoup fatigué, on lui donnait immédiatement son repas ordinaire ; parce que, par ce long et fort travail, le sang, et avec lui toutes les forces physiques, se sont répartis dans les organes de la locomotion, pour venir au secours de l'action musculaire surexcitée ; et que l'estomac auquel le sang et les forces ont été progressivement soustraits au profit des muscles et autres agents locomoteurs, n'en aurait pas assez dans l'instant, pour suffire à l'élaboration essentielle qu'il doit accomplir. Au reste, pour l'ordinaire, l'instinct des chevaux obvie en partie aux accidents qui peuvent résulter du manque de connaissances hygiéniques à cet égard : il est rare de voir un cheval surmené ou très-fatigué, accepter sur le champ les aliments qu'on lui donne, cet instinct l'avertissant que ses organes digestifs ne sont pas dans des conditions normales pour les digérer. Il y a cependant des chevaux dont la faim ou la voracité domine l'instinct de la conservation, et qui mangent avidement, quand on a l'imprudence de leur donner leur repas dans ces conditions défavorables ; mais les coliques, les *tranchées* ou autres accidents qui s'annoncent presque toujours après l'ingestion des aliments, déposent de la faute que l'on a commise, et dont la suite la moins fâcheuse est la déjection des aliments, presque dans le même état où l'animal les a avalés.

Ces considérations se représenteront d'une manière plus spéciale, et nous les traiterons avec plus d'extension, dans la partie de cette étude qui s'occupe de l'hygiène, du travail et du régime.

De la digestion intestinale ou Chylification.

Après que la digestion stomacale a eu lieu, le sang rétablit son cours ordinaire, et chaque organe en reprend la quantité suffisante à l'exercice de ses fonctions particulières ; tous les fluides circulent mieux ; l'action commune reprend son ensemble et son énergie, l'animal éprouve déjà un bien-être général ; et cependant la réparation des pertes ne s'est point encore effectuée ; ce n'est que dans les intestins grêles que la matière qui doit servir à cette réparation est formée et extraite du *chyme*.

Aussitôt que la pâte chymeuse, poussée par la

pression de l'estomac, est introduite par le pylore dans la première partie de l'intestin grêle, désignée dans l'homme sous le nom de duodénum, et considérée par quelques anatomistes et physiologistes comme un second estomac, elle produit sur les parois de cette partie *duodénale* une sorte d'irritation ou excitation, qui est transmise par des conduits et des nerfs aux canaux excréteurs du foie ou bilifères, qui se contractent et font couler la bile dans le canal *hépato-intestinal*, celui-ci la verse alors dans l'intestin grêle, où il se rend et s'ouvre directement. Il n'est pas rare de voir le *canal pancréatique* s'aboucher avec l'*hépato-intestinal* et ne former avec lui qu'une ouverture commune dans l'intestin grêle; dans ce cas, la bile et le suc pancréatique arrivent en même temps et mélangés sur la matière chymeuse; mais le plus souvent, ces deux canaux s'ouvrent séparément, mais à une distance très-rapprochée l'un de l'autre dans la partie duodénale de l'intestin.

C'est alors que commence sur les aliments l'action de ce liquide *pancréatico-biliaire* dont nous avons parlé; action dissolvante énergique, qui en transforme une seconde fois la nature, et produit, en définitive, leur séparation en deux parties ou matières : l'une fluide, laiteuse, nommée *chyle*, qui est absorbée et pompée, en passant dans les intestins, par les bouches des vaisseaux *chylifères*, qui s'ouvrent à la surface intérieure de la membrane interne du tube intestinal. C'est surtout à travers les feuillets de la partie du péritoine nommée *mésen-tère*, que ces vaisseaux, nommés encore *lactés*, par rapport à leur couleur, se trouvent en grand nombre, et y forment avec les vaisseaux sanguins et lymphatiques, ces belles arborisations qu'on aperçoit à travers les replis de cette membrane. Ils sont d'ailleurs répandus en plus ou moins grand nombre, selon les régions, tout le long et tout autour du tube intestinal, où ils font l'office de véritables suçoirs, pompent le *chyle* au passage de la matière alimentaire, à la surface de laquelle il est comme exprimé par la pression péristaltique, et dépouillent ainsi cette matière de toute sa partie récrémentielle.

A mesure que ces vaisseaux s'éloignent des intestins, ils diminuent de nombre et augmentent de calibre, et viennent se réunir et verser le produit de leur travail dans un *réservoir* nommé *sous-lombaire*, à cause de sa situation sous les *lombes*. A ce *réservoir sous lombaire*, prend naissance un *canal* appelé *thoracique*, qui en suivant le trajet des vertèbres dorsales, aboutit dans les gros vaisseaux qui apportent le sang veineux au cœur. Mélangé avec ce sang veineux et avec un autre liquide nommé *lymphe*, dont il sera parlé, le *chyle* devenu sang est porté dans le torrent de la circulation, où il devient le principe et la source de la réparation des pertes (1).

---

(1) Dans les animaux didactyles le système excréteur de la

L'autre matière ou partie des aliments transformés, partie comprenant les débris, résidus et détritus sur lesquels l'action digestive n'a pu s'exercer, est dirigée, poussée progressivement vers le rectum, dernière région du tube intestinal, et expulsée au dehors par l'anus. C'est ce qu'on nomme la *défécation*, opération ultime de la grande fonction dont nous n'avons que faiblement tracé la marche et indiqué les phases.

Si l'on connaît quels sont les principes et les agents de la formation du *chyle*, et, en quelque sorte le mécanisme de sa séparation de la matière excrémentielle, ainsi que de son transport dans le torrent de la circulation, la cause de cette formation, le mode d'action des agents de la *chylification* sont absolument ignorés. Cet acte essentiel de l'économie animale paraît aussi mystérieux que celui de l'œuvre admirable de la génération, et aussi inexplicable que la formation de la pensée par l'action du cerveau. La durée de la *digestion intestinale*

bile est beaucoup plus compliqué que dans les monodactyles ; ceux-ci n'ayant pas de réservoir de la bile nommé *vessicule du fiel*, dont les premiers sont pourvus, n'avait pas besoin non plus du *canal cholédoque*, qui, chez eux, est absent de l'appareil hépatique.

ne peut être indiquée exactement; elle paraît ne commencer qu'environ quatre à cinq heures après les repas, ne se soutient que pendant un certain temps, et se renouvelle par intervalles. Parmi les substances végétales dont les chevaux font leur nourriture habituelle, les grains et surtout l'avoine et l'orge sont celles qui fournissent le plus *d'aliment* ou de *chyle* à la digestion ; aussi sont-ils les *aliments* préférés par tous les herbivores.

Formation et déjection de l'urine.

L'expulsion des excréments solides par l'anus, ne comprend pas les liquides devenus aussi, par la digestion, inutiles à l'entretien de la vie : ceux-ci absorbés avec ou en même temps que le chyle, par les vaisseaux chylifères et lymphatiques, délayent la partie nutritive, lui servent de véhicule pour son transport dans la masse du sang dont ils augmentent la quantité, la fluidité, et tempèrent les principes excitants. Ils parcourent avec lui tout le système circulatoire (1), et fournissent à tous les tissus la sérosité

____

(1) La sécrétion de l'urine est quelquefois si abondante, elle suit de si près l'usage de certaines boissons, et son émission

et les vapeurs nécessaires à leur assouplissement, ainsi que l'humidité continuelle dont quelques-uns ont besoin ; ils se chargent, dans leur trajet, des molécules que le mouvement vital détache sans cesse de toutes les parties du corps, ainsi que des sels, des parties trop acres du sang, et en général de tout ce qui est inutile à l'entretien de la vie, et qui pourrait devenir nuisible en restant dans l'économie animale. Arrivés, mêlés au sang, dans les organes urinaires,

---

devient si impérieuse par la distension de la vessie, immédiatement après un repas copieux, que l'on a peine à se persuader que le sang apporté aux *reins* par les artères soit la seule source de ce liquide excrémentiel. On a imaginé et on a recherché inutilement des véhicules ou des communications plus courtes et plus directes, pour expliquer cette rapidité de transformation des liquides ingérés en urine, mais inutilement ; il paraît complétement prouvé maintenant que l'urine, quelque abondante et promptement sécrétée qu'elle soit, provient uniquement des matériaux apportés dans les reins par la partie de sang artériel chargée spécialement des éléments qui doivent être expulsés par cette voie. Les expériences et les calculs de Haller avaient établi, depuis longtemps déjà, que la grandeur et le calibre des artères qui apportent le sang à cette région, et la rapidité avec laquelle le sang circule suffisaient pour expliquer la promptitude de la transformation des liquides en urine par le travail des reins seuls.

qui sont deux corps glanduleux nommés les *reins*, et situés sous les vertèbres lombaires, ces liquides sont absorbés par ces derniers, et séparés de la masse des humeurs, entraînant avec eux tous les débris dont ils se sont emparés dans leur trajet; des reins, l'urine ainsi formée, est versée par deux canaux, nommés *uretères*, dans la vessie, pour être ensuite expulsée au dehors par le *canal de l'urètre*.

Le canal de l'urètre est très-long dans le cheval; commençant au *col de la vessie*, il sort du bassin entre les deux pointes des ischions, suit le trajet du *membre* ou *pénis*, et se termine à son extrémité ou pointe; il forme, par conséquent, un angle ou coude très-fermé, en se recourbant sous le pubis d'arrière en avant, pour suivre le trajet du *membre*. C'est cette disposition recourbée qui rend l'émission de l'urine assez difficile au cheval, pour qu'il soit obligé de s'arrêter quand il veut satisfaire ce besoin, et de se *camper*, c'est-à-dire, de prendre une position telle qu'il en résulte le redressement du coxal et l'abaissement de la croupe; ce qui, en ouvrant l'angle que forme le *canal de l'urètre*, rend plus facile l'émission urinaire. De là l'imposibilité pour un cheval d'uriner en marchant; fait physique que l'on doit prendre en considération; car lorsqu'un cheval est obligé de fournir une course ou une marche longue et non interrompue, et que son cavalier, par ignorance ou par hâte d'arriver au but, néglige ou oublie de donner à l'animal un instant de halte pour uriner, s'il en éprouve le besoin, il peut en résulter des accidents fort graves, qui font développer des maladies inflammatoires etc.; le cheval, d'ailleurs, perd de sa force, et ses facultées locomotrices sont en partie paralysées, par la gêne et les souffrances que lui fait éprouver un besoin qui se change bientôt en douleur.

La jument est, sous ce rapport, moins exposée aux accidents; le canal de l'urètre étant, chez elle court, droit et beaucoup plus large, il n'est pas absolument nécessaire qu'elle s'arrête, comme le cheval, pour uriner; le renversement du coxal et l'abaissement de la croupe ne lui sont pas indispensables, ce qui fait qu'elle peut, non sans quelque difficulté cependant, satisfaire ce besoin en marchant. C'est une considération qui a son importance, dans la comparaison des avantages et des inconvénients attachés au service du cheval ou à celui de la jument.

Quand l'urine a séjourné longtemps dans la vessie, elle est colorée, plus chargée de sels et de matières concrètes, et exale une odeur plus forte; on la nomme *urine de coction*. C'est un indice, un symptôme d'échauffement, et le cheval a besoin alors de quelques soins raffraichissants. L'urine qui se forme et s'écoule en état parfait de santé, est plus limpide et plus abondante, surtout après les repas, et contient moins de sels que l'urine de *coction*. Il n'est pas sans exemples que ces sels, en se précipitant et se concrétant, ne forment, dans la vessie des animaux, des calculs qui constituent l'affection *de la pierre* (1).

§ II.

De la respiration.

Si, par les divers changements qu'elle a fait subir

---

(1) Voltaire avait adressé à l'école vétérinaire de Lyon, en l'an 1771, des *calculs* trouvés dans la vessie d'un bœuf; il résulta de cet envoi une correspondance scientifique entre le grand philosophe et l'illustre fondateur des écoles vétérinaires, Bourgelat: celui-ci envoya au philosophe de Ferney des dissertations sur les pierres trouvées dans le corps de quelques grands animaux, et des détails sur des opérations de *la pierre*; Voltaire y répondit une lettre originale, et d'ailleurs fort honorable pour Bourgelat. On y remarque le passage suivant : «..... Les perles jaunes que « j'avais trouvées dans cette vessie, me surprenaient par leur « énorme quantité; car je n'en avais pas envoyé à Lyon la dixième « partie. Cela m'a valu de votre part des instructions dont un « agriculteur comme moi vous doit les plus sincères remercie- « ments : voilà le miel que vous avez fait naître.

« Je suis *toujours* effrayé et affligé de voir les vessies des « hommes et des animaux, devenir des carrières, et causer les « plus horribles tourments; et je me dis toujours, si la nature a « eu assez d'esprit pour former une vessie et tous ses accom- « pagnements, pourquoi n'a-t-elle pas eu assez d'esprit pour la « préserver de *la pierre?*.....»

aux aliments, la *digestion* en a extrait le *chyle*, élément essentiel de la réparation des pertes, elle ne lui a pas donné, cependant, toutes les propriétés nutritives, ni surtout la chaleur et l'aptitude assimilatrices, qui sont nécessaires à sa destination ; c'est à la *respiration*, en le mettant en contact avec l'air atmosphérique, à lui procurer ces qualités et ces principes vivifiants ; c'est par la *respiration* enfin qu'est formé le *sang artériel*, principe générateur de tous les éléments, fluides ou solides, qui entrent dans la composition de l'organisme animale

C'est vainement que les substances alimentaires contiendront en abondance et en qualité supérieure le principe nutritif, et seront susceptibles de le céder facilement, si la *respiration* n'a pas lieu dans toute son intégrité et ses conditions normales : la digestion elle-même, d'abord, ne pourra s'accomplir ni entièrement, ni parfaitement ; vainement même, elle aurait lieu, et le chyle serait porté dans la circulation : si l'air n'a pas été respiré en assez grande dose, et s'il ne possède pas, en assez fortes proportions les qualités respirables, le sang ne pourra acquérir assez de chaleur et de principes assimilateurs pour donner à la vie tout son développement et son énergie. Aussi « *vivre* et *respirer* sont synonymes dans le langage « de tous les peuples, » a dit un physiologiste célèbre (*Richerand*).

Ces considérations nous conduisent naturellement à dire un mot, en passant, de l'air atmosphérique, nous réservant d'en étudier plus spécialement les principes et les effets au chapitre où il sera traité de l'hygiène en général.

L'air est un fluide invisible, élastique, pesant, insipide, dilatable et compressible, composé de plusieurs éléments ou parties nommés *gaz*, dont l'un, appelé *oxigène*, est le principe producteur de la chaleur et de la combustion, et est indispensable à l'entretien de la vie, dont il est le principal agent. Respiré seul, ce gaz brûlerait, consumerait la vie, si l'on peut s'exprimer ainsi, en très-peu de temps; il n'est donc respirable que par son mélange avec les autres gaz, et ce sont les différentes proportions de ce mélange, qui établissent les différences de salubrité des *climats*, des *localités*, des *expositions* et des *habitations*, sujets qui seront traités dans cette étude.

On donne le nom d'*atmosphère* à la masse d'air qui enveloppe tout le globe et couvre la terre jusqu'à une certaine élévation. Cette masse d'air, dont les proportions de composition varient selon les latitudes du globe terrestre, exerce sur tous les corps une pression proportionnée à leur surface. Cette pression est prodigieuse : le corps de l'homme dont la surface est estimée quinze a seize pieds (5 mètres à 5 mètres 1/3) carrés, terme moyen, s'en trouve chargé d'un poids d'environ 56.000 livres.

L'air atmosphérique, avant son entrée dans l'intérieur du corps des animaux, où il a une action dont

nous allons nous occuper particulièrement, est à peu
près invariablement composé sur cent parties :

Azote   —   78 à 79.
Oxigène   —   20 à 21.
Acide carbonique —   1 à 2.

La *respiration* est, à proprement parler, l'entrée
et la sortie de l'air dans la poitrine. Nous savons déjà
qu'on donne le nom d'*inspiration* à la première de
ces deux actions, et celui d'*expiration* à la seconde.

Le mécanisme des puissances musculaires employées à la respiration nous étant connu, nous passerons de suite à l'examen des parties intérieures,
dont les unes sont les moyens de conduction et de
préparation et les autres les récipiens et les *labora-
toires* de l'air et du sang (1).

---

(1) Les poumons ont été définis : *le réservoir commun de l'air
et du sang*; mais cette définition est évidemment fausse; et ni
les anatomistes, ni les physiologistes les plus accrédités n'en ont
donné cette définition. En effet, le poumon ne tient rien en réserve; et il n'est pas, au contraire un organe dans lequel les éléments qu'il est chargé de recevoir restent moins de temps; et il
n'en est pas surtout qui se dépouille plus complétement et plus
promptement de son contenu que cet organe. La cause et la
preuve en sont dans la fluidité et la subtilité du contenu lui-
même, dans l'impulsion énergique qui lui est imprimée; et ensuite dans l'affaissement complet et la décoloration du poumon
après, et à l'instant même de la mort.

Dans les premières, viennent se ranger les *narines* et les *fausses narines*, les *cavités nazales* et les *sinus;* ces derniers résultant des circonvolutions, des irrégularités et des contours des os nommés *cornets*, *ethemoïde*, *sphénoïde*, etc., dont nous avons parlé dans l'étude des os de la tête.

Les *narines* sont les orifices extérieurs des *cavités nazales;* elles sont formées par la peau et les *ailes du nez*, que nous avons vu avoir pour base un cartilage en forme d'x.

Les *fausses narines* sont formées par un pli ou duplicature de la peau, dont résultent deux espèces de cul-de-sac, situés au-dessus des cavités nazales et ne communiquant pas avec elles. Ces fausses narines sont destinées à diviser la colonne d'air inspiré, afin qu'elle n'entre pas avec trop d'intensité et de vitesse dans les cavités nazales et, par suite, dans la poitrine. Elles concourent aussi à produire le hennissement, en battant l'air, conjointement avec les ailes du nez, et lui donnent particulièrement le son nazillard et guttural, qui est le caractère de la *voix* du cheval.

Les *cavités nazales*, séparées en deux par la cloison cartilagineuse, sont, ainsi que les *sinus* de la tête, tapissées par une membrane assez épaisse, nommée *pituitaire*, qui exsude continuellement une mucosité, tantôt claire, tantôt épaisse, dont les usages sont de faciliter le passage de l'air, de l'échauffer légèrement, de lui communiquer un premier degré d'animalisation et de le préparer ainsi à être introduit dans l'intérieur, sans risques d'offenser, par sa vivacité et sa fraîcheur, la délicatesse des parties qui doivent le recevoir et l'élaborer. Cette *membrane pituitaire* se continue dans les *cornets* et dans les *sinus*, afin que l'air inspiré puisse, en les parcourant, d'autant plus s'imprégner des vapeurs de la muqueuse, s'échauffer et se diviser, pour arriver, en plusieurs colonnes, dans l'arrière-bouche, et de là dans le larynx, puis dans la trachée artère et enfin dans les poumons. En parcourant ces cavités anfractueuses et vaporeuses, l'air se dépouille et se purifie des atômes et molécules étrangères qu'il tient en suspension, et y dépose ainsi l'impression des odeurs.

Le *larynx*, orifice de la trachée artère, est formé par cinq cartilages, dont différents degrés de resserrement ou de dilatation, d'allongement ou de raccourcissement produisent chez les animaux et chez l'homme, la *phonation* ou les modulations de la voix, et servent à fermer et à ouvrir la *glotte*, qui est l'entrée du *larynx*. Nous avons expliqué comment cette *glotte* était hermétiquement et instanément bouchée par l'*épiglotte*, au moment du passage du *bol alimentaire* sur elle. Cette *épiglotte*, espèce de soupape, est un des cinq cartilages qui forment le *larynx*, et paraît être l'instrument qui joue le principal rôle pour les modulations de la voix, dans l'homme et dans les animaux chanteurs, tels que certains oiseaux ; elle fait en quelque sorte, l'office du bec ou de *l'anche* dans les instruments à vent, tels que hautbois ou clarinette. Sa forme est semblable à une feuille de laurier.

La *trachée artère* ou conduit de l'air, est un long canal, qui prend naissance dans l'arrière-bouche, à l'ouverture du larynx, suit le trajet de la partie inférieure de l'encolure, entre dans le thorax ou poitrine, au-dessus du sternum et au-dessous des vertèbres cervicales, en se divisant en deux parties ou bifurcations nommées *bronches*, dont chacune communique, à un lobe du poumon. Ce canal de l'air est formé d'une succession de petits cerceaux cartilagineux dont les abouts contigus sont réunis par des fibres musculaires, qui les rétrécissent ou les dilatent, selon que l'animal a besoin d'élargir ou de rétrécir la *trachée*, pour une plus ou moins grande admission d'air dans la poitrine, ou qu'il veut former des sons aigus ou graves. Ces cerceaux cartilagineux sont aussi réunis entre eux par des fibres musculaires qui, en les rapprochant et les éloignant les uns des autres, communiquent au conduit aérien un certain mouvement d'allongement et de raccourcissement.

C'est à cette conformation de la *trachée artère*, conformation qui s'oppose à ce que ses parois viennent se toucher jamais, que l'air doit d'entrer et sortir librement dans les voies aériennes ou *aérifères* ; car les bronches, leurs divisions et subdivisions participent à cette contexture de la *trachée*, et restent constamment ouvertes, afin que l'air puisse y circuler sans obstacles. La *trachée artère*, les *bronches* et leurs dépendances sont aussi pourvus intérieurement d'une membrane muqueuse de même nature que la *pituitaire*, dont elle est d'ailleurs une continuation, et qui exsude comme elle un fluide destiné à lubréfier ces parties, à compléter le dépouillement et à faciliter la circulation de l'air.

Les *bronches* résultent de la bifurcation de la trachée artère, dont elles sont une dépendance et une continuité. En entrant, l'une dans le côté droit, l'autre dans le côté gauche du poumon, elles se divisent en rameaux, et ceux-ci en ramuscules d'une extrême ténuité. Chaque ramuscule est terminé en cul-de-sac, par une espèce d'ampoule, ou vesicule selon quelques anatomistes, ou par une réunion de vésicules ou ampoules plus petites, agglomérées entre elles, selon d'autres. C'est sur la membrane extrêmement fine et déliée, qui termine les ramuscules des bronches et qui constituent ces ampoules ou vésicules mêmes, que rompent les vaisseaux qui apportent le sang dans le poumon, afin de le mettre en contact avec l'air atmosphérique, dont toutes ces petites cellules vésiculaires sont remplies, au moment de l'inspiration.

Le *poumon* ou les *poumons*, récipients de l'air et du sang, dans l'acte important de leur combinaison et de leur échange de principes, ne sont donc qu'un composé d'artères et de veines, de conduits aériens et de petits lobules membraneux réunis et maintenus par un tissu lamineux très-fin, très-abondant et très-extensible, dans lequel ils plongent, pour former ensemble une substance vasculaire, spongieuse, molle, légère, expansible et peu sensible par elle-même, englobée, contenue en masse par une enveloppe membraneuse, qui donne au *tissu pulmonaire* une certaine consistance, et empêche qu'il ne se déchire facilement. De cette contexture vasculaire et lamineuse, résultent ces changements considérables de volume des poumons : leur gonflement dans la dilatation que lui imprime l'air inspiré, et leur affaissement profond et subit lors de l'expiration.

Le *poumon* remplit presque entièrement la poitrine, dont il prend la forme conoïde. Son volume est toujours en rapport avec la cavité torachique dans laquelle il est contenu. Il est divisé en deux parties à peu près égales, situées l'une à droite, l'autre à gauche, ayant les mêmes fonctions et les mêmes propriétés, et ne formant, malgré leur division, qu'un seul et même viscère. Ces deux divisions, nommées *lobes*, sont séparées, isolées l'une de l'autre par un repli d'une membrane qui a reçu le nom de *plèvre*. Cette membrane, blanchâtre, très-fine, séreuse, tapisse tout l'intérieur de la poitrine, et enveloppe dans ses replis divers les viscères qui y sont contenus, y compris le poumon en masse.

Elle forme particulièrement, entre les deux *lobes*, une double cloison nommé *médiastin*, entre les plis de laquelle existe un espace où nous avons vu passer l'œsophage pour se rendre au diaphragme et le traverser. C'est à cette duplicature de la *plèvre*, et à l'isolement des *lobes* qui en résulte, qu'est due la faculté de pouvoir respirer encore par un seul *lobe* ou côté du poumon, dans le cas d'une blessure ou d'une lésion qui aurait percé ou détérioré l'autre. Mais lorsque les deux lames ou duplicatures du médiastin sont détruites ou percées, la mort est presque immédiate. Chaque *lobe* représente une masse allongée et pyramidale, le *lobe* droit, un peu plus volumineux que le gauche, présente deux *lobules* du côté du *médiastin*. Le *lobe* gauche n'a aucune division.

C'est entre les duplicatures de la *plèvre*, c'est-à-dire entre les deux *lobes* du poumon qu'est situé le *cœur*, organe essentiel et principal de la circulation, dont nous aurons à nous occuper tout à l'heure.

La *plèvre* ou les *plèvre*s, car elle se divise en deux grandes parties, subdivisées en plusieurs autres, mais que nous ne considérerons, pour notre objet, que comme une seule et même membrane séreuse et perspirable ; la *plèvre*, disons-nous, forme deux sacs clos de toutes parts, dont chacun, comme nous venons de le dire, englobe et enveloppe un lobe du poumon. Elle filtre, sous forme de vapeurs, une

sérosité nécessaire à l'humidité et à l'assouplissement des organes de la poitrine.

Mécanisme de la respiration.

Nous avons, au chapitre de la Miologie, décrit
successivement les muscles qui servent à la fonction
de la *respiration* ; nous avons déterminé leur situation et indiqué leurs usages ; c'est ici le lieu de
donner un aperçu de l'ensemble de leur action dans
cet acte essentiel de la vie animale.

La *respiration* se compose de deux principaux
mouvements; le premier, de dilatation de la poitrine,
est nommé l'*inspiration* et permet l'entrée de l'air
dans les poumons ; le second, de resserrement de
cette cavité, expulse au-dehors le fluide aérien qui
est contenu, et qui se nomme l'*expiration*.

Pour que l'air soit introduit dans les poumons, il
faut donc que la capacité de la poitrine augmente ;
et nous avons vu que, pour ce résultat, un grand
nombre de muscles devaient entrer simultanément
en action : les *intercostaux*, le *diaphragme*, les
grands et petits pectoraux, les *dentelés*, les *abdominaux*, etc., etc. Voici, en résumé, comment
cette action simultanée a lieu.

Lorsque les muscles intercostaux prennent leur
point d'origine à la première vraie côte, nous avons

vu que toutes les autres côtes étaient attirées en
avant et soulevées de bas en haut; ce mouvement
les éloignant les unes des autres, la cavité thorachique qu'elles forment est nécessairement agrandie
déjà, par cet élargissement et cet écartement des
parties osseuses. Mais pendant que cette action et
cet effet ont eu lieu, le diaphragme s'est contracté,
a agrandi d'une autre part et d'une autre manière
la capacité de la poitrine, en refoulant en arrière
la masse intestinale, secondé passivement dans cette
action par le relâchement des muscles abdominaux.
La poitrine se trouvant considérablement élargie en
tous sens par cette double action, l'air s'y est introduit rapidement, a rempli les poumons, et a
donné momentanément un point d'appui fixe aux
côtes qui, dans cet instant, ont pu en donner elles-
mêmes un plus solide aux muscles du thorax. (Nous
avons vu quel secours puissant l'animal peut tirer
de cette fixité momentanée des côtes, dans les allures rapides, dans l'action du saut et, en général, dans
tous les mouvements qui nécessitent l'emploi de
grands efforts). Cette action simultanée des muscles
intercostaux, des pectoraux et du diaphragme, constitue le mécanisme de l'*inspiration;* état vraiment
actif, dit Richerand, effort des organes contractiles,
qui doit cesser lorsque ceux-ci tombent dans le relâchement.

L'inspiration « toujours plus ou moins longue et
« traînée, offre trois degrés bien marqués : 1° l'ins-

« piration *ordinaire*, douce et paisible, qui peut se
« faire par l'abaissement seul du diaphragme, mais
« à laquelle participe une élévation presqu'insen-
« sible des côtes ; 2° l'inspiration *grande*, dans
« laquelle il y a dilatation marquée de tout le tho-
« rax ; 3° enfin, l'inspiration *forcée*, dans laquelle
« les dimensions du thorax sont augmentées dans
« tous les sens, autant que le permet l'organisation
« de cette cavité. » (J. Girard, *Traité d'anatomie
vétérinaire*, etc. Tome II, p. 161 et 162).

L'*expiration*, mouvement auquel moins de muscles coopèrent activement, lui succède immédiatement : aussitôt que le diaphragme se relâche, le
long dentelé ou *dorso* et *lombo-costal* [11] se contracte, agit directement sur les dernières fausses
côtes qu'il abaisse, en les tirant en arrière ; alors
les intercostaux prennent leur point d'origine de ce
côté et communiquent ce mouvement d'abaissement
à toutes les autres côtes, ce qui, en les rapprochant
les uns des autres, diminue la capacité de la poitrine.
Pendant ce temps, les muscles abdominaux, le
grand et le *petit oblique* [12 et 13] se sont contractés, ont agi sur la tunique abdominale qui a soulevé ainsi les intestins ; ceux-ci, agissant mécaniquement par leur pesanteur sur le centre aponévrotique
du diaphragme relâché, le refoulent en avant dans
l'intérieur de la poitrine. La capacité de cette cavité
se trouvant ainsi diminuée, d'une part, par l'abaissement et le rapprochement des côtes, et, d'une

autre part, par le relâchement du diaphragme et la réaction des intestins sur son centre, l'air a été forcé d'en sortir. Ainsi a lieu l'*expiration*, qui n'est, par fois, que l'effet du relâchement des muscles inspirateurs et du rétablissement des côtes dans leur position naturelle, mais dont l'exécution est le plus souvent favorisée plus ou moins activement par les muscles dont nous avons signalé l'action.

Ces deux mouvements alternatifs dont se compose la *respiration*, sont réguliers, chacun en ce qui le constitue, mais ne se succèdent pas toujours dans le même ordre et avec la même mesure; l'entrée de l'air est toujours un peu plus longue que la sortie. Dans l'état de repos et de santé; cette régularité n'est interrompue, toutes les cinq à sept respirations, que par une *inspiration* plus forte, plus élevée, plus prolongée, à laquelle succède une expiration plus profonde et que l'on nomme *soupir*. D'autres irrégularités ont lieu par l'effet des maladies, des affections et agitations diverses, excitées par une foule de causes, dont quelques-unes proviennent souvent des plus légères impressions

« Cette variation dans l'exercice de la respiration, « dit J. Girard, mérite toute l'attention du vétéri- « naire (1), tant pour le choix des animaux que pour

---

(1) Elle ne mérite pas moins celle de l'officier de cavalerie, du propriétaire éleveur, du marchand de chevaux et de toute

« la connaissance de leurs maladies : elle se mani-
« feste par le mouvement des flancs, par la dilatation
« et le resserrement des nazeaux, par la nature et
« l'état du fluide respiré. » (Ouvrage déjà cité
page 163).

La *respiration*, dans les animaux à sang chaud,
n'est soumise que jusqu'à un certain point à l'empire
de la volonté. L'animal peut la régler, la retarder,
l'accélérer ; l'homme peut la suspendre pendant un
plus ou moins long espace de temps ; mais celui qui
serait doné du courage le plus stoïque, ne pourrait se
donner la mort en interrompant sa respiration. Un
sentiment d'angoisse, un besoin impérieux, irrésis-
tible, nous force, malgré tous nos efforts, à respirer.
L'homme, l'être vivant quelconque qui voudrait ré-
rister à ce besoin, serait bientôt trop faible, morale-
ment et physiquement, pour persister dans sa réso-
lution ; la nature, la *force vitale* enfin, serait plus
forte que sa volonté (1).

---

personne commise à la direction d'entreprises ou d'administrations dont les chevaux sont les éléments actifs. Elle mérite également celle du petit propriétaire ou amateur qui a besoin d'un
cheval pour son agrément ou son utilité.

(1) Cette impossibilité est une des plus sages lois de la nature,
de cette providence protectrice de la vie des êtres. S'il eut été
possible de se donner la mort en arrêtant volontairement sa respiration, le monde n'aurait pu se peupler.

Des effets chimiques de la respiration.

Aussitôt que, par l'action simultanée des agents dont nous avons exposé les fonctions diverses, l'agrandissement de la poitrine a lieu, comme nous l'avons expliqué, l'air se précipite dans le vide qui en résulte, traversant les cavités nazales, le larynx, la trachée, etc., où il prend déjà un certain degré de chaleur et d'animalisation ; pénétrant ensuite dans les bronches, il est guidé par elles dans les deux lobes du poumon, qu'il dilate, en remplissant instantanément tous ses conduits aériens et toutes les vésicules ou lobules qui les terminent. En même temps, et par un mécanisme que l'acte de la *circulation* nous fera connaître, le sang arrive aussi dans le poumon, et remplit les vaisseaux qui rampent tout autour et sur la membrane même des vésicules aériennes. C'est alors que, par le contact médiat de ces deux fluides (l'air et le sang) s'opère le changement du *sang veineux, en sang artériel.*

Les physiologistes et chimistes de nos jours, et ceux d'il y a 25 à 30 ans, ont singulièrement varié dans leurs systèmes sur le mode de transformation du sang veineux en sang artériel ; la comparaison ou l'analyse de ces différents systèmes nous entraînerait trop loin, et ne serait d'ailleurs, pour notre objet, que d'un intérêt secondaire. Il nous importe assez peu, en effet, de savoir s'il y a *combustion* ou *digestion* de l'air dans les poumons, ou seulement combinaison et échange de principes entre ces deux fluides ; l'essentiel est que nous sachions que l'air cède au sang son oxigène, c'est-à-dire, sa partie respirable, que cette cession ou combinaison rend le sang plus chaud, plus rouge, plus écumeux et plus riche en principes vivifiants ; que ces principes vitaux cédés ou donnés par l'air au sang déjà mêlé avec le chyle, coulent, combinés avec eux, dans toutes les parties du corps où ils vont porter la chaleur, la sensibilité, la vie.

Aussitôt que, par une cause inconnue à l'homme, cet admirable résultat a eu lieu, le rétrécissement de la poitrine s'opère, l'air en est expulsé par le mécanisme que nous avons décrit ; mais il n'est plus le même que lorsqu'il y est entré. Indépendamment de ce qu'il s'est dépouillé au profit du sang de ses principes vitaux, il s'est chargé de divers débris, de gaz ou vapeurs inutiles ou nuisibles à l'entretien de la vie. L'azote y est bien toujours en même quantité, mais celle de l'oxigène est plus ou moins réduite, et celle de l'acide carbonique est, relativement, considérablement augmentée.

C'est à l'intégrité et à l'étendue de la *respiration*, par conséquent, au développement de la poitrine et des poumons, mais surtout à la salubrité de l'air atmosphérique, que l'animal, étant dans des conditions normales d'alimentation, doit surtout sa santé, sa force et sa vigueur; d'abord : parce que, pouvant inspirer ou aspirer une grande quantité d'air, il donne, par ce moyen, une fixité très-marquée à ses côtes, qui peuvent, à leur tour, dans les mouvements violents ou rapides, donner un point d'appui ferme et solide aux muscles dans leur action sur les membres ; et, ensuite, parce que le sang, admis en plus grande abondance dans les poumons, où une quantité plus considérable d'air atmosphérique a été introduite par l'inspiration, se charge dans de fortes et heureuses proportions des principes vitaux et stimulants qui, se propageant par la circulation dans toutes les parties du corps, deviennent la source de la force vitale, et, par conséquent, la cause de la force et de l'énergie musculaire, comme de toutes les autres fonctions.

D'après cela on doit comprendre que, si un animal à large poitrine, à cœur vaste et énergique porte avec lui les garanties de santé et de vigueur pour résister aux travaux et aux fatigues, de force et de courage pour vaincre les résistances ou franchir les distances ; par contre, on doit sentir qu'une poitrine étroite et serrée, qui ne rachète pas en hauteur ce qui lui manque en largeur, est une cause infaillible de faiblesse, de débilité et, par suite de maladies et de ruine prochaine. En effet, dans l'inspiration, les côtes sans fixité et vascillantes, ne peuvent prêter aux muscles ni aux membres le point d'appui ferme dont ils ont besoin pour les mouvements étendus et énergiques; il y a donc, dans ce cas, manque de force et de solidité. Ensuite, le sang artériel, formé en minime proportion dans la poitrine, où une quantité d'air, amoindrie et minime aussi a été inspirée, ne peut porter dans le torrent de la circulation le degré d'énergie et de force nécessaires pour les grands travaux; surtout pour la durée et la rapidité des marches, des fatigues et privations qu'entraîne le service militaire.

En outre, ce défaut de développement de la poitrine, se compliquant presque toujours, et pour la même cause, du même défaut dans le système digestif, le cheval est mince de corps, ce que l'on désigne indifféremment par les dénominations de *flancs retroussés*, *ventre levreté*, *court de boyaux*, etc. L'animal *se vide facilement*, c'est-à-dire, que les aliments ne recevant, dans le tube intestinal, que des fluides réactifs sans énergie, ne subissent pas une élaboration suffisante pour en extraire le principe nutritif, et ne font que passer rapidement dans les régions de l'intestin, sans le céder totalement. Cette conformation, au reste, a souvent une grâce trompeuse et des formes *sveltes* et *fines* séduisantes : L'animal a du brillant, de l'ardeur et de la pétulance; il peut même être très-agréable pour un service léger et doux; mais dans un service actif, il est d'autant plus vite épuisé qu'il fait plus de mouvements et se tourmente davantage au début : il est enfin également impropre et inapte à résister à une marche vive et prolongée, ou à un service lent, mais de longue durée.

C'est donc surtout dans le développement de la poitrine, soit en largeur, soit en hauteur, et dans l'intégralité des organes qu'elle renferme, qu'il faut chercher la cause première de la force et de là bonté d'un cheval. C'est là, réellement, le foyer de la vie, la *chaudière de la vapeur*. Aussi, si parmi les moyens de conserver le cheval en santé et en vigueur, il s'agissait d'opter entre d'excellents aliments avec un air malsain ou peu vivifiant, et un air pur et vital avec des aliments médiocres, devrait-on préférer cette dernière condition à l'autre; car c'est avec raison que les anciens avaient nommé l'air *l'aliment de la vie*.

§ III.

De la Circulation.

Cette fonction et la précédente sont tellement liées entre elles, qu'il est impossible d'étudier l'une sans indiquer ses rapports avec l'autre; rapports tellement directs et intimes, que les deux fonctions semblent n'en faire qu'une seule, dont le résultat est le mélange du chyle avec le sang veineux et la lymphe, leur transformation commune en sang artériel par leur contact ou combinaison avec l'air dans les poumons, le transport de ce sang artériel dans toutes les parties du corps, où il se dépouille de ses principes nutritifs et vivifiants au profit des tissus, et enfin son retour au cœur et dans les poumons à l'état de sang veineux, pour y subir la même élaboration et les mêmes changements, et continuer de parcourir le même trajet, par les même voies, pour y produire les mêmes effets.

La *circulation* est donc spécialement ce mouvement par lequel, le *sang*, expulsé et chassé du cœur dans les *artères*, est continuellement mis en mouvement, pour se porter du centre à la circonférence, et être ramené de la circonférence au centre. On nomme mouvement de *systole* sa sortie du cœur et son trajet dans les artères; et mouvement de *dyastole* son trajet dans les veines pour revenir au cœur (1).

Les organes circulatoires proprement dits, servent moins à l'élaboration du sang qu'à son transport dans

---

(1) Le mouvement de systole est, à proprement parler, la *contraction* du cœur; et le mouvement de dyastole sa *dilatation*.

les parties qui doivent s'approprier ses principes réparateurs, et les élaborer de diverses manières; ce ne sont réellement que des moyens de conduction. Ces organes sont : le *cœur*, les *artères* et les *veines*.

Le *cœur* est un muscle creux, de forme conoïde. son intérieur est divisé en quatre compartiments ou cavités; deux, supérieures, occupent sa base, c'est-à-dire sa partie la plus large, et se nomment *oreillettes*; et deux, inférieures, c'est à-dire vers sa pointe, se nomment *ventricules*; on les distingue en *oreillette* et *ventricule droit*, et *oreillette* et *ventricule gauche*. L'oreillette et le ventricule du même côté communiquent de l'une à l'autre.

Dans *l'oreillette* et le *ventricule droit* viennent aboutir les gros troncs des *veines* qui rapportent le sang de la circonférence au centre. De *l'oreillette* et du *ventricule gauche* partent les troncs des *artères* qui portent le sang artériel du centre à la circonférence. Ces deux cavités gauches du cœur présentent une capacité remarquablement moindre que celle de ses cavités droites; mais leurs parois musculaires ont aussi plus d'épaisseur, et par conséquent plus de puissance.

Le *cœur* est placé entre les deux lobes du poumon; il est suspendu par sa base aux vertèbres dorsales, où les gros vaisseaux qui émanent de lui l'attachent; sa pointe est dirigée vers le sternum, un peu plus à gauche qu'à droite.

Ce viscère est enveloppé par le *péricarde*, mem-

brane fibreuse très-dense, et fort peu extensible,
adhérente au diaphragme, au-dessus duquel le
cœur est placé, et dont il suit tous les mouvements.

Le *péricarde*, espèce de sac ou de poche tendue et
fixée par ses extrémités, a pour usage principal de
contenir le *cœur* dans de justes et constantes limites,
de borner ses mouvements en l'empêchant de se porter de côté et d'autres dans l'intérieur de la poitrine,
ce que ses propres contractions et dilatations tendent
continuellement à faire, et ce qui ne peut avoir lieu
sans porter dans le système circulatoire une pertur-
bation funeste à la vie de l'animal. En effet, aussitôt
qu'une lésion, une déchirure ou incision quelconque
est faite au *péricarde*, le cœur ne tarde pas à s'y
porter, à y être arrêté, à l'agrandir par ses secousses
et enfin à sortir par cette ouverture, alors il se porte
à droite et à gauche dans les autres parties de la
poitrine, intercepte le cours du sang, en se repliant
sur l'origine des gros vaisseaux, et l'animal ne tarde
pas à mourir suffoqué.

La surface interne du *péricarde* filtre et fournit au
cœur une humeur séreuse, douce et vaporeuse qui,
en arrosant la surface du viscère, facilite ses mouvements, entretient sa chaleur en même temps que
sa souplesse, en empêchant son adhérence avec les
parties voisines. Cette sérosité *péricardine*, de couleur ordinairement citrine, se condense et s'épaissit
après la mort, son accumulation constitue l'hydropisie de poitrine ou péricardine.

Un fait physiologique curieux, constaté par les expériences de plusieurs savants anatomistes, c'est que le *péricarde* est transparent, au point que, dans l'état de vie, on aperçoit fonctionner le cœur, comme sous une cloche ou globe de verre. Mais cette diaphanéité se perd avec la vie de l'animal; et, sous ce rapport, cette membrane peut être comparée à la vitre de l'œil qui s'obscurcit et devient terne aux approches de la mort.

Les artères, avons-nous dit, partent du ventricule gauche du cœur. Le tronc qui leur donne naissance se nomme *l'aorte*; ce tronc se divise en deux, près des vertèbres dorsales, au-dessus et à quelques pouces du cœur; l'une de ces divisions porte le sang aux parties antérieures du corps, et l'autre aux postérieures. Les *artères* vont toujours en se divisant, à mesure qu'elles s'éloignent du centre, jusqu'à leur terminaison. Elles forment une succession de branches, de rameaux et ramuscules, qui composent deux systèmes artériels, l'un dit *pulmonaire* et l'autre *aortique*, dont la description et l'étude ne peut entrer dans notre cadre, déjà très-élargi. Enfin, les artères, en s'atténuant de plus en plus, se terminent par des ramifications microscopiques dites *capillaires* (1), qui *s'anastomosent* (2) avec les radicules

---

(1) A cause de leur ténuité extrême, pareille à celle des cheveux.

(2) L'*anastomose* et l'abouchement d'un ou de plusieurs vaisseaux dans un autre, ou avec plusieurs autres.

des *veines*, qui ne sont autre chose que les extrémités les plus déliées et les plus ténues des *artères*.
— Mais ici les vaisseaux conducteurs du sang changent de contexture et de structure; les *artères*, vaisseaux fermes, épais, cylindriques, contractiles et peu
dilatés, sont élastiques, et ont besoin, pour s'ouvrir,
que le sang soit poussé dans leur intérieur. Les *veines*, au contraire, restent constamment ouvertes,
pour faciliter le passage du sang, dont le cours est
plus lent, parce que l'impulsion qu'il a reçu du cœur
va en s'atténuant à mesure qu'il s'en éloigne, qu'elle
ne se fait plus ressentir que faiblement aux extrémités capillaires des *artères*, et a totalement cessée
aux radicules veineuses. En outre, le sang, en se
dépouillant de ses principes et de sa sérosité, ayant
perdu de sa fluidité, et étant devenu plus visqueux et
plus épais, n'aurait pu cheminer dans les *veines* si,
comme les artères, elles eussent été élastiques, et
eussent eu besoin d'être dilatées par l'impulsion du
sang, pour lui livrer passage. Mais il n'en est pas
ainsi; le système vasculaire, nous l'avons dit, change
ici de nature et de marche : le calibre des veines,
susceptible cependant d'un mouvement de dilatation
et de resserrement, occasionné et entretenu par les
contractions de l'oreillette droite du cœur; ce calibre, disons nous, ne se rétréci et ne se dilate que
pour agir sur le sang, en l'attirant d'abord, et le
poussant ensuite dans l'intérieur du vaisseau, au
moyen d'une série de replis membraneux nommés

valvules, dont le bord libre est tourné du côté du cœur; plus multipliées dans les petits vaisseaux que dans les grands, plus rares à mesure qu'elles se rapprochent du centre. L'usage essentiel de ces valvules est de favoriser la circulation veineuse, en s'abaissant et se relevant alternativement, à la manière des soupapes, d'empêcher le sang veineux de rétrograder, et de le faire cheminer ainsi de proche en proche jusqu'au cœur, par un système analogue à celui d'une suite d'écluses, au moyen desquelles on fait remonter ou descendre l'eau et les bateaux dans un canal ou rivière à niveau inégal.

A mesure que les veines se rapprochent du cœur elles augmentent de calibre et diminuent de nombre; leurs parois augmentent aussi d'épaisseur, et elles pénètrent de plus en plus dans l'intérieur. Les mouvements légers de compression que ces vaisseaux éprouvent de la part des organes et viscères dans les mouvements de la respiration, accélèrent d'ailleurs le cours du sang veineux, qui est versé dans *l'oreillette droite* du cœur, par plusieurs gros troncs, venant, les uns des parties antérieures du corps, et les autres des parties postérieures. On les nomme *veines caves, cardiaques* et *sous-dorsales*.

Les *veines* sont apparentes à l'extérieur, et les *artères* ne le sont pas, quoiqu'une *artère* soit accompagnée d'une veine, marchant presque constamment et parallèlement avec elle.

Ce sont les ramifications des veines qui donnent

aux membranes qui tapissent les ouvertures naturelles, telles que les fosses nazales, la bouche, les yeux, etc., leur couleur plus ou moins vermeille, selon le tempérament de l'animal, son état de santé ou de maladie. Les *veines* sont beaucoup plus nombreuses que les *artères*, qui sont situées plus profondément.

Les contractions des *ventricules* du cœur et l'élasticité des parois des *artères* sont donc les agents de la circulation artérielle. Lorsque le *ventricule* se resserre, l'*artère* se dilate, ce qui produit une secousse ou battement nommé *pulsation*. Cette pulsation produit une sensation de repoussement lorsqu'on pose le doigt sur une artère, et elle correspond toujours à l'arrivée de l'ondée ou flot sanguin, lancé par la contraction du ventricule. C'est la force, le nombre et la nature de ces *pulsations* qui constituent les variations du *pouls*, guide si précieux pour le médecin vétérinaire dans le diagnostique des maladies des animaux, conjointement avec l'inspection des membranes des ouvertures naturelles.

Indépendamment des artères et des veines, il existe dans l'appareil circulatoire général, une sorte de vaisseaux nommés *lymphatiques*, qui sont chargés d'une circulation intermédiaire, à l'aide de laquelle les sérosités, les débris qui résultent de la continuelle destruction et recomposition des parties du corps, sont extraites d'abord, puis reportées dans la masse du sang, soit pour servir de nouveau à l'assouplissement des tissus, soit pour être rejetés au dehors comme matières inutiles à l'entretien de l'organisme animal. Cette sérosité nommée *lymphe*, et dont nous avons déjà indiqué la nature et l'usage, joue, ainsi que les *vaisseaux lymphatiques*, un rôle important dans l'économie animale, comme agents de l'*absorption*.

La *lymphe* est absorbée et portée dans le *réservoir sous-lombaire*, nommé encore *citerne lombaire*, et de là dans le *canal thoracique*, pour s'y mêler avec le *chyle*, et être portés ensemble dans les *veines axillaires*, où ce fluide composé se confond avec le sang veineux, et est versé avec lui dans le torrent de la circulation.

Les vaisseaux *lactés* ou *chylifères*, dont nous avons dit l'usage dans l'étude de la digestion, sont une dépendance des *lymphatiques*.

Mouvement général du sang

Pour se rendre compte, d'une manière générale, du mécanisme de la circulation du sang, il faut supposer un instant que toutes les cavités du cœur sont vides, que ce fluide est répandu dans les artères et les veines, et réparti normalement dans tous les tissus où s'accomplissent les diverses élaborations qu'il doit subir, toutes les autres fonctions s'exécutant d'ailleurs.

Ayant parcouru tout le système artériel, et le système capillaire, où nous verrons que s'accomplit le phénomène de la nutrition, le sang est repris par les radicules veineuses, que nous avons vu commencer là où les artères capillaires finissent. Le sang chemine donc ainsi de proche en proche de la périphérie au centre du corps, se dépouillant, d'une part, de ses principes assimilateurs, et se chargeant, d'une autre part, des matériaux nouveaux (lymphe et chyle). Ramené au cœur et versé dans l'oreillette droite, ce fluide composé de sang veineux, de chyle et de lymphe, écarte les parties de cette cavité, qui se dilate pour les recevoir. L'oreillette droite, stimulée, excitée par la présence du sang, se contracte alors; le sang comprimé par les parois de l'oreillette, fait céder et baisser la *valvule* qui ferme l'ouverture du ventricule correspondant, qui se remplit à l'instant. Les parois du ventricule droit, excitées, stimulées à leur tour par la présence du sang, se contractent de même et tendent, d'une part, à le repousser dans l'oreillette, et d'une autre part, à le faire passer dans l'artère pulmonaire. Mais la masse du sang contenue dans le ventricule droit ne peut plus pénétrer dans l'oreillette, attendu que la même *valvule* qui s'est baissée à sa première pression, s'est soulevée par l'effet de la contraction du ventricule et par une pression contraire du fluide. Le sang a donc été forcé d'entrer dans l'artère pulmonaire, dont l'action commence aussitôt que le ventricule se relâche, pour une autre admission ou ondée de sang veineux; action passive d'ailleurs, et qui consiste à conduire le liquide dans les poumons.

C'est en circulant dans cet organe, dont nous avons étudié la composition, la structure et la fonction: c'est en parcourant toutes les divisions des vaisseaux pulmonaires que le sang éprouve les changements et reçoit les qualités que le contact et l'action de l'air atmosphérique lui impriment; c'est ce qu'on appelle l'*hématose* du sang (1); après quoi, il passe des artères pulmonaires dans les veines de ce nom, qui le versent par quatre troncs dans l'*oreillette gauche* du cœur; cette cavité, que la présence du sang artériel stimule, se contracte aussitôt, et le fait passer dans sa cavité, correspondante, le *ventricule gauche*; celui-ci, en se contractant, le

---

(1) Le sang perd dans le poumon une partie de son volume, en laissant exhaler une notable quantité de sérosités en vapeurs aqueuses. Nous trouvons dans ce fait la raison de la différence de capacité des cavités gauches du cœur avec celles de droite; et quant à la raison de la différence d'épaisseur des parois du ventricule gauche, elle est dans la puissance de contraction plus grande, dont ce ventricule a besoin pour produire une impulsion capable de chasser le sang dans un système de vaisseaux très-étendu.

chasse par l'aorte, dans toutes les artères, où il accomplit son mouvement circulatoire.

C'est ainsi que le sang est continuellement rapporté de toutes les parties du corps au cœur, et ensuite dans les poumons, enrichi dans son trajet des produits de la digestion et des résultats de la respiration ; et qu'il est ensuite incessamment renvoyé, comme par une pompe foulante, des poumons et du cœur dans tous les tissus et les organes, pour y distribuer les matériaux et les principes nécessaires à leur travail, afin qu'ils en extrayent les liqueurs et les matières qui sont propres à chacun : c'est ainsi, qu'indépendamment des matériaux qui doivent servir à l'entretien de leur propres tissus, les glandes salivaires forment la *salive*, que les mamelles élaborent le *lait*, que l'estomac produit le *suc gastrique*, le pancréas le *suc pancréatique*, le foie, la *bile*, les testicules le *sperme*, etc. etc., que ce soit, ainsi que le dit **M. A.** Richard, (ouvrage cité p. **20** et **21**), sous l'influence de procédés chimiques ou physiques, peu importe à notre objet; ce qu'il nous importe de savoir, c'est que le sang produit tout : « les poils à la peau, les ongles, les griffes aux extrémités des didactyles, la corne et les sabots aux pieds des monodactyles, l'ivoire dans les mâchoires, les os, la chair, tous les réactifs et instruments de chimie employés dans l'admirable manufacture animale. C'est ainsi que, par un renouvellement continuel des produits, la forme des organes se maintient, leur substance s'entretient, leurs pertes sont réparées et leurs fonctions continuent.

La partie du sang qui, dans son mouvement de systole, passe dans les membranes qui revêtent les grandes cavités : la plèvre pour la poitrine, le péritoine pour l'abdomen, etc; et celle qui est portée à la peau et dans le tissu cellulaire, fournissent la sérosité et les vapeurs nécessaires à l'assouplissement de tous les tissus, et au degré d'humidité qui leur est indispensable. Ce travail a le nom d'*exhalation* ; c'est une portion, un ordre de vaisseaux lymphatiques qui en sont chargés.

§ IV.

De la Nutrition (1).

La nutrition est le complément, le résultat définitif et le but des trois fonctions que nous venons

---

(1) Nous ne faisons pas des *sécrétions*, de l'*absorption*, de l'*inhalation* et de l'*exhalation*, des articles spéciaux, ayant tâché, dans les *généralités* de l'anatomie et dans les *fonctions d'entretien*, de donner sur ces fonctions auxiliaires des quatre fonctions principales, les notions que nous croyons suffisantes à notre objet.

d'étudier; toutes les trois, ainsi que plusieurs autres
fonctions secondaires et auxiliaires, concourent à
l'exécution de celle-ci, soit en préparant les matériaux nécessaires à son accomplissement, soit en
portant ces mêmes matériaux aux tissus et aux organes qui doivent se les approprier et les transformer en leur propre substance : transformation qui
a lieu par une propriété, une action ou une force
assimilatrice, dont il est donné à la science de suivre
la marche et d'apprécier les effets, mais dont la
cause et le mode d'exécution, restent encore inconnus.

Nous avons indiqué par quel admirable travail le
chyle est extrait des substances alimentaires soumises à l'action des organes digestifs; comment, par
son mélange avec la lymphe et le sang veineux, et
ensuite par le contact et la combinaison de ce mélange avec l'air atmosphérique, il entre comme élément essentiel dans la composition du sang artériel;
comment ce sang artériel est distribué dans toutes
les parties du corps et pénètre les tissus les plus té-
nus et les plus délicats, qu'il arrose et vivifie. C'est
pendant son trajet, son court séjour dans ces tissus,
que s'opèrent les phénomènes assimilateurs : la matière nutritive, l'aliment propre à chaque organe ou
parcelle d'organe, s'identifie à lui, devient sa propre
substance, et remplace les molécules qui en ont été
détachées par une multitude de causes, telles que
les frottements, l'action réunie de l'air et du calori-

que, la vaporisation, l'exhalation, etc. Nous savons que ces débris, ces détritus, résultats d'une usure produite par les causes ci-dessus, sont sans cesse détachés et séparés par des organes particuliers, puis porté dans le torrent de la circulation pour être rejetés au dehors.

C'est dans cette identification de la partie nutritive ou récrémentielle du sang à chaque organe que consiste la *nutrition*. « Par elle, dit Richerand, s'accomplit une véritable transsubstantiation de l'aliment ou la propre substance animale; » et c'est avec autant d'esprit que de raison que ce brillant physiologiste compare la machine animale, se détruisant et se recomposant sans cesse, au navire de Thésée et des Argonautes, si souvent réparé qu'il ne conservait plus, à son retour, aucune pièce du bois et autres matériaux qui avaient servi à sa construction primitive.

L'identification nutritive s'exerce de différentes manières, dans les divers organes et tissus; chacun d'eux s'approprie ce qui, dans le sang que lui apportent les artères, est analogue à sa propre nature, et laisse passer les molécules qui lui sont hétérogènes : un os s'empare du phosphate calcaire, pour remplacer celui que les fonctions absorbantes des lymphatiques lui ont enlevé, lorsqu'il a séjourné plus ou moins de temps dans les porosités de son parenchyme; les muscles s'approprient de même la fibrine, et le cerveau l'albumine; enfin, chaque partie s'imbibe des sucs qui sont de même essence qu'elle, et les solidifie dans son tissu ou les dissout dans son liquide, en vertu d'une force, d'une propriété attractive et absorbante, dont la connaissance positive nous a été, jusqu'ici, refusée par l'auteur de la nature.

Enfin, lorsqu'un sang riche en principes contient plus de matière nutritive ou récrémentitielle que le corps n'en a besoin pour réparer ses pertes, cet excédant est déposé dans les cellules du *tissu adipeux*, où il forme la *graisse* ; et lorsque l'animal est tenu dans un long repos, et que, privé d'un exercice suffisant pour entretenir l'équilibre entre les réparations et les pertes, celles-ci ne sont plus en rapport avec les premières, la graisse s'accumule de plus en plus ; le sang artériel ne perdant plus autant dans son trajet à travers des tissus trop saturés de nourriture, devient trop abondant et de plus en plus riche en principes ; il y a pléthore et l'animal est prédisposé aux maladies inflammatoires, qui dérivent de cet état ; les congestions et les *coups de sang* sont surtout imminents. La conséquence à tirer de ceci, pour la conservation du cheval en santé, c'est qu'il importe autant de proportionner le travail à la nourriture, que la nourriture au travail : *Bien nourrir et bien faire travailler*, est un aphorisme qui doit être la règle de quiconque veut former de bons chevaux et les conserver longtemps, quand, du reste, leur organisation, leur âge et leur force sont en rapport avec le service

auquel on les destine. C'est surtout quand l'animal
est dans l'âge adulte, et quand toutes les fonctions
s'accomplissent avec facilité et énergie, qu'il importe d'appliquer ce principe d'hygiène et d'économie.

Quand, au contraire, les aliments ne contiennent
pas assez de matière nutritive, ou que la ration journalière que l'on donne à un cheval est insuffisante
pour ses besoins ; et quand, malgré cette insuffisance,
on exige de lui le même travail que s'il était bien ali-
menté, le sang s'appauvrit bientôt ; les principes réparateurs, en proportion trop faibles, ne sont plus en
rapport avec les pertes, qui deviennent d'autant plus
considérables à mesure que l'animal s'affaiblit et s'é-
puise. Tout est en souffrance dans l'organisme : les
fonctions d'entretien languissent, l'amaigrissement a
lieu et augmente, le marasme et l'épuisement extrême arrivent, etc. Ici, nous aurons encore une conséquence à faire ressortir : c'est que, pour pouvoir
exiger d'un animal un travail actif et soutenu, il faut,
avant tout, que la nourriture qu'on lui donne soit en
quantité proportionnée à son tempérament et à son
travail, et que les matières alimentaires contiennent
le principe nutritif et alibile en assez grandes proportions pour suffire à la réparation des pertes et à l'entretien de ses organes et de sa vigueur. C'est surtout
dans la vieillesse, époque de la vie où les fonctions
digestives sont lentes et l'assimilation moins active,
qu'il convient de donner aux animaux domestiques

dont on exige beaucoup de travail, des aliments substantiels, toniques, et qui cèdent facilement leurs principes nutritifs.

Trois conditions physiques sont indispensables aux parties d'un corps animal pour qu'elles vivent et se nourrissent : la *sensibilité*, le *mouvement* et la *chaleur*. Le sang artériel porte avec lui la chaleur; les nerfs, qui émanent du cerveau, sont la source et le principe de la sensibilité; et le mouvement est déterminé par l'action de ces deux causes réunies sur les organes actifs de la locomotion (les muscles) qui, sans elles, ne jouiraient d'aucune propriété contractile et resteraient paralysés et inertes.

CHAPITRE V.

FONCTIONS DE RELATIONS

On donne généralement ce nom aux *fonctions* ou facultés qui *servent à la conservation de l'individu*, en établissant ses rapports avec les êtres et les objets qui l'environnent, soit pour les attirer à lui ou les repousser, soit pour s'en rapprocher ou les fuir, selon la satisfaction et les jouissances que ces êtres et objets lui promettent, ou suivant les dangers et le mal qu'ils lui font craindre.

Ces fonctions, relativement à notre sujet, et à l'objet de nos études, se réduisent à deux : la *sensibilité* et la *locomotion*.

La *sensibilité* émane du *cerveau* et s'exerce par les *nerfs*, au moyen de certains appareils qu'on appelle *organes des sens* ou des *sensations*. Les *sens* avertissent l'animal de la présence ou de la proximité des objets qu'il doit rechercher ou éviter : ces avertissements ont lieu par la *vue*, par l'*ouïe*, par l'*odorat*, par le *goût* et par le *toucher* ou le *tact*.

La *locomotion* s'exécute par la détermination de la volonté, formée dans le cerveau et transmise par les nerfs ; et par le moyen des *muscles* agissant sur les membres, leviers, rouages et autres instruments mécaniques formés par les os. C'est par cette fonction que l'animal change d'attitude et de situation, qu'il se rapproche, s'éloigne, selon que ses sensations ou l'instinct de sa conservation l'y déterminent.

La *sensibilité*, utile à étudier, pour nous servir de guide dans l'hygiène des animaux, et relativement à leurs tempéraments différents, n'est peut-être pas, pour notre objet, d'un intérêt et d'une importance aussi immédiats que la *locomotion* (1) En effet, c'est

---

(1) « ... Toutes ces considérations sur la vie végétative commune à tout le règne animal... sont au fond d'une importance secondaire pour nous. Notre but principal est de bien étudier la conformation du cheval comme locomotive, et les instruments de la vie de relations par lesquelles s'opère la locomo

essentiellement sous le rapport, et en considération de cette dernière fonction ou faculté, que le cheval est utile à l'homme; et c'est surtout comme animal locomoteur ou *machine locomotive* que nous l'étudions. Cette utilité est si grande, si indispensable dans l'état actuel de la civilisation, qu'elle est devenue une nécessité, un besoin de premier ordre, pour les classes laborieuses et industrielles, comme pour les sommités de la société. Mais c'est surtout et spécialement pour l'équitation, pour le service et l'emploi aux armées, que l'étude de la *locomotion* dans le cheval est intéressante et essentielle; puisque, pour ce service et cet emploi, cette fonction, cette faculté si précieuse doit être si entièrement et si complétement soumise à la volonté de l'homme, que celui-ci en emploie et en dirige à son gré tous les mouvements et toutes les forces agissantes; l'animal dompté et soumis par la science et par l'art, doit approcher, courir, se précipiter même sur des objets et contre des dangers que l'instinct de sa conservation lui ferait évidemment fuir, s'il était abandonné à lui-même et dans l'état de nature.

« tion. Ici, tout se réduit à des dispositions, à des appareils
« mécaniques, dont les conditions de bonne fabrication règlent
« l'action et la valeur.... » (A. Richard, *De la conformation du
cheval*, etc., p. 22).

C'est à l'*extérieur*, à l'article des *allures* que nous étudierons à fond cette fonction essentielle, déjà étudiée en partie dans ses agents passifs et actifs, aux chapitres II et III, de cet ouvrage, traitant du squelette et des muscles.

De la Sensibilité.

Nous avons dit que la *sensibilité* est une des conditions indispensables de la vie : elle est cette faculté, que possèdent tous les êtres vivants et au moyen de laquelle ils reçoivent *les impressions qui déterminent à l'exercice des actions* ; qui leur fait aussi ressentir l'influence des agents extérieurs, et recevoir l'impression du contact des corps étrangers ou pressentir leur approche.

Le *cerveau* est l'organe central de la *sensibilité* ; ses prolongements, d'où naissent les *nerfs* et leurs innombrables divisions et subdivisions sont les conducteurs (les fils électriques peut-on dire aujourd'hui) au moyen desquels tous les instruments de la vie et toutes les parties vivantes de l'organisme communiquent avec lui, reçoivent de lui l'effet direct de la volonté ou de l'instinct, et lui transmettent les impressions qu'ils reçoivent eux-mêmes de l'extérieur. C'est ainsi que l'animal se met en rapport et en *relation*, au moyen de ses *cinq sens*, avec tout ce qui est susceptible d'être *vu*, *entendu*, *goûté*, *flairé* ou *senti* et *touché* (1).

L'organe cérébral ou *cerveau* ou *encéphale* est renfermé dans cette boîte osseuse, ovoïde, nommée *crâne*, que nous avons examinée et décrite à la partie supérieure de la tête du squelette.

Sa substance, que l'on nomme masse *médullaire* ou plus vulgairement *cervelle*, a très-peu de consistance; elle est molle, pulpeuse, et paraît composée de grains glanduleux, à travers lesquels se ramifient une quantité considérable de vaisseaux sanguins; le tout formant ensemble des éminences, des cavités, des réservoirs, des circonvolutions, qui ont reçu différents noms, mais dont les usages particuliers, malgré tous les systèmes émis ou inventés à ce sujet, sont et demeurent inconnus (2). Cette masse est composée de deux

---

(1) La *phonation* ou la *voix*, qui est aussi une fonction de relations, mais dépendante de la respiration, puisque c'est au moyen de l'air introduit ou expulsé par la glotte que les sons sont produits; la phonation disons-nous, quoique active et retentissante dans le cheval, n'a pas assez d'importance relativement à notre objet, pour être le sujet d'une étude spéciale.

(2) Méry a dit une chose très-spirituelle et très-juste sur les systèmes des anatomistes et sur les fonctions et la conformation du cerveau, en les comparant à des commissionnaires qui connaissent parfaitement les rues d'une ville, ses ruelles, ses carrefours et ses impasses, mais qui ne savent rien de ce qui se passe dans les maisons.

substances principales ; l'une dite *pulpe grise* ou *gri-*
sâtre, ou *substance corticale* ou *cendrée*, très-molle
et friable, est la plus extérieure ; l'autre, plus ferme,
nommée *substance blanche*, est au centre de l'organe,
et se montre de plus en plus blanche, à mesure qu'on
pénètre plus profondément dans la masse *médul-*
laire.

Cette masse *médullaire* ou *encéphalique*, contenue dans le *crâne*, dont elle conserve la forme
ovalaire, ainsi que les irrégularités des os qui la renferment imprimées sur sa surface, est enveloppée
par deux membranes nommées *méninges*, dont la
plus extérieure, qu'on appelle encore *dure-mère*,
adhère intimement à la face interne des os du *crâne*,
est épaisse, fibreuse, forte et résistante et, par cela
même très-dure. Elle a pour usage essentiel de garantir la substance molle et délicate de l'organe encéphalique du contact des os du crâne. La plus intérieure, dite *méningine* ou *pie-mère*, plus mince,
plus souple, quoique composée de deux lames (l'*a-*
rachnoïde et la *pie-mère* proprement dite), tapisse
toute la face interne de la première, repose directement sur la substance cérébrale elle-même et la pré-
serve encore du contact de la première méninge,
ou dure-mère, dont la consistance et la texture ferme
et serrée, auraient pu offenser l'extrême délicatesse
de cette substance. On voit par cet appareil protec-
teur, qu'on peut comparer aux doublures ouatées ou
matelassées que l'on met dans la coiffe d'un casque de

fer, pour protéger la tête contre la dureté du métal ; on voit, disons-nous, combien la nature a pris de soins minutieux pour la conservation de cet organe, qui renferme le principe et la cause première de la vie sensitive.

Les deux *méninges*, en se repliant dans la substance de l'organe, le divisent d'abord en deux parties, dont l'une, antérieure, est le *cerveau* proprement dit, et l'autre, postérieure, est le *cervelet*. Le *cerveau*, par d'autres replis de ces mêmes membranes, est divisé en deux *lobes*; et le *cervelet* en quatre.

On remarque, dans l'intérieur du *cerveau* et du *cervelet*, des *ventricules*, que l'on croit être les réservoirs de la partie du sang apporté dans l'organe, pour lui fournir les matériaux nécessaires à ses importantes fonctions ; car, le cerveau, comme les autres organes, se nourrit par l'apport du sang ; comme les autres il s'enflamme, s'altère, se durcit, se ramollit, devient le siége de dépôts de matières purulentes, de tubercules, de cancer, même de matières osseuses, cartilagineuses, etc., altérations qui portent des troubles graves dans les facultés de l'animal.

Quelques physiologistes ont conjecturé que cette partie du sang spécialement destinée à l'organe cérébral, se chargeait dans les poumons de l'électricité de l'air inspiré, et que ce fluide, modifié et soumis lui-même à certaines combinaisons ou modifications ignorées, pouvait bien produire ce principe subtil, inconnu dans sa nature, appréciable seulement par ses effets, que les anciens avaient désigné sous le nom d'*esprits animaux*, et que les physiologistes modernes appellent *innervation, force vitale*, etc. L'analogie du galvanisme avec l'électricité, confirmée par les expériences de Volta, les découvertes récentes et l'usage étonnant qu'on fait aujourd'hui de ce fluide, donnent à ces conjectures un haut degré de probabilité. Ceci soit dit en passant, plus pour exciter la curiosité et le désir d'apprendre, que comme ayant un rapport direct à notre objet.

Les *méninges*, qui enveloppent le *cerveau* et le divisent en plusieurs parties, et ces parties en plusieurs lobes, se continuent dans tous les prolongements de l'encéphale, accompagnant et protégeant ainsi la matière pulpeuse qu'elles renferment et contiennent, et fournissant, d'ailleurs, par l'exhalation, les fluides nécessaires à l'assouplissement des nerfs.

Le cervelet donne naissance au *mésocéphale* ou *moelle allongée*. Ce corps blanc est situé au-dessous de l'organe et repose sur le sphénoïde et la partie inférieure de l'occipital. Le mésocéphale est le principe de la *moelle épinière* ou *prolongement rachidien*, qui remplit le canal des vertèbres, suit le trajet de la colonne ou rachis, et se termine, ainsi que nous l'avons déjà indiqué au bout du sacrum et au premier os *coccygien*.

Voilà très-sommairement la contexture, la situation, les formes, les divisions principales et les usages de l'organe central de la sensibilité. Mais, comment s'exécutent les hautes fonctions qui lui sont départies ?... Chaque sensation, chaque rouage de la machine animale a-t-il un endroit particulier, une partie spéciale du cerveau ou du cervelet chargée de percevoir les impressions qu'il reçoit et de lui transmettre l'ordre et l'effet de la volonté ?... Ou ce siége, foyer ou principe du sentiment et de l'intelligence, est-il répandu dans l'ensemble de la masse cérébrale, où toutes les sensations et impressions viendraient aboutir et se confondre, pour être ensuite séparées et analysées dans un centre commun chargé de les coordonner, de les classer et d'y répondre (1)? Nous devons abandonner aux philosophes psychologues une semblable discussion qui nous conduirait naturellement à analyser les divers systèmes émis par les savants sur cette question de métaphysique, qu'une obscurité profonde couvrira

_____

(1) Descartes, qui pensait que l'*âme* était dans le cerveau, l'avait placée dans un petit corps grisâtre du volume d'un pois chiche, uni au cerveau seulement par deux prolongements grêles, et que les anatomistes ont nommé *glande pinéale* ; mais cette opinion, quoique émanant d'un homme de génie, n'est pas plus accréditée aujourd'hui que celle qui plaçait le siége de l'âme à la pointe du sternum nommée *xyphoïde*.

toujours de ses voiles les plus épais.—Il nous suffit, d'ailleurs, de savoir que le cerveau est le point central auquel se rapportent toutes les *sensations*, d'où partent toutes les déterminations qui font agir l'animal *en lui*, *sur lui* et *hors de lui* : En lui, pour ce qui concerne les *mouvements involontaires* des organes de la *digestion*, de la *respiration* et de la *circulation*; sur lui, dans tous les mouvements qui n'ont pas pour résultat le transport du corps d'un lieu dans un autre; hors de lui, par la locomotion, par la mise en action de ses moyens d'attaque et de défense, et enfin par l'organe de la voix (hennissement). Quand, surtout, nous saurons que le cerveau est le foyer de l'intelligence et de ce principe nommé *innervation* ou *force vitale*, nous apprécierons, dans l'examen de la conformation extérieure d'un cheval, le développement du crâne et la largeur du front qui, en déterminant le volume et le développement de l'organe lui-même, font en même temps préjuger ses qualités morales et son énergie (1).

----

(1) « Nous croyons fermement, dit M. A. Richard (ouvrage cité,
« p. 75 et 76), que la supériorité qu'ont les races des chevaux
« nobles sur les communes dépend de leur système nerveux et
« non du sang. La preuve en est dans le développement plus
« considérable du crâne des races distinguées, comme dans ce-
« lui de leur intelligence et de leur sensibilité. Le système ner-
« veux du cheval comme celui des autres animaux, n'a pas été

Les *nerfs* naissent du *cerveau*, du *cervelet* et de la *moelle épinière*; ils apparaissent sous forme de cordons blancs, sans cavité apparente; leur surface extérieure est formée du prolongement des méninges, et leur intérieur est rempli d'une matière pulpeuse, semblable à celle de l'organe cérébral. Les méninges, sous le nom de *névrilèmes*, accompagnent les *nerfs* jusqu'à leur terminaison, et lorsqu'elles les quittent, la matière pulpeuse s'épanche, et s'étend comme un réseau à toute la surface extérieure des tissus où ils aboutissent, afin d'être à même de mieux percevoir les impressions. C'est ainsi qu'est formé le *corps* ou *tissu réticulaire*, l'une des trois membranes qui constituent la peau, entre le *derme* et l'*épiderme*.

« assez étudié sous ce rapport, et nous en appelons sur ce fait
« aux naturalistes et aux physiologistes : c'est une mine vierge
« à exploiter pour l'amélioration des races de chevaux. Nous
« ne sommes pas seuls à partager cette opinion.

« ... L'action nerveuse est le titre de la puissance de l'orga-
« nisme animal... Ce n'est pas par le sang seul que le cheval noble
« transmet son énergie; le germe qu'il fournit contient tous les
« éléments dont il va être l'essence, et c'est le système ner-
« veux qui en réglera l'action, comme il présidera à son dé-
« veloppement. » Nous partageons aussi sans réserve cette opinion.

Les *nerfs* qui émanent du cerveau, proprement dit, sont presque tous chargés de l'exercice de l'intelligence et des sens ; ils ne s'étendent guère au-delà de la tête : ils sortent du crâne, au nombre de vingt-quatre, douze de chaque côté. On les nomme *pairs* à cause de cette disposition et de ce nombre ; et on les désigne par première, deuxième, troisième et ainsi de suite, jusqu'à la douzième paire.

Ceux qui naissent du *cervelet* sont produits généralement par la *moelle épinière* : ils servent à la locomotion, aux mouvements et fonctions involontaires des organes et viscères intérieurs, ainsi qu'à la fonction de la génération. Ils sortent de la colonne vertébrale par des trous qui s'aperçoivent sur le squelette, entre les vertèbres et les têtes articulaires des côtes. De là ils se rendent, en se divisant, et se ramifiant à l'infini, comme les vaisseaux sanguins, dans les divers tissus qu'ils doivent animer et *sensibiliser*. Ceux qui servent particulièrement à la locomotion se portent dans les muscles. Les animaux, essentiellement coureurs et grands locomoteurs, tels que le cerf, le daim, le lièvre, etc., ont ce système nerveux très-développé, et leur prolongement rachidien l'est énormément, proportionnellement au cerveau. Le cheval étant, après eux, l'un des quadrupèdes les plus grands locomoteurs, participe, à un haut degré, à l'organisation nerveuse particulière à ces espèces

Les *nerfs* qui servent aux mouvements involon-

taires et aux organes de la génération, prennent
naissance à la partie du rachis qui forme les lombes
ou le rein.

En s'éloignant de leur origine, les nerfs s'amincissent, s'atténuent insensiblement et se subdivisent
à l'infini ; mais, sans doute, pour prendre une nouvelle force sensitive, on les voit se réunir plusieurs
ensemble, s'anastomoser, s'entrelacer, s'entrecroi-
ser, former des centres nouveaux, des nœuds qui
ont reçu les noms de *plexus* et de *ganglions*, selon
leur importance et la quantité de ramifications qui
s'y réunissent ou qui en partent, en divergeant et
s'atténuant de nouveau, pour aller exercer leur action dans les tissus.

C'est ainsi que se distribuent les agens intermédiaires au moyen desquels s'établit cette double correspondance sensitive, du centre à la périphérie, et
de la périphérie au centre du corps, pour y porter ou
transmettre le sentiment des impressions ressenties
par les moindres organes. Sans nous demander encore comment s'opère ce phénomène, objet des recherches et des travaux de tant de savants et de philosophes célèbres, admirons les vues sublimes et la
prévoyance de la nature dans ses lois : dans le
nombre de ces nerfs, partant ou émanant tous du
même centre ou foyer, et presque tous agens et mes-
sagers de la volonté, il en est cependant qui ne sont
pas soumis à son empire : et ce sont ceux en vertu
desquels s'exécutent les fonctions vitales, dont la

moindre interruption ou suspension eut causé la mort de l'animal. La nature n'a pas dû s'en rapporter à lui pour régler l'action et les mouvements du cœur dans l'acte de la circulation, par exemple; cette fonction, ne pouvant être interrompue sans qu'une mort soudaine s'ensuive immédiatement, l'instinct purement animal de la conservation de l'individu n'eût pas suffi pour l'empêcher d'être lui-même l'auteur de sa destruction, si les nerfs qui font agir le cœur et les autres viscères de l'intérieur eussent été soumis à sa volonté (1).

Des Sensations.

Les *sensations* résultent de l'action des nerfs qui correspondent du cerveau aux organes des sens.

---

(1) Le *nerf grand sympathique* constitue à lui seul un centre et un système nerveux particulier et presqu'indépendant, qui préside aux fonctions de la vie végétative, sans que l'animal en ait la disposition ni même la conscience.

C'est par lui que des fœtus acéphales (sans tête ni cerveau) ont pu vivre et se développer dans le sein de leur mère.

Si une partie quelconque du corps est frappée de paralysie, il n'y a plus de vie cérébrale chez elle; il n'y a plus de contraction musculaire, ni de perception des sensations; elle est morte

Les *sens* sont au nombre de cinq : la *vue*, l'*ouïe* ou l'*audition*, l'*odorat* ou l'*olfaction*, le *goût* et le *toucher* ou *tact*.

Les *yeux* sont les organes de la *vue*; organes si compliqués, si essentiels et dont la connaissance complète est si nécessaire pour juger sainement et pertinemment de la bonté et de l'intégrité de cette fonction importante, que nous ferons de son étude, comme de celles des dents et du pied, un chapitre à part.

Nous dirons seulement ici que c'est par un nerf qu'on nomme *nerf optique*, que l'image des objets qui se réfléchissent dans l'œil, est perçue par le cerveau, qui en régularise l'impression, en évalue l'é-

---

pour l'individu qui n'a plus conscience de ce qui s'y passe. Cependant, elle continue de se nourrir; le sang y circule toujours, et une application vésicatoire y développe une ampoule de sérosité. L'action du *nerf grand sympathique* persiste encore, même après la cessation de la vie animale; et tant qu'un reste de chaleur existe dans le cadavre, les fonctions qu'il tient sous sa dépendance continuent d'avoir lieu jusqu'à un certain point. Ainsi, les sécrétions des urines, l'absorption de dépôts d'humeurs et, particulièrement chez l'homme, l'apparition de la sueur et la pousse de la barbe, sont des phénomènes peu rares dans les premières heures et même les premiers jours qui suivent la mort.

tendue et la distance, en apprécie le caractère et les détails de forme.

Le *nerf optique* a, au fond de l'œil, l'apparence d'une pulpe ou pâte molle, blanchâtre, dont l'expansion s'étend à tout le pourtour de ce que, dans l'anatomie de l'œil, on nomme l'*uvée*. C'est cette matière molle, classée, sous le nom de *rétine*, dans les membranes de l'œil, qui reçoit l'impression des objets dont l'image vient se peindre sur le *tapétum*, au fond de l'organe visuel ; et comme elle n'est que l'expansion du *nerf optique* qui aboutit au fond du globe de l'œil et pénètre sa coque, ce nerf recueille les impressions et, en traversant les os du crâne par le fond de l'orbite, où se trouve un trou rond pour son passage, il les transmet au cerveau. Et afin que ces impressions ne soient pas perçues doubles par l'organe cérébral, puisque dans chaque œil se réfléchit la même image, les deux *nerfs optiques* se croisent en y entrant, afin que la sensation soit perçue simple et unique.

De l'ouïe ou audition.

L'*oreille*, organe de l'audition, se compose successivement, de l'extérieur à l'intérieur, de trois séries d'appareils ou compartiments distincts.

1° L'*oreille externe*, qui sert de pièce d'entrée ou de vestibule à l'édifice.

2º L'*oreille moyenne*, qui compose la seconde pièce ou compartiment.

3º Enfin, l'*oreille interne* ou *labyrinthe*, qui forme le troisième et dernier compartiment.

L'oreille externe comprend la *conque* ou *pavillon*, et son conduit; plusieurs cartilages, qui en assurent la base, et plusieurs muscles, qui font mouvoir la conque, l'abaissent ou la relèvent, et en dirigent l'ouverture ou *pavillon*, du côté d'où viennent les sons, afin de les mieux recueillir. L'oreille externe est, de plus, dans son intérieur, garnie de poils fins, plus ou moins longs, selon les races, destinés à empêcher les insectes, l'eau, la poussière et autres corps étrangers de pénétrer dans l'oreille moyenne, de même qu'à diviser, à rompre la colonne des rayons sonores trop aigus et trop intenses, qui pourraient offenser la délicatesse de l'organe et porter le trouble dans ses fonctions. A ce sujet, nous présenterons de suite une observation : ne doit-on pas s'étonner, d'après cette destination, évidemment donnée aux poils de l'oreille par la nature, qui n'a rien mis d'inutile dans l'organisation animale ; ne doit-on pas s'étonner, disons-nous, qu'il soit d'usage, dans l'armée surtout, où cet usage est une prescription réglementaire (1), de les couper chaque mois, comme cela se fait pour

---

(1) C'est par une extension abusive, sans doute, d'un article du règlement, que cet usage s'est établi, et subsiste encore dans bien des corps. L'ordonnance sur le service intérieur des trou-

les crins des extrémités? Outre les autres inconvénients de cette espèce de mutilation qu'il n'est pas nécessaire d'indiquer autrement, n'est-ce pas l'une des causes les plus actives qui rendent si difficile d'accoutumer les chevaux, en général, au bruit des armes à feu ; et peut-être la cause unique qui fait que quelques chevaux de troupes en sont tellement affectés, qu'une seule détonation les met dans un état de trouble et d'égarement, extrêmement nuisible à l'ordre et à l'ensemble des manœuvres, et très-dangereux pour les cavaliers? Une longue pratique de l'instruction de la cavalerie, nous donne, peut-être, quelques droits à proposer cette question : chargé

---

pes à cheval, prescrit qu'on *fera les crins* aux chevaux à la fin ou au commencement de chaque mois. Des personnes se sont imaginé que puisqu'on faisait les crins, il fallait aussi *faire les poils ;* et l'on s'est mis à couper, tondre, arracher et même brûler tout ce qui, en fait de poils et de crins, dépassait les autres. Non-seulement on a absolument dénudé de poils l'intérieur de l'oreille ; mais les poils des sourcils qui abritent les yeux et servent d'auxiliaire aux cils, pour les garantir de l'attaque de certains insectes et à arrêter les brins d'herbe, de foin ou de paille et autres ordures qui tombent sur les yeux, ont subi aussi le niveau des ciseaux. C'est certainement un excès de zèle pour la *tenue* des chevaux, car ces petits appendices d'organes ont leur utilité et même une utilité constante et journalière.

spécialement, pendant plus de quinze ans, du dressage et de l'éducation manœuvrière des chevaux de remonte, nous avons toujours observé que ceux de ces animaux les plus irritables et les plus récalcitrants au feu, manifestaient surtout leur impatience et leur souffrance en secouant la tête et agitant leurs oreilles, comme pour chercher à éviter ou à se débarasser de l'impression évidemment douloureuse que leur causaient les détonations ; et, ce qui se conçoit naturellement, nous avons remarqué encore, que c'étaient toujours les chevaux les plus sensibles, les plus fins, ceux chez lesquels le système nerveux était le plus irritable , qui présentaient cette disposition à s'affecter du bruit de l'artillerie et des commotions de l'air qui en résultent. Pourquoi alors leur ôter ce qui est évidemment destiné à parer ou à mitiger au moins ces commotions ? Nous soumettons cette observation à ceux qui ont mission de modifier les réglements ou les usages dans les corps de cavalerie, et nous revenons à l'appareil de l'audition.

L'*oreille moyenne* où se trouve la *caisse* ou *tambour* et l'*oreille interne* où est le *labyrinthe*, cavités qui constituent plus particulièrement la partie sensitive de l'organe de l'ouïe, présentent une conformation, un arrangement fort compliqué et ingénieux, que nous ne pouvons décrire ici avec tous les détails physiologiques qu'ils comportent. C'est par l'agencement des divers instruments que ces deux compartiments renferment, que les sons, le bruit,

sont perçus, répercutés et transmis au cerveau qui
les apprécie et les juge.

On trouve dans ces parties de l'organe, des petits
osselets, des petits muscles, des membranes, une
sorte de pulpe et un liquide aqueux, de l'air impré-
gné de principe nerveux, un conduit, des canaux et
un nerf; l'une des membranes est le *tympan*; elle
est appliquée sur le *conduit auditif*, creusé dans la
partie pétrée du temporal; la cavité de ce conduit
auditif, bornée extérieurement par le tympan et intérieurement par l'expansion du *nerf acoustique*,
est remplie d'un air animalisé, élastique et très-
impressionnable aux vibrations de l'air extérieur.

Les petits osselets, auxquels on a donné divers
noms (le *marteau*, l'*enclume*, l'*étrier*, etc.), n'ont
d'autres usages que de donner, avec les éminences,
attache aux petits muscles qui, en venant s'insérer
au pourtour de la membrane du *tympan*, ont pour
fonction de la tendre plus ou moins, à l'instar des
cordes et des lacets qui tendent la peau d'une caisse
de tambour pour la rendre plus impressionnable et plus
vibrante. Aussi a-t-on nommé *caisse* ou *tambour* la
cavité de l'oreille qui existe entre le *tympan* et la
partie la plus interne et la plus sensible de l'organe

La base de la conque ou oreille externe, et le
conduit de communication entre celle-ci et les cavités
des compartiments plus internes, ainsi que ces cavités elles-mêmes, suintent et sont enduits d'une ma-

tière jaunâtre, grasse et gluante, nommée *cérumen*, qui a pour usage d'empêcher les corpuscules, les insectes, etc., de pénétrer dans l'oreille interne ; elle concourt aussi à amortir le bruit et les sons trop intenses.

Du son et du bruit.

Le *son* a été analysé et, en quelque sorte, décrit comme la lumière. On sait comment et par quelles règles l'art de la musique et de l'harmonie l'a assujetti à ses calculs et à ses modifications. Le *bruit* et les *sons* sont produits par un choc plus ou moins vif ou violent sur un corps solide, liquide ou gazeux. Un dégagement instantané d'air ou de gaz comprimé produit aussi le son et le bruit. La déflagration de la poudre et du salpêtre en offre l'exemple le plus frappant ; l'explosion des chaudières à vapeur, l'inflammation des gaz dans les mines et souterrains en sont des exemples non moins terribles.

Le choc sur les corps solides, déplace les molécules qui les composent et les font vibrer ; les vibrations de ces molécules mettent l'air en mouvement, en poussant à leur tour les molécules de l'air ; cet ébranlement s'étend plus ou moins loin, selon l'intensité du son ou du bruit produit par le choc, et aussi selon la densité ou la raréfaction de l'air. Quand ces molécules en mouvement et chargées, pour ainsi dire, des émanations du son, viennent à frapper la conque de l'oreille, celle-ci les recueille, et la transmission s'en fait au cerveau au moyen de l'appareil auditif. Si ces molécules vibrantes, ces rayons sonores rencontrent un corps dur, il en résulte un choc qui produit leur réflexion, comme celle des rayons de lumière, sur un angle égal à celui d'incidence. C'est ce qui produit l'*écho* : tout le monde connaît la charmante allégorie de la mythologie payenne, qui exprime la nature du son, en faisant la nymphe *Echo*, fille de l'air et de la terre, et en métamorphosant en rocher après sa mort, les os de cette nymphe, qui ne pouvait, pendant sa vie, que répéter le dernier mot ou le dernier son de tout ce qu'elle entendait, faculté conservée par les rochers provenant de ses ossements.

Les vibrations déterminées dans l'air par les dégagements spontanés d'air ou de gaz, par l'explosion d'une arme à feu, par exemple, causent dans l'air environnant, des dilatations et des condensations alternatives ou des ondulations. Ces ondulations se passent d'abord dans les couches d'air les plus voisines du foyer de l'explosion, puis se propagent ensuite au loin, en rayonnant dans toute la masse de l'air, et s'éteignent enfin par degré, en se divisant et diminuant d'intensité. On ne peut mieux comparer les ondulations excentriques que les vibrations résultant, soit du choc, soit de l'explosion, impriment aux molécules de l'air, qu'à ces ondes formées sur la surface de l'eau par la chute d'une pierre : ces ondes se propagent du centre à la circonférence, en formant des cercles de plus en plus étendus, jusqu'à ce qu'elles s'éteignent et disparaissent tout à fait. Quelle que soit, au reste, la manière dont se fasse et se propage cet ébranlement des molécules de l'air, c'est en venant frapper le tympan de l'oreille de l'animal, qu'elles y produisent l'impression du son ou l'*audition*.

Le bruit et le son varient d'ailleurs dans leur intensité, dans leur timbre et dans leur ton. L'intensité dépend de l'étendue, de l'énergie et de l'amplitude des vibrations des corps sonores ; le son est d'autant plus faible que le corps qui propage le son est moins dense. Chez l'homme, dont les facultés sensitives sont plus fines, plus délicates et plus développées en même temps que dans les animaux, le minimum d'intensité des vibrations percevables à son oreille est de trente-deux par seconde ; c'est le son le plus grave de tous ceux qu'elle peut saisir ; tandis, qu'au contraire, les sons les plus aigus qu'elle puisse distinguer et supporter, se composent de douze mille vibrations par seconde.

Nous n'entrerons pas dans de plus grands détails sur la théorie du son ; les notions que nous venons d'en donner, suffiront sans doute pour en faire prendre une idée ; une plus longue dissertation sur ce point intéressant de physique, nous éloignerait de notre objet.

Les rayons sonores sont donc recueillis par le pavillon de l'oreille externe ; dirigés par la conque, ils arrivent au conduit auditif, déjà modifiés par la structure de l'oreille moyenne ; après avoir traversé ce conduit, ils viennent frapper sur le tympan, membrane fine, perméable, transparente et très-impressionnable, dont les vibrations causées par la percussion des rayons sonores se communiquent à l'air léger et impressionable contenu dans la caisse ou tambour. Cet air réagit à son tour sur une mucosité qui occupe le fond de cette cavité ; et cette mucosité, qui n'est que le prolongement et l'expansion de la pulpe du *nerf acoustique*, transmet la sensation à celui-ci qui la porte au cerveau.

L'*ouïe* ou *audition* est un sens généralement très-développé dans l'espèce chevaline ; et quoiqu'on ait dit que la surdité dans le cheval n'avait d'autres inconvénients que de ne pas entendre la voix de son maître, et avait l'avantage d'affranchir l'animal de l'impression, souvent fâcheuse, du bruit, nous ne pouvons partager cette opinion. Il est une foule d'exemples que l'on pourrait citer, de dangers évités, de surprises prévenues, d'embuscades éventées à la guerre, par l'attention et l'inquiétude que l'on a vu manifester à des chevaux ; *attention et inquiétude* occasionnées et sollicitées par des bruits qui n'étaient pas arrivés à l'oreille des hommes. En faisant une

large part à la complaisante exagération des récits
d'hommes de guerre qui ont été témoins de faits de
ce genre, on trouverait encore une somme assez im-
posante de preuves que l'organe de l'ouïe est porté à
un haut degré de finesse et de subtilité dans le cheval,
et que l'intégrité de ce sens n'est pas moins essentielle,
pour la guerre et les voyages, surtout, que celui de
la vue.

De l'Odorat.

Le sens de l'*odorat* ou l'*odoration*, moins développé dans l'espèce chevaline que dans les espèces
carnivores et chez les animaux chasseurs, paraît être,
relativement, avons-nous dit au commencement de
cet ouvrage, le sens le plus exquis chez le cheval ; il
réside, ainsi que nous l'avons déjà indiqué en étudiant les os de la tête et la fonction de la respiration,
dans la membrane qui tapisse les *sinus* des os de la
mâchoire antérieure, et du crâne, surtout dans les
cornets et l'*éthémoïde*. Les impressions des odeurs,
déposées par l'air sur cette membrane, recueillies par
les filets et les plexus nerveux qui s'y croisent et s'y
ramifient, sont concentrées par le *nerf olfactif* et
transmises par lui au cerveau.

Est-ce par l'*odorat* ou par le goût que le cheval
distingue, au milieu d'une prairie ou d'un pâturage

les plantes nuisibles de celles qui conviennent à sa
nourriture ? Il est difficile de résoudre cette question :
les chevaux nés et élevés dans l'état de domesticité,
habitués à attendre, à recevoir tout de l'homme, et
dont les sens sont mal exercés dans le choix de leurs
aliments, se trompent souvent, et mangent indistinc-
tement des plantes vénéneuses et nuisibles, quand ils
sont abandonnés à eux-mêmes dans un pâturage ;
mais ceux qui naissent ou sont élevés dans l'état de
nature, ou dans des conditions qui s'en rapprochent,
ne se trompent jamais sur le choix des plantes dont
ils font leur pâture, parce que leurs sens et l'instinct de leur conservation n'ont point ou ont moins
subi la perversion ou les modifications que leur imprime l'état de domesticité et de dépendance. Ne
pourrait-on pas conclure de là que c'est le sens de
l'*odoration* qui préside à ce choix plutôt que celui
du *goût* ?

Du Goût ou gustation.

Ce sens, dont nous avons étudié les organes, les
usages et l'action en traitant de la digestion et de la
respiration, est partagé par la langue et le palais. Il
s'exerce dans ces parties au moyen de nerfs, dissé-

minés en couches et *houpes* très-fines, dans les tissus qui se trouvent en contact avec les aliments, pendant l'acte de la mastication et de la déglutition.

Situés à l'orifice des voies digestives, les organes
du *goût* sont placés là comme des sentinelles vigi-
lantes, qui accueillent ou repoussent les substances
destinées à la nourriture du corps, et dont les sens de
la vue et de l'odorat n'auraient pas suffi à apprécier les
qualités nuisibles ou bienfaisantes.

Les saveurs, qu'elles soient sapides, douces ou
amères, etc., se réduisent à deux espèces générales :
elles sont *agréables* ou *désagréables*. A moins d'aber-
ration ou de perversion du goût, comme il arrive dans
certaines circonstances maladives, les substances alimentaires bienfaisantes ont des saveurs agréables :
tandis que les saveurs désagréables sont *généralement* le partage des substances nuisibles et mal-
faisantes.

La sensation perçue par les houpes nerveuses de la
langue et du palais se concentre dans le *nerf lingual*,
qui la transmet au cerveau.

Les corps solides n'ont de saveur appréciable qu'autant qu'ils sont solubles ; et, de même que les liquides, ils n'impressionnent les tissus où réside l'organe
du goût, qu'en leur abandonnant une faible partie de
leur substance et de leur volume.

Du toucher ou taction.

Le *tact* n'a point d'appareil particulier dans le cheval, il réside dans toute l'étendue du corps recouverte par la peau, plus particulièrement près des orifices des ouvertures naturelles revêtues de membranes dénudées de poils ; nous avons remarqué dans le chapitre de l'*anatomie générale*, que la peau jouit d'une grande sensibilité, dans certaines régions du corps, où l'application immédiate des corps extérieurs produit une impression plus ou moins vive, manifestée par des mouvements particuliers du tégument. Quant au *toucher* proprement dit, comme il ne peut s'exercer, dans les monodactiles qu'à travers l'épaisseur de la substance cornée qui forme leur sabot, il se borne à la perception de la solidité de la surface des corps sur lesquels l'animal pose le pied, et cette sensation est d'autant plus obscure que la corne du sabot est elle-même plus épaisse et plus dure. Toutefois, le cheval paraît posséder, dans la sensibilité et la mobilité de la membrane qui recouvre le bout du nez et le devant de la lèvre supérieure, une espèce d'organe du *toucher*, dont on le voit se servir pour palper, en quelque sorte, les objets dont le contact lui cause une sensation agréable ; c'est ainsi, par exemple, que deux chevaux habitués de vivre ou de travailler l'un à côté de l'autre, se font de mutuelles caresses, en se touchant réciproquement du bout du nez, dont le muscle labial opère certains mouvements d'allongement et de raccourcissement, qui sont de vrais baisers fraternels ; c'est ainsi, encore, qu'un cheval habitué aux bons traitements de son maître ou cavalier, vient, à son appel, et souvent même spontanément, lui toucher le visage et provoquer ses caresses.

Mais c'est spécialement sous le rapport de la *sensibilité tactile* de la peau, en général, et particulièrement aux ars, inter-ars, aux côtes et aux flancs, qu'il est intéressant pour l'équitation de savoir apprécier et user de cette sensibilité ; car c'est elle qui rend les chevaux plus ou moins *fins* ou *irritables* aux *aides*, c'est-à-dire à l'action des jambes du cavalier.

Nous avons vu à l'article des *tissus cellulaire* et *adipeux*, que la graisse accumulée en trop grande quantité, diminuait cette sensibilité tactile de la peau, si précieuse, quand elle est modérée, pour soumettre le cheval à l'obéissance, et le dresser aux évolutions et mouvements que nécessitent le travail du manége et les manœuvres de la cavalerie. Par un effet contraire, le défaut de graisse augmente cette sensibilité d'une manière d'autant plus nuisible à la conservation et à la durée des chevaux, que ce sont, presque constamment, les plus nerveux, les plus irritables et les plus faibles chez lesquels on remarque ce défaut d'embonpoint et de bon entretien,

Nous reviendrons sur ce sujet au chapitre des tempéraments.

CHAPITRE VI.

DE LA GÉNÉRATION.

Après avoir étudié les organes et les fonctions qui
servent à l'entretien de la vie, fonctions spécialement
conservatrices de l'individu, et sans lesquelles il ne
peut exister, nous allons procéder à la même étude
de la fonction unique à laquelle est confiée la conservation et la propagation de l'espèce. Cette fonction
d'un si haut intérêt dans l'histoire des phénomènes
de la création, est celle sur laquelle la nature a étendu ses voiles les plus épais. Aussi, sans chercher à
approfondir aucun des systèmes imaginés et émis sur
le mode de fécondation, nous ne nous rattacherons

qu'aux faits certains, dans l'acte merveilleux de la reproduction ; jugeant des causes par les résultats que
l'expérience a constatés, et que l'observation a recon-
nus être les plus habituels.

Organes génitaux du mâle.

Ces organes ont pour objet l'élaboration, la conservation et l'émission de la liqueur fécondante nommée *sperme*, ils comprennent : 1° Les testicules et
leurs annexes ou dépendances ; 2° le *pénis* ou le
membre ou la *verge*. Nous commencerons par les parties les plus extérieures.

Le *pénis* est un corps caverneux, formé de mailles,
de vaisseaux sanguins et de tissus cellulaires repliés sur
eux-mêmes dans l'état de relâchement du membre,
et qui, lorsqu'une excitation ou irritation quelconque
sollicite l'action des organes génitaux, se remplissent
et se gorgent de sang qui, en les dilatant, produit
l'*érection*. Au milieu de ce tissu ou corps caverneux,
se trouve le *canal de l'urètre*, par où s'écoule la liqueur séminale au moment de son émission, et l'urine
dans d'autres cas plus fréquents.

Le membre ou *pénis* prend naissance aux ischions,
par deux tendons susceptibles de lui imprimer certains mouvements d'élévation, dans le moment de son

érection, et se termine, en dessous du ventre, par une partie libre, terminée elle-même par une éminence ou *tête* large et spongieuse, dont la conformation à des rapports nécessaires avec les organes de la femelle.

On nomme le *fourreau* un repli de la peau du *pénis* et du *dartos*, qui forme une espèce de poche, dans laquelle le membre est renfermé pendant son relâchement, et qui disparaît presqu'entièrement dans son érection, pour contribuer à former le membre lui-même.

Le *dartos* est une sorte de tissu élastique, assez épais, qui, en se prolongeant en arrière, forme en partie le *scrotum*, sorte de sac nommé encore *les bourses*, où sont contenus les *testicules*. La contexture élastique du *dartos* se prête aux mouvements de ces organes, qui tantôt s'éloignent, et tantôt se rapprochent du corps ; il est, par conséquent, auxiliaire du *crémaster* et du *cordon spermatique* dans la suspension des *testicules*.

Les *testicules* situés hors de l'abdomen et renfermés dans le *scrotum*, sont suspendus par les vaisseaux et canaux destinés à leur apporter le sang nécessaire à leur entretien, ainsi que celui qui doit servir à la formation de la liqueur séminale ; et à reprendre ensuite cette liqueur à mesure qu'elle est élaborée, pour la porter dans deux réservoirs nommés *vésicules séminales* où elle séjourne plus ou moins. De la réunion et de l'entrelacement de ces vaisseaux et de ces canaux résulte un *cordon* auquel on a donné le nom de *spermatique*, parce qu'il est en effet le canal du sperme. Les testicules sont deux corps oblongs ayant la forme d'un haricot ou fève, et une petite et une grande courbure comme l'estomac. C'est par leur petite courbure ou partie concave qu'ils sont suspendus au *cordon spermatique*.

Ce *cordon spermatique* se roule et se replie sur lui-même avant de pénétrer dans les *testicules*, et forme deux petits corps assez semblables à ces organes eux-mêmes. On les nomme *épididymes*, et ils paraissent participer à la sécrétion et à la formation du *sperme*, car lors de la castration, si l'on omet de les extraire comme les testicules, l'animal conserve encore des dispositions et une partie de la faculté génitale.

Le *crémaster* est un muscle long, grêle, qui accompagne et entoure le *cordon spermatique*, afin qu'il ne soit ni tiraillé, ni distendu ; le *crémaster* est véritablement le suspenseur des *testicules* et du cordon spermatique lui-même, comme son nom l'indique d'ailleurs assez. Dans le moment de la copulation, il imprime un certain mouvement aux testicules, pour faciliter l'émission du sperme, en raccourcissant les canaux qui conduisent ce liquide à l'ouverture du canal de l'urètre.

On appelle *canaux déférens* (1) les conduits qui

---

(1) J. Girard écrit : *canal efférent.*

prennent le sperme des testicules, où il est formé, pour le porter dans les *vésicules séminales*. Ces canaux se continuent à travers les *épididymes* et le cordon spermatique et se réunissent pour former le *conduit éjaculateur*, qui va s'ouvrir dans le *canal de l'urètre*.

Les *vésicules séminales* sont trois petites poches membraneuses, situées sous le rectum, près du col de la vessie et qui s'ouvrent dans le canal de l'urètre par l'orifice du *canal éjaculateur*, qui ne se dilate lui-même que dans l'instant de l'émission ou *éjaculation* du sperme. Elles sont des réservoirs de cette liqueur, qui acquière d'autant plus de propriété fécondante qu'elle y séjourne plus longtemps. Ce qui explique très-bien pourquoi un étalon, épuisé par de trop fréquentes saillies, ne féconde que rarement les juments qui lui sont présentées, et qui, si elles *retiennent*, ne leur fait produire qu'un sujet chétif et sans développement, n'ayant que peu ou point de ressemblance avec son père.

Lorsque la matière fécondante a séjourné quelque temps dans les *vésicules séminales*, et que l'animal est privé de la faculté de la répandre, elle est resorbée et reportée dans le torrent de la circulation, où elle tourne au profit de la nutrition, et devient une source, un principe de vigueur et d'énergie pour l'animal, comme étant l'extrait le plus pur et le plus vital du sang. Ce qui, contrairement au cas précité, donne la raison de la supériorité de force et de cou-

rage des chevaux entiers non employés à la reproduction ou n'y étant employés que rarement.

Les *prostates* sont trois glandes, une grande et
deux petites, situées au fond du bassin, de couleur
brunâtre, de consistance molle et vésiculaire. Elles
ont leurs orifices au pourtour du tubercule urètral.
Elles sécrètent une humeur muqueuse qui lubréfie le
canal de l'urètre, et se mêle au sperme, qu'elle rend
plus liquide et dont elle facilite ainsi l'émission.

Les *testicules*, le *pénis* et le *fourreau* sont sujets
à divers accidents et maladies, dont il sera parlé dans
l'étude de l'extérieur.

Organes génitaux de la jument.

Ce sont : la *vulve*, le *vagin*, la *matrice*, les *ovaires*
et leurs nombreux *annexes*.

La *vulve* est l'orifice extérieur du *vagin*.

Le *vagin* est le conduit ou canal qui communique
de la *vulve* à la *matrice*.

La *matrice* ou *utérus* est une poche ou sac membraneux et musculaire, d'une composition analogue
à celle de l'estomac et de la vessie ; elle est fixée et
suspendue comme ces organes, par des prolongements du péritoine, et située dans le bassin ou cavité
pelvienne, entre le rectum et la vessie, immédiate-

ment après les régions les plus postérieurs du tube intestinal. C'est un viscère creux, ayant à peu près la forme d'un hamac, dans lequel le produit de la conception est reçu, s'accroît et se développe, jusqu'à l'époque du *part*. Les membranes qui composent la *matrice* ou l'*utérus*, jouissent de la propriété extraordinaire d'augmenter d'épaisseur en se dilatant à mesure que le fœtus prend du développement. C'est dans cette circonstance que la contexture musculaire de la *matrice* se manifeste visiblement.

La *matrice* a deux branches ou prolongements que l'on nomme *cornes de la matrice* ; elles se terminent en s'évasant, ce qui donne à leur extrémité beaucoup de ressemblance au pavillon d'une trompe de chasse, et ce qui a motivé le nom de *trompes de Fallope* (1), donné aux conduits qui se trouvent dans l'intérieur. On les nomme aussi *trompes utérines*.

Les *ovaires*, au nombre de deux sont placés à la suite des *cornes de la matrice*, et aux extrémités des *trompes utérines* ou de *Fallope* ; ils correspondent aux testicules, et reçoivent les vaisseaux et les nerfs qui, dans le mâle, se rendent à ces derniers organes, dont les *ovaires* affectent la forme générale, quoique

---

(1) Fallope était le nom du docteur médecin qui, le premier, donna leur description anatomique.

leur contexture paraissent différer essentiellement ;
ils sont toutefois un peu moins volumineux. Les *ovaires* ne sont point adhérents aux *cornes de la matrice*
ni aux trompes ; elles y tiennent seulement par un
ligament. Mais il paraît que, dans le moment du coït,
les extrémités évasées ou pavillons des trompes s'ap-
pliquent aux *ovaires*, et établissent un canal non in-
terrompu entre ces organes et l'intérieur de la matrice, canal par lequel la liqueur séminale du mâle
monte, de la matrice où elle est lancée, jusqu'à l'o-
vaire, pour venir féconder l'œuf ou le germe du fœtus, contenu dans cet organe ; ce germe ou ovule se
détachant alors, tombe dans les *trompes utérines*,
qui l'aspirent en quelque sorte, et le conduisent dans
l'intérieur de la *matrice*, où il est incubé, se nourrit
et se développe.

D'autres physiologistes ont pensé, contrairement
aux ovaristes, qu'au lieu de contenir des germes ou
des ovules, les *ovaires* sécrètaient une liqueur séminale semblable ou analogue au sperme que sécrètent
les testicules dans le mâle ; et que, dans l'acte de la
copulation, cette liqueur séminale de la femelle s'é-
coule par des trompes utérines, comme le sperme
par le canal de l'urètre, et que du contact ou mélange,
dans la *matrice*, de ces deux fluides, résultait la procréation du nouvel être.

Il est à remarquer cependant, à l'appui du système
des *ovaristes*, c'est-à-dire, de la préexistence de l'œuf
ou germe dans l'*ovaire*, qu'après une copulation fé-

condante, l'un de ces organes femelles présente une petite tumeur noire, qui venant à s'ouvrir laisse une cavité ou petite plaie, également noirâtre et sanguinolante, qui se cicatrise peu à peu, et produit une vésicule remplie d'un liquide jaunâtre, qui donne cette même couleur à la vésicule. Il a été constaté que les *ovaires* des femelles qui avaient eu plusieurs portées présentent presque constamment autant de vésicules jaunes qu'elles ont conçu de fois. Cet argument paraît décisif contre les *séminalistes* (1).

Quoi qu'il en soit de ces deux systèmes, il reste prouvé que les *ovaires* remplissent une fonction

----

(1) « C'est tout ce que des expériences souvent répétées ont « pu apprendre sur le mécanisme de l'acte reproducteur. Quant « à la manière dont les germes sont imprégnés ou fécondés par « la liqueur séminale, quant à l'expansion d'un *aura seminalis*, ou « à la prétendue introduction d'un animalcule spermatique dans « l'intérieur de l'ovule (petit œuf), où il serait le rudiment du « système nerveux de l'embryon, enfin toutes les théories ima- « ginées à des époques plus ou moins reculées, pour expliquer « les intimes mystères de la reproduction, laissent beaucoup à « désirer, et nous devons nous résigner à avouer humblement « que la science a des limites et la nature des secrets impéné- « trables. » (*Traité élémentaire d'anatomie générale, descriptive et physiologique*. Par M. ETIENNE RAMBAUD, chirurgien major au 5ᵉ régiment de cuirassiers, etc., etc., Paris, 1842).

essentielle dans l'acte de la reproduction ; car la stérilité résulte de leur extraction dans la femelle, comme elle est la suite de celle des testicules dans le mâle.

Les *annexes* ou parties accessoires des organes de la génération dans les deux sexes, sont les nombreux vaisseaux et glandes qui les entourent, les accompagnent, et qui secondent d'une manière plus ou moins directe et active l'acte de *conception*, celui de la *gestation* et celui de la *parturition*.

Que les embryons des fœtus préexistent dans les ovaires de la femelle, soit sous la forme d'un œuf ou ovule, soit sous la forme d'un germe liquide ou solide ; ou soit que cet embryon ou fœtus résulte de la combinaison de la liqueur séminale du mâle et de la femelle, il nous semble que, dans l'un comme dans l'autre cas, il n'est pas impossible d'expliquer les ressemblances qui existent plus ou moins entre les pères et mères et leurs progénitures ; ces ressemblances doivent être d'autant plus prononcées que l'un ou l'autre des deux procréateurs se sera porté avec plus de vigueur et d'énergie à l'acte de la copulation. Ainsi, si le fruit résulte du mélange des deux liqueurs séminales, il paraît devoir nécessairement tenir de celle qui, douée de plus de principe vital, aura fourni en plus grande quantité ou proportion les éléments de ce mélange. Voici donc une raison, lorsque l'on veut obtenir un produit qui tienne du père, de ménager l'épanchement du sperme ou, en d'autres termes, les saillies de l'étalon, afin d'assurer la prédominance en quantité et en qualité de cette liqueur sur celle de la jument, dans l'accouplement.

Si, au contraire, le mâle ne coopère, dans l'acte de la procréation, qu'en fournissant le principe vivifiant qui doit féconder et animer les germes ou ovules, dont la femelle fournit les éléments tout préparés, il ne paraît pas plus impossible encore d'expliquer la cause des ressemblances et les rapports de formes et de constitution.

Le rudiment embryonnaire préexistant dans l'ovaire, n'a tout au plus, dans cet état, que la consistance d'une glu ou mucosité visqueuse. Un corps si tendre, si délicat est nécessairement très-perméable à l'action d'un réactif quelconque, et doit recevoir de profondes modifications par l'action du sperme appliqué à sa surface. On peut penser que ces modifications seront d'autant plus profondes, et l'empreinte de la ressemblance d'autant plus forte, que la semence fécondante du mâle sera en plus grande quantité, qu'elle aura acquis par son élaboration et son séjour dans les vésicules séminales et dans les cordons spermatiques, plus de qualités viriles et de propriétés fécondantes.

Il résulterait donc, de tout ce qui précède, que l'on peut, non seulement expliquer les ressemblances, mais encore diriger, par le choix et la préparation des reproducteurs, l'acte de reproduction de manière à les obtenir. Il est évident que c'est en ménageant surtout, et en dirigeant les facultés génitales de l'étalon, qu'on obtiendra plutôt ce résultat, et en ne choisissant, pour le service des juments poulinières, que ceux qui sont sains, vigoureux, énergiques et exempts de maladies et vices de conformation ou de constitution héréditaires ; car les uns et les autres se transmettent par voie de génération.

On sait que, généralement, les formes extérieures sont plus particulièrement données par le mâle ; tandis que l'intérieur paraît surtout fourni par la femelle. Ainsi, les membres, les muscles, la forme et le volume de la tête, les principales dimensions du corps, doivent être pris en considération dans l'étalon que l'on destine à la reproduction ; la capacité des cavités splanchniques, l'épaisseur et la largeur du corps ou coffre, l'intégrité des organes de la respiration et de la digestion, une taille avantageuse et des formes bien proportionnées, sont les qualités physiques désirables dans les juments poulinières.

Quant à la cause qui décide la formation des sexes, elle échappe plus complètement encore que la production des ressemblances, aux recherches des physiologistes. On a pensé seulement, conformément aux mêmes idées physiques, que celui des deux individus procréateurs qui se porte à l'acte de la copulation avec le plus d'ardeur et d'énergie, pouvait bien imprimer son sexe comme sa ressemblance au fruit qui doit en naître ; ce qui serait encore une considération à prendre dans l'appareillement. Malheureusement, un fait presque constant qui se produit dans l'espèce humaine, semble démentir ou infirmer ces données physiologiques : c'est que les filles ressemblent généralement davantage à leur père, et les garçons à leur mère, et souvent au moral comme au physique.

Dès que la femelle a conçu, il s'opère un changement notable dans toute son économie ; ce changement se fait ressentir jusqu'aux fonctions vitales, qui subissent, par le fait de la conception, des modifications profondes. « La nature attentive à son travail, « dit Richerand, semble tout oublier pour le conduire à sa perfection. » Il est important alors de soustraire la jument à tout travail long et pénible pendant le premier mois de la gestation, sans quoi on risquerait de faire avorter son fruit ; et, pendant tout le temps de sa *portée*, on ne doit la soumettre qu'à un exercice ou travail modéré, et jamais à une course vive et prolongée.

Toutes ces considérations se représenteront de diverses manières dans le cours de cet ouvrage, et spécialement dans la division qui s'occupe de la reproduction et de l'amélioration des races.

Des Mamelles et du Lait.

Les *mamelles* forment un corps glanduleux, vascu-

laire, fibreux et cutané d'une texture extrêmement
composée, et qu'il n'entre pas dans notre but de décrire, par la simple raison que leur usage et leurs formes sont connus de tout le monde. Elles sont situées,
dans la jument, sous le pubis, dans l'entre-deux des
cuisses, à la même place où est placé le *scrotum* ou
les *testicules* dans le mâle.

Tous les anatomistes et les physiologistes ont compris les *mamelles* dans les organes génitaux de la femelle ; et, en effet, leur fonctions ont tant de rapport
et sont tellement soumises à la fonction reproductrice, qu'il n'était pas possible de les envisager sous
un autre aspect et dans une autre ordre d'organes.
Ce sont elles qui sont chargées d'extraire du sang ce
liquide blanc, doux et sucré, qui doit servir à la nourriture du jeune animal, au sortir des flancs de sa mère,
jusqu'à ce qu'il soit assez fort, et ses organes assez
développés pour se nourrir d'autres aliments. La sécrétion du *lait* ne persiste qu'un certain temps, et se
renouvelle à chaque gestation ; cette sécrétion offre
plusieurs périodes, durant lesquelles ce liquide varie
tant en qualité qu'en quantité.

Le *lait* n'est point semblable en tout au chyle, auquel il a été souvent comparé ; mais il a avec lui
beaucoup d'analogie, et peut en être considéré comme
un extrait qui, dans son trajet pour arriver aux *mamelles*, a reçu diverses préparations nutritives particulières, qui le rendent propre à être ingéré facilement par le jeune animal, auquel sa mère le trans-

met comme un aliment tout digéré, jusqu'à ce que ses organes digestifs soient en état de suffire à son alimentation avec d'autres substances, et que ses dents puissent faire subir à celles-ci la trituration indispensable à leur digestion.

La quantité et les qualités nutritives du *lait* sont relatives aux qualités nutritives des aliments consommés par la jument nourrice. Ainsi, pour voir un poulain croître, prospérer et se développer, c'est le régime de la mère qu'il importe de soigner et de bien diriger.

Le *lait* passe très-promptement à l'état acide, et fournit alors trois parties ou substances distinctes : la partie *butyreuse* qui forme le beurre, la *caséeuse* qui constitue le fromage, et la *séreuse* qui est ce qu'on nomme le *petit lait*. Les proportions de ces trois substances varient selon les espèces d'animaux, selon le tempérament des femelles, l'espèce et le genre d'aliments dont elles se nourrissent, et aussi suivant les périodes de la lactation.

Du part ou parturition.

Lorsque le fœtus a pris dans la *matrice* un développement suffisant pour pouvoir vivre séparé du corps de sa mère, l'espèce d'œuf dans lequel il est renfermé se détache, comme un fruit mûr, de l'arbre qui

le porte. Cette séparation, dit J. Girard, « est tou-
« jours un acte douloureux, pénible, même dange-
« reux, souvent funeste à l'un des deux individus, et
« quelquefois à tous les deux en même temps. »

Les approches de la parturition, qu'on appelle encore *mise bas*, s'annoncent d'abord par le gonflement des mamelles causé par le lait, et par leur sensibilité ; à mesure que le terme approche, la vulve se
dilate, l'abdomen ou ventre s'affaisse, les flancs deviennent creux, la colonne dorso-lombaire fléchit et
semble céder sous le poids du fardeau ; la démarche
de la jument devient de plus en plus lente et pénible.
Tous ces signes précurseurs sont progressifs, et l'instant du part se manifeste par un gonflement des mamelles plus marqué et subit, accompagné de douleurs
de plus en plus vives, qui tourmentent la jument, la
font aller et venir, si elle est en liberté ; on la voit
alors chercher un abri, de la litière, se coucher, se
relever ; on l'entend se plaindre, pousser des soupirs
et des gémissements, accompagnés d'efforts et de
contractions de l'utérus du diaphragme et des muscles abdominaux, afin d'expulser le fœtus, qui est
précédé par une sorte de vessie ou poche pleine de liquide, et dont la rupture produit l'écoulement de ce
que, dans l'acte du part, on appelle *les eaux*. Cet
écoulement relâche les parties en travail, favorise leur
dilatation et lubréfie le passage du poulain, dont les
pieds de devant seuls et quelquefois avec la tête, se
présentent d'abord, et l'entière expulsion ne tarde

pas à avoir lieu, quand le part se fait d'une manière normale. Il n'entre pas dans notre but de parler des *mises bas* plus ou moins laborieuses et de celles qui nécessitent l'aide et le secours de la médecine ou de la chirurgie, et dans lesquelles le vétérinaire doit intervenir.

Les juments, et quelques autres femelles d'espèces *unipares* mettent bas étant debout, sans employer de très-grands efforts et sans aucun danger pour le nouveau-né. La mère étant en quelque sorte campée, et ayant les jarrets fléchis, comme pour uriner, le petit est reçu sur eux, et glisse assez doucement à terre ou sur la litière sans accident. L'expulsion et la chûte produisent ordinairement la rupture du cordon ombilical, et alors la *parturition* est complète, et le poulain est séparé de sa mère; mais la délivrance n'est entière que lorsque les débris des membranes qui servaient d'enveloppe au fœtus sont sortis; c'est ce qu'on nomme l'*arrière-faix* ou *délivre*. Il est plus long à se terminer dans la jument et dans la vache que dans les autres femelles d'animaux domestiques, et nécessitent assez souvent l'emploi de moyens auxiliaires.

L'*allaitement* complète la fonction de la *génération* ou *reproduction*, et les mamelles de la mère fournissent au jeune animal un aliment approprié à la faiblesse de ses organes.

Malgré l'instinct admirable qui porte l'animal qui vient de naître à trouver la mamelle et à saisir le mamelon, on est assez généralement obligé de guider, soutenir et aider le poulain dans cette recherche et cette saisie du mamelon nourricier, jusqu'à ce que ses jambes longues et grêles aient acquis assez de force pour le soutenir, et le mettre en état de téter tout seul. Ce qui a lieu d'ailleurs très-promptement, et quelquefois dès le premier jour.

CHAPITRE VII.

Des âges, des tempéraments et des sexes.

PHISIOLOGIE.

Nous avons étudié les causes et les sources de la *vie* dans les *fonctions d'entretien* et dans celle de la *génération;* il nous reste à examiner les différences et les variations qu'elle présente dans chaque individu à l'état de santé, par suite de son organisation particulière, de son sexe, et aux différentes époques de son existence. Les modifications que l'action vitale éprouve dans ces diverses conditions sont tellement sensibles, et influent d'une manière si directe et si constante sur le physique et le moral de l'animal, sur les services auxquels il est susceptible d'être employé, et sur les soins hygiéniques qu'il réclame pour sa conservation, que nous ne saurions en rechercher et étudier les causes et les effets avec trop d'attention.

Des âges.

La vie offre divers aspects dans le même individu à trois époques ou périodes bien distinctes de la durée de son existence, et la santé, quoique s'exerçant librement et normalement, en éprouve des modifications si sensibles et si notables qu'on la croirait altérée, si on ne connaissait l'action que le temps exerce sur l'économie animale et les changements qu'il lui imprime ; changements qui font recevoir aux organes, d'une manière différente, l'influence des agent extérieurs.

Jeunesse. Nous n'avons que ce terme pour désigner ce qu'on peut appeler l'*enfance* du poulain, tandis que, dans l'espèce humaine, cette expression comprend trois périodes de la vie : L'*enfance*, l'*adolescence* et la *jeunesse* proprement dite.

Le *poulain*, depuis sa naissance jusqu'à l'époque ou il acquiert tout son développement, présente un caractère et une manière d'être tout différents de ce qu'il doit être dans l'âge adulte ; chez lui la gaieté

domine. Aussitôt que ses membres peuvent le supporter, le jeune animal s'ébat et bondit autour de sa
mère; il est familier, carressant même, cherchant
les attouchements (1) et tout ce qui peut le mettre en
rapport avec ce qui l'entoure. Un rien le fait fuir de
l'objet qui l'a attiré, et près duquel il reviendra l'instant après, pour fuir de nouveau en bondissant et revenir à sa mère attentive, auprès de laquelle il trouve
la nourriture douce et confortante qu'il fait servir de
véhicule à l'herbe qu'il s'est essayé à brouter, ou à
l'aliment plus substantiel qu'une main carressante
lui a offert.

Le besoin de mouvement, de nourriture et de sommeil se fait ressentir à tout moment au jeune sujet.
besoin de nourriture par son accroissement ; de sommeil pour reposer ses frêles membres fatigués par
ses mouvements incessants, pour digérer mieux et
plus vite; de mouvement pour faciliter le transport
du sang et des principes de la vie du centre à la circonférence, et pour assouplir et fortifier ses jeunes
muscles, et solliciter ainsi leur développement.

Mais ce sont surtout les formes qui offrent l'aspect

---

(1) Nous parlons ici de l'animal né dans l'état de domesticité,
le naturel du cheval né dans l'état sauvage ou même demi-sau-
vage étant tout autre.

le plus remarquable : la tête est grosse, le ventre volumineux, les articulations larges, grosses et comme spongieuses, les membres longs et empâtés ; la fibre extrêmement molle, et les poils qui recouvrent la surface du corps, de même que les crins de la queue et de l'encolure, semblables à de la bourre ou filasse. Tout est d'ailleurs dans un état de mucus et de liquidité : la synovie est abondante ; les déjections contiennent peu de sels ; les urines n'entraînent qu'une très-petite quantité de phosphate de chaux, qui reste dans l'économie pour la formation des os et des autres solides. Enfin, tout concourt à l'accroissement général.

Il est une certaine époque du jeune âge où l'animal semble dépérir ; il maigrit, le ventre et la tête semblent seuls prendre de l'accroissement, la gaîté du poulain est moins expansive. C'est qu'il souffre ; c'est que la dentition s'opère ; et ce travail pénible coûte tellement à la nature, qu'elle semble négliger le développement des autres parties du corps, qui reste comme suspendu, jusqu'à l'entier accomplissement de la dentition.

Pendant ce temps, la tête étant devenue le centre de l'action principale, le sang, les humeurs et tous les fluides nécessaires à la formation de parties aussi solides et dures que les dents, y ont afflué, s'y sont accumulées de manière à rendre la tête et surtout l'*auge* empâtés et comme enflés. La nature faisant enfin un dernier effort, expulse au dehors tous ces fluides et humeurs, débris désormais inutiles, par le moyen des *gourmes*, maladie ou crise dépuratoire, qui débarrasse la tête et rétabli l'équilibre dans l'économie animale, quand elle s'accomplit dans les conditions normales, ce qui, malheureusement, n'arrive pas toujours.

Alors, tout le corps participant en proportions égales à l'accroissement général, le poulain se développe, prend de la taille et du corps, et il arrive à cette époque où va commencer l'âge adulte, mais qui ne l'est pas encore. Époque critique et dangereuse où l'animal est le plus exposé aux causes accidentelles de ruine et d'usure prématurées, provenant soit de l'ignorance, soit de la cupidité des hommes : le propriétaire éleveur qui voit enfin son *élève* au point de croissance dont ses espérances de bénéfice hâtaient le terme, impatient, ou de jouir lui-même des services du jeune cheval ou d'en retirer le prix de ses peines et de ses avances, trompé ou séduit par le développement quelquefois précoce du sujet, n'hésite plus à l'employer pour son service particulier ou à le vendre au marchand ou au courtier. Celui-ci ne se trompe pas sur son âge, pas plus qu'il ne s'abuse sur les suites d'un travail prématuré ; mais, spéculant sur la taille avantageuse et l'apparence extérieure de l'animal, et au moyen de l'extraction forcée des dents de lait qui lui restent, extraction qui hâtera la sortie de celles de remplacement ou d'adulte, il le présentera hardiment, soit au marché, soit à la remonte, comme un cheval de cinq ans faits ou près de les faire, tandis que, souvent, ce n'est qu'un poulain de trois ans et demi ou quatre ans.

Il est facile de prévoir les conséquences et les résultats d'une telle tromperie, ou d'une ignorance qui aurait trop présumé des forces de l'animal ; car s'il a acquis à peu près toute sa taille et ses principales formes et dimensions, rien n'est encore proportionné ni surtout consolidé. Les os, c'est le cas de le rappeler, n'ont encore que peu de consistance, les éminencesen fin, sont encore *épiphyses*, c'est-à-dire, unies immédiatement au corps de l'os par une couche de cartilage non encore ossifié ; les muscles, les tendons, les ligaments, etc., n'ont pas encore acquis, non plus, les uns toute leur force de contraction, ni les autres leur force de résistance et d'inextinsibilité, etc. L'animal n'est pas réellement achevé.

Il y a certaines races de chevaux chez lesquels le développement intégral de la taille et des formes, et la solidification des os sont encore plus tardifs ; et qu'on ne peut soumettre au travail soutenu, sans danger pour leur conservation et leur durée, qu'à l'âge de six ou sept ans.

Tant que le jeune animal n'a pas atteint cinq, six ou sept ans, selon sa race et sa provenance, il ne doit être soumis qu'à un travail léger, dans lequel il ne sera pas nécessaire qu'il emploie toutes ses forces musculaires, forces auxquelles la résistance de la charpente osseuse n'est pas encore proportionnée ; mais il doit jouir de toute la liberté possible pour prendre de l'exercice ; ce qui favorise le développement de ses formes, donne du jeu à ses articulations et de l'étendue à ses mouvements.

Age adulte. Arrivé à l'époque où tous les tissus ont pris tout leur accroissement et leur consistance, les formes leurs contours, toutes les parties du corps leur taille et leurs proportions et les fonctions leur énergie, le poulain prend le nom de *cheval*. Depuis longtemps déjà il a brisé les liens d'affection qui l'attachaient à sa mère, et celle-ci, à mesure qu'il a pu se passer d'elle, s'en est éloignée. Dans l'état de domesticité, cette séparation, toujours forcée, est plus prompte que le terme assigné par la nature. Le caractère de l'animal, aussi bien que ses formes et ses attitudes, ont changé : la fierté et l'ardeur du cheval ont remplacé la gaîté vive et la pétulance folâtre du poulain ; son port est animé, son œil fier, ses mouvements décidés, harmonieux et cadensés ; sa démarche est délibérée et ses mouvements francs, ses muscles prononcés ; (nous supposons ici un cheval bien conformé, bien nourri et d'une race distinguée,) enfin son extérieur est ce qu'il doit être à l'apogée de sa vie ; il n'augmentera plus en taille ni en volume ; les solides se sont consolidés et durcis ; il peut être soumis au travail actif, soutenu qui, en employant toutes ses facultés locomotives et musculaires, va développer sa force, sa vigueur et ses moyens, si ce travail est sagement et intelligemment dirigé et approprié à son espèce. C'est à cette époque qu'il importe que son éducation et son dressage soient confiés au savoir et à l'expérience.

Toutes les fonctions d'entretien s'exercent avec énergie : la digestion est active et facile ; la respiration est libre et étendue ; la circulation est égale et puissante ; par conséquent, le sang est chaud et riche en principes réparateurs, et tous les organes, tous les tissus ayant du ton et de l'énergie s'en emparent et se les assimilent facilement ; enfin, les pertes sont compensées et même dépassées par les produits ; l'organisation animale a acquis son complément et son maximum d'extension ; et s'il importe, pour le maintien de l'équilibre entre les fonctions nutritives et les fonctions actives, de soumettre l'animal à un travail capable de dépenser cette abondance de force, sans l'excéder, il est tout aussi important, pour la prolongation et l'amélioration de cet état de santé et de vigueur, que le régime soit bien ordonné et proportionné au travail : aliments substantiels, ration copieuse, eau saine, habitation bien aérée, quantité suffisante d'air à respirer, soins hygiéniques et de pansage bien entendus ; à ces conditions, vous pouvez demander au cheval adulte un travail actif, soutenu, jamais forcé, toujours en rapport avec sa conformation, sa race et ses moyens, il répondra vaillamment à votre exigence, et vous prolongerez longtemps pour lui l'âge de la force et de la santé.

Vieillesse. Cependant, cet équilibre dans l'économie animale, cette compensation des pertes par les produits cesse peu à peu, et bientôt se manifeste un décroissement général. Cette dégradation est lente dans le principe et reste quelque temps imperceptible ; mais l'âge et les fatigues la rendent sensible et bientôt accélérée : la digestion, d'abord moins active, devient lente et laborieuse, la respiration courte et pénible ; les fluides ne circulent plus avec énergie, le sang s'appauvrit et l'assimilation devient de moins en moins réparatrice ; enfin, la sensibilité diminue progressivement, et ce principe inconnu, cette *force vitale* qu'il possédait surabondamment naguère, abandonne peu à peu les ressorts secs et les rouages usés du vieux cheval, soit qu'il ait vieilli par le fait des années, par les fatigues d'un travail forcé et l'insuffisance de nourriture, ou par tous autres accidents ou mauvais traitements des hommes.

Il importe donc, à mesure que le cheval vieillit, d'apporter progressivement quelques modifications à son régime et à son traitement hygiénique ; car ce qui lui convenait quand il était dans l'âge de la force, l'affecterait d'une manière fâcheuse dans la vieillesse. Il conviendrait d'abord de diminuer le travail, et de remplacer ensuite par des aliments toniques et cédant facilement leur principe nutritif, ceux qui n'en contiennent qu'une petite quantité sous un volume considérable. Les grains, l'avoine surtout, sont la nourriture qui convient généralement aux vieux chevaux, comme le vin vieux est l'aliment par excellence des vieillards.

Mais, bien loin de diminuer leurs travaux et d'augmenter de soins pour ces malheureux animaux, on se hâte, au contraire, de retirer d'eux, au moins de frais possibles, tous les services que le peu de force qui leur reste peut leur permettre encore, à grands renforts de moyens violents, pour stimuler et épuiser une vigueur éteinte ; et s'ils ne succombent pas sous le harnais et sous le poids des fardeaux dont on les accable dans leur vieillesse, sans égards ni reconnaissance pour les vaillants services de leur âge adulte, le dernier propriétaire aux mains duquel ils tombent pour l'ordinaire, spéculant encore sur leurs dépouilles, après avoir exprimé goutte à goutte le reste de leurs forces, les vend à l'équarrisseur, qui met enfin un terme à une vie entièrement consacrée au service des hommes.

On a calculé la durée normale de la vie de l'homme et des animaux sur la durée de leur accroissement intégral ; ainsi l'on a trouvé que l'homme, qui met de 15 à 20 ans environ pour prendre tout son développement physique, pouvait vivre six ou sept fois autant de temps, ce qui porterait la durée naturelle de sa vie de 80, 90 à 100 ans et même au-delà. A ce compte, le cheval, qui met communément quatre ou cinq ans à compléter son organisation, peut vivre de 25, 30 à 35 ans, lorsque des causes accidentelles ne hâtent pas ce terme. On a des exemples d'une plus

longue vie de quelques individus de cette espèce.
Athénée et *Pline* prétendent que de leur temps on a
vu des chevaux vivre 60 et 70 ans ; et le cheval de
Ferdinand Ier, cité par *Augustin Niphus*, était sep-
tuagénaire. *Buffon* (*Hist. nat.*, *supplément*, tome IV,
page 409), cite aussi l'exemple d'un cheval qui
vécut, près de Metz, dans un lieu nommé *Frescati*,
jusqu'à l'âge de 55 ans.

« Quoi qu'il en soit, dit Bourgelat, et pour ren-
« trer dans le véritable sens de la question, nous di-
« rons qu'on peut arbitrer la vie du cheval à dix-
« huit ou vingt ans et jusqu'à trente, le nombre de
« ceux qui dépassent ce terme étant très-médiocre.
« Aristote a observé que les chevaux nourris dans
« les écuries vivent beaucoup moins que ceux qui
« sont en troupeaux. L'état d'esclavage et de domes-
« ticité est bien fait pour opérer quelques diffé-
« rences. » (*Eléments de l'art vétérinaire*, 6^e
édit., p. 413).

Des tempéraments.

La prédominance d'un système d'organes imprime à l'économie animale des modifications telles,
qu'il en résulte pour les individus, des différences
frappantes dans leur organisation, leur manière
d'être, de sentir et de recevoir les impressions des

agens extérieurs. C'est ce qui constitue les *tempé-raments*.

Tempérament sanguin. Si le cœur et les vais-seaux qui portent le sang dans toutes les parties du corps jouissent d'un développement et d'une activité prédominants, cela constitue ce tempérament. Dans ce cas, le cœur bat avec énergie, le pouls est vif, fré-quent et régulier; les membranes des ouvertures naturelles, telles que les yeux, la bouche et les na-zeaux, sont vermeilles; l'œil est brillant et limpide; la taille de l'animal est avantageuse, sa physionomie vive et animée, ses formes bien exprimées, ses chairs fermes, ses muscles bien prononcés et bien nourris, et son embonpoint médiocre; les chevaux doués de ce tempérament sont ce qu'on appelle : *en chair*. La sensibilité est assez vive, les mouvements de l'animal sont prompts, brillants et d'une successibilité rapide. L'énergie et la franchise, la docilité et le courage sont les qualités ordinaires des animaux doués de cette organisation, qui est particulière aux chevaux de races distinguées, et qu'on nomme de *pur-sang*. Et, en effet, le sang admis dans un vaste poumon, s'imprime abondamment de la partie vivifiante de l'air atmosphérique, et, coulant avec aisance dans des canaux larges et très-dilatables, porte dans toute l'économie animale le ton, l'énergie, la vigueur et la santé. Celle-ci est rarement interrompue par les maladies; ces maladies sont généralement peu gra-ves, et ayant particulièrement leur siége dans le système circulatoire, le tempérament en triomphe presque toujours. La saignée et les remèdes que l'on nomme anti-phlogistiques suffisent ordinairement pour rétablir l'équilibre et faire disparaître tout symptôme alarmant. Au printemps, le *tempérament sanguin* s'exalte quelquefois chez certains chevaux adultes, au point qu'on les voit chercher et souvent réussir à s'ouvrir eux-mêmes des veines, afin de se débarrasser ainsi d'une surabondance pléthorique de sang qui, en augmentant l'action des agents locomoteurs, porte toutes les forces à l'extérieur, au détriment des fonctions intérieures.

Le tempérament sanguin est de tous le plus désirable dans les chevaux de guerre, de chasse, de voyage, et, généralement, dans tous ceux que l'on destine à de longues fatigues ou à des courses prolongées; il donne en même temps la force et l'ardeur, le brillant et le courage.

Tempérament musculaire. Le développement et la force des muscles constituent le *tempérament musculaire*, qui prend le nom d'*athlétique*, lorsqu'au développement des muscles se joignent la grosseur des os et l'élévation de la taille. Cette constitution ou ce tempérament est remarquable par tous les signes extérieurs de la force et de la vigueur; la tête paraît petite, comparativement aux autres parties du corps; l'encolure est charnue et massive, surtout à sa base; les épaules saillantes, le poitrail large, la poitrine ample; le corps paraît proportionnellement court et le rein double, ainsi que la croupe, toujours très-étoffée ; les fesses et les cuisses sont charnues et écartées l'une de l'autre par le volume des muscles ; les tendons des membres sont gros et forts ; enfin, tous les agents locomoteurs sont taillés en force. Le *tempérament musculaire*, très-répandu, généralement, dans l'espèce chevaline, est le caractère distinctif de nos chevaux de trait percherons, comme l'athlétique est essentiellement celui de nos chevaux boulonnais.

Les animaux de ce tempérament sont ordinairement peu irritables, et leur sensibilité est, comme leur intelligence, assez obtuse ; mais s'ils sont lourds et difficiles à émouvoir, une fois qu'ils sont excités et en haleine, ils entraînent et surmontent toutes les résistances.

Quand au *tempérament musculaire* s'allie le *sanguin*, il en résulte un tempérament mixte très-heureux, parce qu'il est toujours accompagné d'une grande force et d'énergie, sans excès de lourdeur ni d'irritabilité ; les muscles puissants de l'animal, abreuvés et nourris d'un sang riche et généreux, sont aptes aux mouvements rapides comme à vaincre et à entraîner les plus lourds fardeaux. Ce tempérament, qui se rencontre dans toutes les races, est le partage de ces chevaux que l'on nomme communément *chevaux à deux fins*, servant indifféremment au trait ou à la selle, et alternativement à l'un et à l'autre.

Tempérament lymphatique. Quand la proportion des liquides avec les solides est trop considérable ; quand la partie séreuse domine sur la partie rouge du sang, et qu'il y a dans l'économie une surabondance d'humeurs constamment à l'avantage du système lymphatique, la constitution physique qui en résulte prend le nom de *tempérament lymphatique*, connu anciennement sous celui de *pituiteux*.

Cette constitution donne à tout le corps un volume considérable, déterminé par le développement et la réplétion du tissu cellulaire, dans lequel la graisse s'accumule quelquefois à des doses énormes. La cohésion intime et l'adhérence des fibres musculaires étant détruites par l'intromission de la graisse et des sérosités, les chairs sont molles et flasques ; les membranes des ouvertures naturelles sont décolorées et pâles ; le pouls est faible, lent et mou ; les formes extérieures, sans saillies ni interstices, sont empâtées ; la physionomie de l'animal est sans expression ; il a la taille ordinairement haute, les extrémités grosses et souvent engorgées, la peau épaisse, les poils longs et ternes, le pied volumineux et la corne molle et blanchâtre ; enfin, toutes les fonctions vitales sont paresseuses et languissantes.

Les chevaux qui présentent ce fâcheux tempérament sont peu propres aux travaux actifs et aux mouvements rapides ; par suite de l'atonie des fonctions vitales et de la mollesse de leurs fibres et tissus organiques, ils sont faibles et disposés aux maladies scrofuleuses, surtout aux *eaux-aux-jambes*. Ils proviennent généralement des pays bas et marécageux, ou des localités où l'air est habituellement humide et où les aliments sont aqueux.

Leur développement et leur taille pourraient leur donner l'apparence de la constitution musculaire ou athlétique, si leur air endormi et mou, le peu de fermeté de leurs chairs et la langueur et la maladresse de leurs mouvements, ne trahissaient l'avilissement de leur moral, autant que la débilité de leur physique.

Le *tempérament nerveux* résulte de la prédominance d'action et de l'irritabilité du système cérébro-nerveux. Les animaux qui en sont affectés ont une sensibilité excessive, et reçoivent d'une manière extrêmement vive les impressions des corps et des agents extérieurs. On reconnaît ce tempérament dans les chevaux, à leur peu d'embonpoint ou à leur maigreur habituelle, au peu de développement des muscles, qui sont plats et grêles et paraissent comme atrophiés, à une vivacité et une variabilité d'impressions et de mouvements qu'il ne faut pas confondre avec l'énergie et la vigueur; car, ordinairement, ces chevaux, qui paraissent pleins de feu et d'ardeur, sont peu propres aux travaux de longue durée, et ne résistent pas à la fatigue. Ils ont généralement le ventre et les flancs retroussés ou *levrettés*; ils mangent peu, sont difficiles et délicats sur la nourriture; les aliments, étant mal élaborés dans un système digestif peu développé, ne cèdent que peu de leurs principes nutritifs; et comme ces chevaux ont en outre la poitrine étroite et resserrée, la sanguification ou l'hématose du sang se fait mal dans des poumons de peu de capacité; de là une disproportion énorme de forces et de fond qui, avec cette irritabilité extrême, conduit promptement les chevaux affectés de ce temparament à l'usure ou à des maladies fréquentes qui, pour l'ordinaire, dégénèrent en catharre chronique et, plus tard, en morve.

Nous avons dit, à l'article des *sensations*, que ces chevaux étaient d'un service difficile et souvent dangereux, et nous le répétons ici : il n'est pas rare, en effet, d'en rencontrer qui ne peuvent supporter le seul contact du harnais, et qui entrent dans un état d'exaspération et de désespoir qui.les porte à des défenses épuisantes pour eux, et souvent funestes aux hommes qui les montent ou qui en approchent. Il y en a avec lesquels l'usage de l'étrille et du bouchon pour les panser est impossible.

Le tempérament nerveux, au reste, se rencontre assez rarement seul dans un individu, il s'allie presque toujours aux autres tempéraments ; et s'il a d'heureux effets dans le *sanguin*, le *musculaire* et l'*athlétique*, en produisant un état modéré de sensibilité que l'on nomme *finesse*, il a les conséquences les plus fàcheuses quand il se complique avec le *lymphatique*, parce qu'il produit l'état le moins compatible d'une grande irritabilité avec une débilité de fibre et une faiblesse d'organes qui précipitent la ruine des animaux chez lesquels cette complication se rencontre. Cette organisation que produisent et développent généralement tous les climats humides et brumeux, est surtout particulière aux chevaux flamands et frisons : ils ont la taille haute, et leur corps mince et long n'est pas proportionné à la hauteur des membres; ils ont beaucoup d'ardeur avec peu de fond, et généralement de mauvais pieds. Complication de défauts la plus fâcheuse qu'un cheval puisse présenter.

En admettant quatre principaux tempéraments, les physiologistes n'ont pas prétendu en induire que les caractères qui les constituent se rencontrent au même degré dans les sujets qui présentent l'une ou l'autre de ces constitutions physiques. Il y a des différences moins générales et moins importantes qui sont déterminées par des influences secondaires, et qui constituent le tempérament individuel. On peut même dire que ces différences dans la manière d'être de chaque individu ne constituent pas un tempérament proprement dit ; elles ne résultent que de l'exercice plus ou moins actif ou plus ou moins lent de telle ou telle fonction : ainsi, lorsque le système digestif est plus développé, lorsque les sécrétions gastriques, biliaires et pancréatiques sont plus actives et plus énergiques dans un individu que dans un autre, celui-là aura un appétit plus vif, plus vorace, il sera gros mangeur ; il en résultera souvent pour lui un état de plénitude et de torpeur, qui rendra nécessaire des modifications en-

tre les heures des repas et les heures de travail, des
soins plus progressifs dans le régime et la distribu-
tion des aliments. D'autres chevaux ayant au contraire l'estomac et les autres organes digestifs moins
actifs, mangeront avec moins d'avidité et d'ardeur;
alors la digestion plus calme, plus progressive, sera
lente et paresseuse; ce qui indique d'autres attentions,
d'autres soins dans l'administration de la nourriture.
Disons de suite que, si ces modifications dans le régime et dans les travaux sont minutieuses et difficiles
à observer dans les grandes agglomérations de chevaux, on ne saurait toutefois les négliger entièrement
sans exposer ces animaux précieux à une foule de
maux et d'accidents, et sans compromettre la conservation d'un grand nombre (1).

---

(1) On dira à cela qu'il est impossible, dans un corps de troupes à cheval quelconque, d'avoir tous ces soins particuliers.
Nous répondrons que rien, au contraire, n'est plus faisable aujourd'hui, que les chevaux sont barrés par un et reçoivent in-
dividuellement leur ration. Que les commandants d'escadron, de
batterie ou de compagnie, que les officiers de divisions ou de pe-
loton, les sous-officiers de subdivisions et les brigadiers d'es-
couades étudient les tempéraments et la manière d'être des chevaux de leurs fractions respectives, et qu'au moyen de ces connaissances de détail, un chef de corps sache quels sont en général les tempéraments qui règnent parmi les chevaux de troupe,

Il y a aussi certains chevaux qui mangent beaucoup et qui restent toujours maigres ; tandis que d'autres, en prenant peu de nourriture, se maintiennent en bon état, vigoureux et bien portants, et sans qu'il existe de différences sensibles dans leurs tempéraments. On ne peut expliquer ces anomalies que par le plus ou le moins d'action vitale des organes et éléments digestifs.

En examinant de même les autres fonctions dans divers sujets, on trouverait les mêmes différences dans leur action, avec une influence plus ou moins prononcée sur l'état habituel et la manière dont la vie s'exerce dans chaque individu. Toutes les fonctions s'enchaînent, se lient et influent mutuellement les unes sur les autres, sans se ressembler exactement dans celui-ci et dans celui-là ; et la prédominance de l'une ou de plusieurs, apporte des changements et des différences notables dans le mode par lequel la santé, sans être troublée, s'exerce chez les individus de la même espèce.

---

et rien ne lui sera plus facile, *en garnison et en route*, que d'établir son *tableau de travail* ou son ordre de marche, de manière que les heures des repas et de repos ne se heurtent et ne se contrarient pas avec celles de travail.

Quant au régime de campagne, à la guerre comme à la guerre ! on prend les soins que l'on peut, et quand on le peut.

En résumé, ce sont les tempéraments *lymphatiques* et *nerveux* qui demandent le plus de soins et de
ménagements : au lymphatique, dont tous les organes et les tissus tendent à l'atonie et à la mollesse, il
faut, autant que possible, une nourriture tonique et
excitante, qui réveille et entretienne son peu d'é-
nergie et de vivacité, et lui donne une vigueur pour
ainsi dire artificielle. Les grains, l'avoine surtout et
en ration copieuse, obtiendront ce résultat. Il con-
viendra ensuite, eu égard à la lenteur de l'action digestive, de mettre assez d'intervalle entre les repas et
le travail, afin que la digestion stomacale ait pu avoir
lieu. En général, un travail doux et lent, ou court s'il
est vif, et qui ne demande, en tous cas, qu'un emploi
médiocre de force musculaire, doit être le partage du
cheval lymphatique qui, au reste, malgré tous les
soins et les ménagements possibles, n'est jamais qu'un
médiocre serviteur.

Quant au cheval *nerveux* (1), comme la faiblesse

---

(1) M. Boucher de Saint-Ange, dans son *Cours d'hyppologie* à
l'usage de l'école de cavalerie, t. 1er, p. 110 et 111, fait sur cette
dénomination vulgaire de cheval *nerveux*, la judicieuse remarque suivante :

« Quand on dit qu'un cheval est nerveux on veut exprimer gé-
« néralement qu'il a de la vigueur; mais il faut observer que
« cette épithète sert particulièrement à désigner les qualités des

et l'atonie du système digestif s'allie chez lui à une grande irritabilité, qui épuise continuellement ses forces, il lui faudra une nourriture alibile, substantielle et la moins excitante possible, qui contienne, sous peu de volume, beaucoup de principes assimilables, et les cédant facilement. Un foin et de l'avoine de première qualité, mais surtout l'orge mêlée avec la paille hachée, sont pour eux la nourriture par excellence. Avec ce régime, un travail doux ou modéré, un cavalier sage et prudent, n'abusant pas de la sensibilité de l'animal pour le tracasser et le faire caracoler, etc., tels sont les moyens conseillés généralement pour tirer du cheval à *tempérament nerveux* le meilleur parti possible, sans compromettre sa santé et sa conservation.

« chevaux qui, quoique d'une constitution grêle en apparence,
« et même parfois défectueuse, ont du fond et de l'haleine. Tels
« sont les chevaux des Landes, les bidets de la Bretagne et de la
« Normandie, et généralement tous les bons chevaux de service
« qui se présentent sous des apparences chétives. Ne peut-on
« pas supposer que chez eux le système nerveux est doué d'une
« puissance d'action qui supplée à la force normale des muscles.
« En ce sens, on a raison de dire que ces animaux sont essen-
« tiellement nerveux. Ils diffèrent donc beaucoup de ceux dont
« on vient de parler, qui ont de la susceptibilité (de l'irritabilité)
« plutôt que de la puissance nerveuse.

Mais, malheureusement, il n'est que trop souvent impossible d'avoir tous ces soins et de prendre toutes ces précautions. Confondus avec les autres, dans les corps de cavalerie, les chevaux *nerveux* (et c'est là surtout qu'il s'en trouve beaucoup) doivent subir le même régime, le même travail, et être également exposés à une mutabilité journalière de cavaliers, qui les montent sans discernement, et les maltraitent au lieu de chercher à les calmer.

Quoiqu'il ne soit pas praticable d'en faire une classe, une fraction à part (ce qui ne remédierait à rien d'ailleurs), nous croyons qu'il n'est pas impossible de diminuer beaucoup les inconvénients de cette nécessité, Qu'on n'oublie pas que c'est surtout quand il s'agit d'habituer les jeunes chevaux au régime et au travail militaire, que ces soins sont essentiels, efficaces et, heureusement, le plus faciles (1), et que

(1) « L'éducation que nous donnons aux chevaux, contribue « beaucoup dit Bohan, à leur former le tempérament, et sou- « vent à les rendre plus ou moins vigoureux; si l'on montait les « jeunes chevaux plus souvent, ils seraient d'une bien plus « grande ressource; leur corps s'accoutumerait au travail et en « souffrirait moins...... Je voudrais qu'on ne ménageât les jeu- « nes chevaux que sur la manière de les travailler seulement, « c'est-à-dire, qu'on proportionnât leur allure à leur force.... »

lorsqu'une fois cette habitude et cette sorte d'acclimatement sont acquis progressivement et sans secousses, les chevaux sont plus forts, mieux préparés et plus aptes à subir l'uniformité de régime et les irrégularités de travail de l'escadron, dont ils se trouvent moins affectés, quel que soit leur tempérament. C'est donc à l'officier préposé aux soins et à l'instruction des chevaux de remonte, à provoquer, dans les cas particuliers dont il s'agit, des mesures hygiéniques spéciales et exceptionnelles.

Des sexes.

Les organes de la génération ont une grande influence sur la manière dont s'exercent la vie et la santé dans les individus des deux sexes. La vie paraît plus expansive, plus énergique dans le mâle auquel une opération barbare n'a pas ôté la faculté génératrice ; il reçoit d'une manière plus vive, plus active les impressions des corps et agents extérieurs, et les sensations se manifestent chez lui avec plus d'intensité et d'énergie. Parmi les impressions qui agissent sur lui, celle que produit la présence ou la proximité de sa femelle est la plus vive et la plus impétueuse ; il est même nécessaire, dans l'intérêt de la conservation de sa force et de sa santé, de calmer et diriger ce désir, qui se fait ressentir à toutes les époques et à toutes les saisons, et qui,

s'il n'était pas contenu, le conduirait promptement à
la faiblesse et à l'épuisement. Nous avons appris, au
chapitre de la génération, que lorsque la matière séminale est ménagée et reportée dans le torrent de la
circulation, elle devient un nouveau et puissant élément de force et d'énergie vitale. Son émission trop
fréquente produit des résultats tout différents.

L'extraction ou la destruction des organes génitaux dans le cheval, produit dans tout son être des
changements remarquables. De brillant, fier et vigoureux qu'il était avant la castration, l'animal devient froid et étranger à tout ce qui l'entoure; il n'a
plus cette énergie et cette vitalité expansives qui le
distinguaient. Ses muscles diminuent de volume, de
ton et de fermeté, les formes s'arrondissent, les chairs
deviennent molles. En croissant, l'animal revêt un
bizarre assemblage des formes de la femelle, qui mo-
difie ses formes masculines primitives. Le cervelet
qui, d'après le système de Gall, préside à la fonction
génératrice, ne se développe plus et reste petit; cette
remarque a été faite sur tous les animaux domestiques que l'on soumet à la castration; le squelette participe même à ces modifications : les os restent plus
petits et moins rugueux. L'assimilation musculaire
étant moins énergique, l'animal s'engraisse plus facilement; ses crins longs et ondoyants tombent, et
sont remplacés par d'autres qui ressemblent à de la
filasse; les poils sont généralement moins fins, plus
longs, surtout aux jambes; la peau est moins souple

et moins fine, les vaisseaux sanguins moins apparents ; et si le cheval ne perd pas toujours entièrement ses forces avec la faculté de se reproduire, elles sont du moins notablement diminuées. Tous les phénomènes que nous venons d'indiquer s'observent d'autant plus que les animaux ont été soumis plus jeunes à la castration. Lorsque cette opération est pratiquée à une époque plus avancée de la vie, elle devient peut-être encore plus funeste aux individus, dont les formes primitives et les organes subissent une dégénérescence essentielle, tandis qu'il leur reste des réminiscences de leur état primitif qui précipite encore leur dépérissement. La faculté reproductrice est bien éteinte en eux, mais ils sont encore aptes à un acte copulatif stérile qui, lorsqu'ils ne sont pas surveillés, les épuise. Cela se voit très-fréquemment dans les régiments, où les chevaux hongres et les juments sont mêlés dans les mêmes écuries.

Le cheval hongre devient un objet de haine et en quelque sorte de mépris pour les chevaux entiers, surtout s'il est pris par eux pour une jument au premier abord, ce qui arrive assez habituellement. Aussitôt qu'ils ont reconnu leur erreur, on les voit chercher à se précipiter sur le malheureux mutilé, avec une fureur et un acharnement dangereux, comme pour le punir de leur méprise.

Bien des personnes pensent que la tranquilité du cheval hongre, la facilité et la sécurité de son service compensent et au-delà les désavantages de la castra-

tion ; et c'est l'opinion qui jusqu'à présent a prévalu,
quoique ce ne soit pas celle de la science, ni celle de
l'expérience des lois de la nature.

« C'est peu, disait Bohan, en 1781, de s'opposer
« au développement de la nature ; il faut que la plus
« cruelle des opérations vienne l'étouffer : à dix-
« huit mois on coupe le poulain, c'est le détruire
« avant qu'il soit né : aussi, dès cet instant, porte-il
« tous les signes de la faiblesse. . . . .
« Ne reviendrons-nous jamais de cette ancienne et
« bizarre méthode européenne, de hongrer les che-
« vaux, et de détruire ainsi la moitié de leur force et
« de leur courage ? L'expérience a beau nous démon-
« trer tous les jours qu'il n'y a que les chevaux en-
« tiers capables de faire ces travaux excessifs du
« roulage, des postes, des rivières, etc ; pour le mé-
« tier de la guerre, qui ne demande pas moins de
« force et de résistance, nous ne nous servons que
« de chevaux hongres ; parce que d'anciens préjugés
« nous font suivre une ancienne routine : que d'ac-
« cidents, dit-on, il arriverait ? Mais en Perse, mais
« en Arabie, où ce barbare usage est inconnu (1),
« près de nous encore, la cavalerie espagnole (2),

---

(1) Oui, pour les chevaux, mais il ne l'est pas pour les hommes.

(2) Et la napolitaine.

« comment fait-elle ? Ses chevaux sont-ils d'un au-
« tre acabit que les nôtres ? Sont-ils moins propres
« à la génération ? Cependant on les contient, on les
« maîtrise, et il n'y a pas plus d'accidents, pas plus
« de jambes cassées en Espagne qu'en France.. » Plus
loin, le même auteur dit encore : « On verrait des
« régiments montés sur des chevaux entiers, bien
« choisis et bien exercés, faire des marches éton-
« nantes par leur longueur et leur difficulté. Toutes
« ces choses arriveront un jour, puisqu'elles sont
« possibles ; alors on sera surpris de la manière
« dont nous nous servons aujourd'hui de la cavale-
« rie. Je prédis qu'il en viendra une tellement choi-
« sie, montée, équipée et exercée, qu'elle *fera en*
« *six heures le chemin que nous faisons en six*
« *jours...* »

Si la prédiction, un peu exagérée peut-être, ne
s'est point encore réalisée entièrement, on ne peut
disconvenir qu'on ne s'en soit quelque peu approché.
Toutefois, l'essai de remonter un régiment de chevaux entiers n'a point encore été fait, et nous joi-
gnons nos vœux à celui de l'officier à qui l'on doit la
réimpression de l'ouvrage précieux de Bohan sur la
cavalerie (1) ; ainsi que lui, « nous ne nous désiste-

____

(1) *Principes pour monter et dresser les chevaux de guerre,*
formant le 3ᵉ vol. de l'ouvrage de M. le baron de Bohan, intitulé :

« rons de l'opinion que nous avons embrassée, rela-
« tivement à cette expérience, que quand on l'aura
« faite sur un régiment..... Nous ne nous rétracte-
« rons que lorsque cette expérience, tentée deux fois
« par deux officiers différents, aura échoué et nous
« aura bien démontré notre erreur. »

La jument, plus tranquille dans ses habitudes que
le cheval entier, a aussi, sur le cheval hongre, l'a-
vantage de n'être pas mutilée dans ses facultés pro-
créatrices, et si, dans des cas très-rares, attendu le
danger de l'opération, on lui a enlevé les ovaires,
cette extraction, quand elle en est bien guérie, n'influe
pas sur les facultés physiques, ou du moins sur la
force et l'énergie musculaire (1), comme l'extraction

EXAMEN CRITIQUE DU MILITAIRE FRANÇAIS, etc., réimprimé par
MM. Anselin et Pochard, d'après le travail de M. de R*** capitaine aux hussards du ....., p. 82, 83, 184 et 185.—1821.

(1) Si cependant l'on jugeait de l'influence de l'extraction des
ovaires dans les femelles des animaux domestiques, par les effets
observés chez certaines femmes sur lesquelles cette opération
atroce a, dit-on, été pratiquée, cette influence devrait se faire
sentir dans la jument d'une manière en quelque sorte favorable
à ses facultés physiques. « Les femmes chez lesquelles les ovaires
« ont été ainsi enlevés, perdent, dit-on, une partie des attributs
« de leur sexe ; il se passe chez elles des phénomènes analogues,

des testicules dans le mâle , ces organes ne jouant qu'un rôle entièrement passif dans la locomotion.

Il n'en est pas de la jument comme de la femelle des autres espèces d'animaux ; habituellement douce et sobre, ses déperditions sont moins considérables que celles du mâle ; sous le rapport de la vigueur, de l'énergie et de la vitesse, elle ne le cède en rien au

---

« mais opposés dans leurs effets, à ceux qui ont lieu chez l'homme
« ennuque ; leurs formes féminines disparaissent, leurs seins se
, flétrissent, leur visage se couvre de barbe, leur peau brunit,
« leur voix devient plus rauque ; enfin, comme l'homme prend
« une partie des caractères du sexe féminin, elles prennent une
« partie des caractères du sexe mâle ; on dit même qu'elles
« contractent du goût pour les personnes de leur sexe. Ces phé-
« nomènes curieux qui se passent chez l'homme et la femme
« pour une cause semblable, méritent d'exciter les méditations
« des physiologistes, et montrent quel rôle important joue la
« présence des organes de la génération, comme réaction géné-
« rale sur l'organisation, dans le développement des deux sexes. »

(Dictionnaire de médecine usuelle, au mot castration , par M. J. P. BEAUDE, t. 1ᵉʳ p. 305.)

Nous ne savons si des expériences ont été faites, et si de semblables effets ont été observés sur les femelles des animaux domestiques autres que le porc ; mais il nous semble, dans le cas négatif, qu'il serait intéressant, au point de vue du service des juments, qu'il en fût fait sur elles à cet égard.

cheval entier, et, dans beaucoup de cas, elle est supérieure au cheval hongre. La bonté de son service, et
aussi sa douceur de caractère, sont souvent inter-
rompues aux époques de ses *chaleurs*, par une susceptibilité poussée quelquefois à un excès dangereux.
Ces époques sont le printemps et l'automne, mais
plus particulièrement la première saison. Toutes les
juments éprouvent alors, plus ou moins impérieusement, le besoin des approches du mâle. Elles demandent, dans ces moments, beaucoup de ménagements
et quelques soins hygiéniques ; l'utérus devenant
le foyer principal de l'action vitale, il en résulte,
dans les organes de la locomotion, une faiblesse et un
abattement, et dans les autres fonctions, une langueur qui, s'ils sont généralement favorables à la
conception, deviendraient contraires à la santé, si on
soumettait la jument dans cet état à des travaux actifs, travaux dont l'action ne changerait rien à la situation intérieure de l'organe, et amènerait, au contraire, l'épuisement et engendrerait des maladies. Il
faut aux juments dans ce cas, un travail ou plutôt
un exercice modéré et des aliments rafraîchissants,
lorsqu'on ne veut pas les faire produire.

Les juments bien entretenues, bien nourries et
qui fatiguent peu, deviennent régulièrement, au
moins une fois par an, en chaleur et propres à être
fécondées ; mais celles qui, étant mal nourries, sont
soumises à des travaux journaliers et pénibles, ne le
deviennent que bien rarement. L'influence du travail

et celle de la nourriture se font moins ressentir à cet égard sur le mâle ; bien ou mal entretenu, il entre régulièrement en rut aux époques marquées par la nature. A ces époques, les mâles de toutes les espèces d'animaux deviennent belliqueux et courageux. Chez les espèces libres, même les plus timides, c'est le temps des combats entre eux ; ils se battent à outrance, et le vainqueur reste possesseur de la femelle, objet et prix du combat.

La jument a une manière d'être toute particulière. Son air, sa physionomie, sont différents de ceux du cheval entier : ses formes sont plus arrondies, plus pleines, moins accusées ; la tête est plus petite, et habituellement plus gracieuse ; elle est plus basse et souvent plus étroite du devant, tandis que le derrière, la croupe surtout, qui contient le bassin, sont plus larges et plus développés. Un homme habitué à voir des chevaux, un bon connaisseur, avant l'inspection de la bouche et des parties sexuelles, aura reconnu le sexe de l'animal aux mouvements, aux attitudes et aux habitudes de son corps.

CHAPITRE VIII.

Anatomie et physiologie de l'œil; théorie de la vision.

L'œil, organe double, est l'instrument, l'appareil au moyen duquel s'opère la vue ou *vision*, c'est-à-dire, la perception à une certaine distance des objets qui entourent l'animal, fonction importante, à laquelle nous consacrons un chapitre *ad hoc* ; car, « les « vices de conformation des yeux, dit M. A. Richard « (ouvrage cité p. 164), comme les différentes mala-« dies dont ils sont atteints, demandent des études « spéciales, une longue pratique et beaucoup d'es-« prit d'observation, pour être bien appréciés dans

« leurs différents degrés. L'intégrité et la solidité de
« la vue sont une des premières conditions de la va-
« leur du cheval. Il n'a plus de prix, quel que soit
« d'ailleurs celui qu'il a coûté, s'il a de mauvais yeux
« ou s'il les a perdus... »

L'œil est composé de diverses parties essentiellement distinctes, disposées régulièrement autour et
dans l'intérieur des deux cavités osseuses, nommées
orbites ; on les distingue en parties *constituantes* ou
essentielles, et parties *environnantes* ou *accessoires*.
Les parties *accessoires* ou environnantes servent à
protéger *les parties essentielles*, à les abriter, à les
soustraire momentanément à l'influence de la lumière, à les maintenir, les faire mouvoir et les entretenir dans les conditions nécessaires à l'exercice
de leurs fonctions. Les parties *essentielles* ou *constituantes* forment le *globe* ou bulbe de l'œil proprement dit, et constituent un appareil, un véritable instrument d'optique chargé 1° de recevoir les rayons
lumineux, de leur faire subir les changements et de
leur donner la direction indispensables au mécanisme
de la vision ; 2° de recevoir l'impression des objets
éclairés par la lumière, et de transmettre cette sensation délicate, causée par ce fluide éminemment
subtil, au cerveau, par le nerf optique ; ce qui constitue dans les parties essentielles, deux espèces ou
deux ordres de tissus ou matières organiques.

Parties accessoires ou environnantes.

Elles comprennent : les *sourcils*, les *paupières* et leurs annexes et dépendances, la *conjonctive*, le *corps clignotant* et la *caroncule lacrymale*, les *muscles*, les *graisses* et une humeur limpide nommée les *larmes*.

Les *sourcils*, dont nous parlerons sous d'autres rapports dans l'examen des parties de *l'extérieur*, sont à peine apercevables dans le cheval adulte, et n'offrent que peu d'intérêt. Les poils longs, raides et assez fournis qui existent sur leur emplacement et autour des paupières, sont évidemment destinés par la nature à protéger l'organe, en arrêtant les petits insectes, tels que moucherons et autres éphémères, qui viennent se jeter contre la vitre de l'œil.

Les *paupières*, formées par deux replis ou dépendances de la peau, sont placées devant le bulbe de l'œil, qu'elles embrassent, comme deux voiles très-mobiles, qui le recouvrent et le laissent à découvert alternativement; elles protégent l'œil, l'essuient, le préservent de l'impression trop vive de la lumière, et le dérobent complétement à son action pendant le sommeil ; elles le garantissent aussi de l'abord des insectes et des corps extérieurs capables d'offenser sa délicatesse.

Pour que ces deux espèces de rideaux pussent remplir parfaitement leur objet, il fallait qu'ils fussent tenus constamment tendus et ne pussent se plisser d'un côté à l'autre; ils tiennent cette disposition de petits segments de cartilages, nommés *tarses*, qui, placés les uns à côté des autres, comme les membrures en baleine ou en osier d'une corbeille, maintiennent, par leur adhérence avec elle, la peau fine et mince qui les recouvre, toujours étendue dans le sens de la largeur de l'œil, d'un angle à l'autre.

Les deux *paupières* se distinguent en *supérieure* et en *inférieure* (1). La *supérieure* a, seule, beaucoup de mouvements ; elle est spécialement chargée de recouvrir tout le globe de l'œil ; l'inférieure a beaucoup moins d'étendue et de mobilité que la *supérieure*. Les bords des *paupières* sont garnis ou armés de poils plus ou moins longs et forts, plus ou moins fournis ou serrés, nommés *cils* (2) ; ils sont destinés d'abord à mitiger l'action trop vive des rayons de lumière venant d'en haut, et qui, trop vifs et trop intenses, offenseraient la délicatesse de l'organe ; ils empêchent, en formant une espèce de

(1) Voy. pl. 3, fig. 1.

(2) Voy. pl. 3. fig. 2.

frange, les insectes et les corpuscules d'entrer dans
l'œil, en les arrêtant dans leur chute ou leur abord ;
ils ont les mêmes fonctions relativement à la poussière, qu'ils tamisent en quelque sorte, de manière à
arrêter les parcelles qui, par leur grosseur, peuvent
offenser ou obscurcir la vitre de l'œil. Les cils de la
paupière supérieure étant beaucoup plus longs et
plus fournis qu'à l'inférieure, et la poussière, les insectes et les corpuscules tombant ordinairement d'en
haut, sont particulièrement arrêtés par elle. Aussi,
après une route, un travail ou une manœuvre dans
les chaleurs et dans la poussière, voit-on les paupières supérieures des chevaux frangées de blanc et
d'une espèce de croûte qu'il est bon d'enlever de
temps en temps, avec une éponge légèrement humectée, pendant les haltes ou les repos, en attendant le
moment de laver avec soin les yeux en même temps
que les nazeaux. Les *cils* ont encore pour objet de
tenir les *paupières* fermées pendant le sommeil, au
moyen d'une humeur particulière, sécrétée dans les
paupières, et qui les colle légèrement ensemble, pour
suppléer à l'action du muscle abaisseur des paupières, qui ne saurait être permanente.

Cette humeur qui, lorsqu'elle est trop abondante
ou trop visqueuse, par suite de quelque affection des
parties environnantes, forme ce qu'on nomme la
chassie, est formée et sécrétée par de petites glandes qui existent autour et entre les *tarses*, et est ame-
née au bord des paupières par de petits canaux ex-

créteurs, nommés points ciliaires (1), parce que l'orifice extérieur de ces petits canaux apparaît en effet entre chaque *tarse*, comme un point noirâtre. Ces glandes se nomment *glandes de Meibomius*, du nom du médecin anatomiste qui les a découvertes le premier. Dans son état normal, l'humeur qu'elles sécrètent a pour effet de lubréfier ces parties et, en se mêlant aux larmes, dont elle mitige l'âcreté, de faciliter le glissement des paupières sur la surface si impressionnable et si délicate de la vitre de l'œil. Mais lorsque, par suite d'altération, cette humeur s'épaissit et devient visqueuse, elle se dessèche pendant la nuit et le sommeil, et colle si fortement les paupières l'une contre l'autre, que l'œil a peine à s'ouvrir de lui-même au réveil. Le cheval est moins sujet à cet inconvénient que certaines autres espèces d'animaux, notamment les espèces canines et félines ; l'homme lui-même y est plus sujet qu'aucune autre espèce.

L'ouverture des deux *paupières*, d'un côté à l'autre de l'œil, se nomme *commissure* ; c'est par les bords de cette ouverture ou commissure que les paupières se réunissent en se fermant ; elle constitue deux angles, dont l'un, externe et plus élevé que l'autre, est nommé *petit angle* ou *angle tem-*

____

(1) Voy. pl. 3 fig. 2.

poral, parce qu'il se termine à la partie à laquelle l'os temporal sert de base ; l'autre s'appelle *grand angle* ou *angle nazal*, (1) ce qui indique suffisamment sa situation près des os du chanfrein.

Deux muscles font mouvoir les *paupières*, qui n'ont que des mouvements d'élévation et d'abaissement pour s'ouvrir et se fermer ; le premier de ces muscles, nommé *orbiculaire* ou *lacrymo-palpébral*, est situé dans le pourtour des *paupières*, et a pour usage de les rapprocher l'une de l'autre et de les maintenir fermées ; le deuxième, qu'on appelle le *releveur de la paupière supérieure* ou *orbito-palpébral*, ouvre les *paupières* et met l'œil à découvert.

La *commissure* des paupières est réunie, d'un bord et d'un angle à l'autre de l'œil, par une membrane très-fine, diaphane, qui tapisse d'abord l'intérieur des paupières, et passe ensuite sur tout le devant du globe de l'œil, qu'elle maintient ainsi dans l'orbite.

Cette membrane se nomme *conjonctive* (2), nom qui indique suffisamment ses fonctions, puisqu'elle *conjoint* en effet les deux paupières entre elles, et le globe de l'œil aux paupières, en adhérant à tou-

---

(1) Voy. pl. 3, fig. 1.

(2) Voy. pl. 3 fig. 2

tes ces parties. Cette membrane, transparente sur le devant de l'œil, est extrêmement sensible et irritable, et s'enflamme au moindre contact d'un corps étranger, si petit et si léger qu'il soit, ce dont chacun peut juger par le souvenir de la douleur qu'on ressent, lors de l'introduction dans l'œil, du moindre atóme ou du plus petit insecte ; comme elle est très vasculaire, elle se colore alors d'un rouge vif sous les paupières, et la partie qui recouvre le blanc de l'œil paraît injectée de sang.

Dans toute l'étendue de sa surface, la *conjonctive* exsude une humeur séreuse et albumineuse qui se mêle aux larmes dont elle devient auxiliaire.

Les *larmes*, sécrétées par une glande nommée *lacrymale*, située à l'angle nazal, sous l'arcade orbitaire, entre les paupières et le globe de l'œil ; les *larmes*, disons nous, constituent une sérosité, limpide, transparente, qui s'étend en une couche d'égale épaisseur sur le devant du globe de l'œil, par le mouvement même des paupières, dont elle adoucit les frottements et facilite le jeu, en même temps qu'elle entretient la netteté, la transparence et la souplesse des membranes externes de l'œil, particulièrement de la *conjonctive*, afin que l'organe de la vue ne soit pas desséché par le contact de l'air, ni obscurci par les atómes et corpuscules qui, sans cette humidité et cette lubréfaction constante par les *larmes*, se seraient attachés sur la vitre de l'œil, et auraient intercepté les rayons lumineux.

L'excédant des larmes est d'abord absorbé en partie par l'air qui les dissout par la vaporisation; (1) le reste, coulant sur les parties déclives du globe de l'œil, est dirigé par son propre poids, à *l'angle nazal*, où il trouve ce qu'on nomme la *caroncule lacrymale* (2), petit corps tuberculeux, ordinairement noirâtre, dont la surface est recouverte de poils extrémement fins qui, en empêchant les *larmes* de couler au dehors, favorisent leur introduction dans les *points lacrymaux*, orifices, toujours ouverts, de petits conduits qui les portent dans un réservoir nommé *sac lacrymal*; de là elles s'écoulent par un canal qui a reçu le nom d'*égout nazal*, et qui s'ouvre dans l'intérieur des *nazaux*, près de la *cloison cartilagineuse*, par où elles sont enfin expulsées au dehors en se mêlant au mucus nazal, qu'elles rendent plus liqui-

---

(1) « Cette vaporisation des larmes, dit Richerand, (Tom 2.
« page 13.) est bien prouvée par le larmoiement qui sur
« vient aux personnes chez lesquelles cette humeur est
« abondamment sécrétée, toutes les fois que l'atmosphère
« trop humide n'en dissout point une assez grande propor-
« tion. »

(2) Voyez pl. 3, fig. 2.

de et plus coulant ; les petits canaux excréteurs qui charient les larmes de la *glande lacrymale* sur le globe de l'œil, se nomment *canaux hygrophtalmiques*.

Les *larmes*, humeur essentiellement aqueuse, inodore, de saveur salée, contiennent diverses subtances, entre autres de la soude, du muriate et du carbonate de soude etc., qui leur donnent une propriété acre et corrosive. Lorsque, par la destruction ou l'oblitération des *voies lacrymales* (1) ci-dessus mentionnées, elles ne trouvent plus d'issue interne pour être portées au dehors, elles s'épanchent et s'écoulent à l'extérieur sur les larmiers et le chanfrein, où elles laissent des traces plus ou moins profondes de leur passage ; et lorsque l'affection qui produit cet écoulement anormal persiste longtemps, elles exercent leur action corrosive sur les poils, puis sur la peau, et portent quelquefois leurs ravages jusqu'aux os, qu'elles attaquent et rongent en les pénétrant. En traitant des

---

(1) On comprend généralement sous cette dénomination de *voies lacrymales*, l'ensemble de toutes les parties qui forment, contiennent et conduisent les larmes, soit sur l'œil pour y remplir leur usage, soit au dehors quand elles l'ont rempli et qu'elles sont devenues inutiles à l'organe.

affections de l'œil, nous reviendrons sur cet objet.

Le *corps clignotant* (1), nommé encore *paupière nazale*, est un petit corps cartilagineux, renfermé ou enveloppé dans un repli de la conjonctive, et maintenu dans l'*angle nazal* ou grand angle. Il a pour fonctions de nettoyer l'œil des ordures ou corps étrangers qui s'y attachent de manière à ne pouvoir être enlevés par les paupières seules. Il a à peu près la forme d'un ongle humain, est convexe à sa face extérieure pour s'accommoder à la forme des paupières, et concave à sa face interne, afin de s'adapter à la forme bombée de la coque de l'œil, sur laquelle il repose, et, en glissant sur elle, de pouvoir enlever les corps étrangers qui y sont retenus et qui l'irritent. Le mouvement par lequel il est poussé sur le globe lui est communiqué par les muscles de l'œil; mais le plus ordinairement, dans le cheval, le *corps clignotant* ne bouge pas de place, et c'est l'œil qui, dans un mouvement de rétraction au fond de l'orbite, vient glisser sous lui. La base de ce petit appareil repose contre le *coussinet graisseux*, de sorte que quand celui-ci est comprimé et aplati

____

(1) Voy. pl. 3 fig. 2.

par la contraction des muscles qui attirent le globe au fond de l'orbite, le *corps clignotant* est poussé légèrement en avant pour agir d'après sa destination. Ce mouvement est fréquent et très apercevable dans les chevaux qui sont atteints d'ophtalmie, et qui répètent instinctivement cette action, comme l'enfant et même l'homme portent irrésistiblement la main à l'œil dont ils souffrent. (1)

---

(1) Le *corps clignotant*, qui existe plus ou moins dans toutes les espèces d'animaux, présente constamment un développement d'autant plus grand qu'ils sont privés de la faculté de se nettoyer ou frotter les yeux avec leurs membres antérieurs. Ainsi, dans les oiseaux, surtout les rapaces, dont les pattes dures et armées de griffes non rentrantes déchireraient l'organe, le corps clignotant couvre parfois entièrement l'œil ; dans le bœuf, dans le cheval, dans l'âne, etc., dont les pieds et les membres de devant ne peuvent servir à un tel usage, cette troisième paupière est très développée ; dans le chien, le renard, le lapin, qui sont déjà très-adroits à se servir de leurs pattes de devant pour se nettoyer les yeux, il est très-petit ; il le devient plus encore dans le chat, si adroit et si preste de sa patte douce et veloutée ; et enfin, dans le singe, dont la main est mécaniquement aussi parfaite que celle de l'homme, le corps clignotant n'existe, comme chez celui-ci, qu'à l'état rudimentaire.

Le *coussinet graisseux* (1) (ou *les graisses* de l'œil) consiste en un corps en forme de pelote ou *coussinet*, comme l'indique son nom, d'une contexture graisseuse et d'une consistance molle, placé au fond et autour de l'orbite, et sur lequel repose moëlleusement le globe de l'œil, afin de le garantir du contact, trop dur pour sa délicatesse, des os qui l'entourent.

Les *muscles* de l'œil proprement dits, et qui font mouvoir le globe en tous sens, sont au nombre de sept, dont quatre se meuvent en haut, en bas, à droite, à gauche ; ils ont reçu la dénomination générale de *droits*. Ainsi, le *droit supérieur* élève l'œil, le *droit inférieur* l'abaisse ; le *droit externe* le fait tourner vers l'angle temporal, et le *droit interne* vers l'angle nazal.

Deux autres muscles, dont l'un dit *grand oblique*, et l'autre *petit oblique*, impriment au globe de l'œil des mouvements diagonaux ou obliques en sens contraires, c'est-à-dire, que le *grand oblique* le fait tourner de haut en bas et de dehors en dedans, et le *petit oblique* de bas en haut et de dedans en dehors.

Enfin, le septième muscle, nommé *droit posté-*

----

(1) Voyez pl. 3, fig. 2.

rieur, le plus court mais aussi le plus puissant, fixe l'œil dans le fond de l'orbite. Lorsque tous ces muscles se contractent à la fois, leur action simultanée produit ce qu'on appelle la *rétraction* de l'œil, c'est-à-dire son retrait et sa fixation au fond de l'orbite. Cette action a pour résultat, en comprimant les parties constituantes, de donner une convexité plus prononcée à la vitre de l'œil , et on attribue à ce mouvement de *rétraction* du globe, l'impossibilité où l'on a été jusqu'ici d'opérer le cheval de la cataracte.

L'interversion de l'action de ces muscles , dont le mécanisme est aussi simple qu'ingénieux, cause ce qu'on appelle, dans l'homme, le *strabisme* (action de *loucher*) , interversion dont on n'a pas d'exemple, que nous sachions, dans le cheval. C'est, d'ailleurs, par la section ou l'amputation du muscle dont l'action est intervertie, que se fait l'opération qui a pour but de remédier à ce vice de la vue, particulier, à ce qu'il paraît, à l'espèce humaine.

Le globe de l'œil, ses muscles et son *coussinet graisseux* sont renfermés en masse dans une poche ou *gaine fibreuse*, appelée encore *cornet fibreux*, qui a pour usage de protéger et réunir tout l'appareil visuel, et sert surtout d'une manière spéciale aux mouvements du corps clignotant, en forçant celui-ci à revenir en avant toutes les fois que le coussinet graisseux est pressé par une forte rétraction du globe.

Parties constituantes ou essentielles.

Nous avons dit, en commençant ce chapitre, que les parties essentielles de l'organe de la vue présentaient ou constituaient deux ordres de tissus ou matières organiques. On peut les distinguer encore en parties *contenantes* et parties *contenues*.

Les parties contenantes sont les *membranes* ; les parties contenues sont les *humeurs*. La disposition des premières est telle, qu'en contenant les secondes, elles les séparent et les maintiennent dans leur position et situation respectives, nécessaires à l'effet d'optique qu'elles doivent produire. Ensemble, ces deux ordres de parties constituantes présentent à l'extérieur un corps à peu près sphérique, tantôt nommé *bulbe*, à cause de sa ressemblance avec la racine de certaines plantes bulbeuses , tantôt *globe*, à cause de sa forme arrondie (1).

La cavité intérieure de ce *bulbe* ou *globe* est divisée, par une sorte de cloison percée dans son milieu, en deux parties ou compartiments inégaux qu'on nomme chambres, et que l'on distingue en *chambre anté-rieure* et *chambre postérieure*.

____

(1) Voyez pl. 3. fig. 3.

Des membranes.

Les membranes qui contiennent les humeurs de
l'œil, différentes par leur contexture, par leur disposition et leurs usages, sont au nombre de cinq : 1° La
sclérotique ; 2° la *cornée lucide* ; 3° la *chorroïde* ;
4° la *rétive* et 5° *l'hyaloïde* (1).

La sclérotique (2), nommée encore *cornée opaque*, est la membrane la plus considérable par son
étendue, et la plus résistante par sa densité. Elle
forme presque entièrement la coque du bulbe de

---

(1) Plusieurs anatomistes, entre autres J. Girard, n'admettent
que quatre membranes dans le globe de l'œil, et comprennent
la cinquième, sous le nom de *corps vitré* ou *hyaloïde*, dans *l'humeur vitrée*, tout en constatant cependant que cette humeur
vitrée est contenue dans les cellules d'une membrane à laquelle
ils donnent aussi le nom *d'hyaloïde*. Nous suivons ici la classification et la nomenclature établies par M. A. Flandrin, dans son
cours d'hyppiatrique, professé par lui à *l'école d'instruction des
troupes à cheval*, de 1815 à 1825, et plus tard dans le cours *d'é-
quitation militaire.*

(2) Voyez pl. 3, fig. 3.

l'œil, et s'étend depuis l'insertion du nerf optique,
au fond de l'orbite, jusqu'à la circonférence de la
cornée lucide, avec laquelle elle s'unit sur le devant
de l'œil. Sa surface extérieure, à laquelle s'insèrent
les aponévroses des muscles qui font mouvoir le
globe de l'œil, est en contact et en rapport avec les
vaisseaux, les nerfs, les graisses de l'œil, et avec la
conjonctive. Ces insertions des aponévroses des muscles forment, près de la réunion de la *sclérotique*
avec la *cornée lucide*, une ligne circulaire blanchâtre, qui a reçu le nom *d'albuginée*, nom qui indique
sa couleur ; c'est à proprement parler ce qu'on
nomme vulgairement le *blanc de l'œil*.

La surface interne et concave de la *sclérotique* est
en contact avec la *choroïde* et participe à sa couleur
noire ; elle est faiblement unie à cette membrane,
par des ramifications de vaisseaux et de nerfs très-
déliés, et par un tissu cellulaire très-fin. Elle s'unit
à la *cornée lucide*, à sa partie antérieure, par une ouverture circulaire elliptique, dont les bords amincis
sont taillés en biseau, de manière que leur union se
fait comme par enchâssement.

La *cornée lucide* (1) , ou plus communément la vitre *de l'œil*, occupe la partie la plus antérieure et

____

(1) Voyez pl. 3. fig. 3. et 4.

forme le point le plus saillant de l'œil. Nommée *lucide* ou *transparente*, en raison de sa contexture et de sa nature diaphane, cette membrane paraît, ainsi que le dit Bourgelat : « Comme le segment d'une petite sphère « ajouté au segment d'une sphère plus grande. » Sa contexture très-poreuse présente, dans son épaisseur, plusieurs lames identiques superposées, que l'anatomiste parvient facilement à séparer les unes des autres par la macération, ou après avoir exposé l'œil à la gelée. Enclavée dans le vide antérieur de la *sclérotique*, comme le verre d'une montre dans la châsse de son couvercle, dit Richerand, cette membrane dont la diaphanéité parfaite permet aux rayons lumineux de la traverser sans altération, est continuellement, comme nous l'avons vu, humectée par les larmes, en dehors, et par *l'humeur aqueuse* en dedans. Ces deux liquides, en l'inondant et la pénétrant par ses porosités, entretiennent ainsi sa souplesse et sa lucidité. L'évaporation ou la concrétion des fluides dont son tissu est abreuvé et lubréfié, lui font perdre sa diaphanéité, ce qui fait que la vue s'obscurcit sous l'impression d'une atmosphère sèche et brûlante et par les grands vents, et que l'inflammation des parties environnantes peut causer la perte de la vue en causant son opacité.

La *cornée lucide*, la membrane la plus essentielle au mécanisme de la vision, puisque c'est par elle que pénétrent les rayons de lumière qui portent les images des corps au fond de l'œil ; la cornée lucide, di-

sons-nous, est susceptible de prendre différents degrés de sphéricités, dont nous examinerons les effets
sur la perception des objets dans l'acte de la vision.
De nature albumineuse, la *cornée lucide* devient
opaque et blanche, comme le blanc d'œuf, lorsqu'on
la plonge dans l'eau bouillante, dans l'alcool ou dans
un acide quelconque (1).

La *choroïde* (2).—En pénétrant d'avant en arrière
et de dehors en dedans, dans l'intérieur du globe, on
trouve après la *sclérotique*, ainsi que nous l'avons
déjà indiqué, la *choroïde*, membrane noire, essentiellement vasculaire, fine et peu résistante. Adhérente par de petits vaisseaux et nerfs à la *sclérotique*,
dont elle tapisse toute la surface interne, la *choroïde*
est fixée à celle-ci, au niveau de sa réunion ou enchâssement avec la *cornée lucide*, par une sorte de

---

(1) M. A. Richard rapporte l'exemple d'un jeune chien de
chasse qui se laissa tomber dans une fosse pleine de chaux qu'on
venait d'éteindre : « La causticité de l'eau de chaux qui mouilla
« les yeux, détermina immédiatement, dit-il, l'opacité de la
« *cornée transparente*. Le beau petit chien fut privé de la vue
« pendant quelque temps, mais la force de la nature l'emporta ;
« peu à peu l'effet de la brûlure disparut sans laisser de trace. »
(*De la conformation du cheval*, p. 143 et 144. Note de renvoi.)

(2) Voyez pl. 5. fig. 5.

ligament, que quelques anatomistes nomment *orbicul ciliaire*, et d'autres, *cercle irien*. A partir de là,
sa partie antérieure devient flottante entre les deux
cornées, et forme ce qu'on nomme *l'iris*, sorte de
cloison, qui, ainsi que nous l'avons déjà indiqué,
partage en deux compartiments inégaux l'intérieur
du globe. Ces deux compartiments, distingués par les
noms de *chambre antérieure* et *chambre postérieure*,
communiquent entre eux par un trou ou ouverture
elliptique qui perce l'*iris* dans son milieu, et forme
ce que l'on nomme la *pupille* ou, plus vulgairement,
la *prunelle* de l'œil, à laquelle nous reviendrons en
parlant des propriétés et des fonctions de *l'iris*.

Le reste de la *choroïde* à partir, en sens inverse,
du ligament *orbicul ciliaire* ou *cercle irien*, tapisse
toute la surface concave et interne de la *sclérotique*,
et, par la couleur noire ou bleu-verdâtre de cette
face concave, constitue le *tapetum* ou tapis de l'œil,
sur lequel viennent se réfléchir et se peindre les objets que l'animal regarde ; la partie de la surface de
cette membrane qu'on nomme *tapetum*, forme aussi
le fond du bulbe de l'œil, et se trouve en face de
l'ouverture pupillaire de l'iris, afin que les rayons lumineux viennent directement le frapper et y imprimer pour ainsi dire les objets. Plus antérieurement,
c'est-à-dire, entre le *cercle irien* et le *tapetum*, cette
face interne de la *choroïde* est entièrement noire,
afin de neutraliser, en les absorbant ou les empêchant
de diverger, le superflu des rayons de lumière. S'il

n'en était pas ainsi, « la lumière, dit Richerand (tom.
« 2. p. 21), serait réfléchie après avoir frappé la
« membrane nerveuse; ses rayons se croiseraient et
« ne pourraient produire que des sensations confu-
« ses. » (1)

____

(1) Tous les physiologistes ont comparé avec raison l'organe
de la vision avec l'appareil d'optique qu'on nomme *chambre obscure* ou *noire*. « Quand les physiciens veulent diriger sur une
« surface donnée les rayons de lumière partant d'un corps dont
« ils veulent avoir une image bien exacte, ils se servent d'un
« instrument connu sous le nom de *chambre noire*. C'est, comme
« on le sait, une sorte de boîte percée d'une ouverture ornée
« d'une lentille de verre, pour laisser passer la lumière et la di-
« riger convenablement. Toute sa surface intérieure est teinte
« d'une couche noire pour absorber les rayons lumineux inuti-
« les au but proposé, ou qui ne se rendent pas au point disposé
« pour les recevoir; ce point est toujours nécessairement en
« face de l'ouverture pratiquée pour laisser passer la lumière.
« La nature a disposé dans l'œil un appareil rigoureusement
« semblable, au moyen de la couleur noire qu'elle a donnée à
« la *choroïde*. Cette membrane, en effet, forme l'intérieur d'une
« véritable chambre noire, dont l'ouverture est la *pupille*, pour-
« vue aussi d'une lentille qu'on nomme le *cristallin*. Au fond de
« cette chambre noire, se trouve, comme dans la chambre
« noire des physiciens, le point préparé pour recevoir les

L'iris (1) est, avons-nous dit, la partie flottante de la *choroïde*, percée d'une ouverture elliptique dans son milieu, et séparant l'intérieur du globe en deux *chambres*, l'une *antérieure* et l'autre *postérieure*. C'est dans ces deux chambres que nous trouverons plus tard l'*humeur aqueuse*, et c'est au milieu de cette humeur que baigne et flotte l'iris. Le tissu de cette portion de membrane est vasculaire, érectile, et jouit d'une contractilité toute particulière et très-énergique, qui se manifeste sous l'impression des rayons de lumière et par l'action qu'ils exercent sur la rétine. Par l'effet de l'irritation sympathique provenant de cette dernière membrane, *l'iris* ou *corps irien* se contracte, et, par cette contraction, prend du développement, de l'étendue; se gonfle, se redresse en avant, et prend une couleur plus prononcée. Il en résulte que la *pupille* ou *prunelle*, cette ouverture elliptique (2) dont nous avons parlé, dimi-

---

« rayons de lumière qui, partant de l'objet à observer, y for-
« ment une image ; ce point se nomme *tapétum*, tapis... »
(*De la conformation du cheval*, etc., par M. A. RICHARD, p. 145.)

(1) Voyez pl. 3, fig. 4.

(2) Voyez pl. 3, fig. 4.

nue plus ou moins de diamètre, selon l'intensité de l'action des rayons lumineux, mais ne se ferme jamais entièrement. Lorsque l'intensité de l'action de la lumière diminue, *l'iris* se relâche, et ce relâchement a pour effet de diminuer son développement, de rétrécir sa surface ; alors l'ouverture pupillaire s'agrandit pour laisser arriver davantage des rayons de lumière, et reste dilatée jusqu'à ce que la lumière, en redevenant plus intense, produise une nouvelle et plus vive impression sur la *rétine*, et que cette impression se communique sympathiquement à l'iris.

L'iris ou *corps irien* joue, comme on le voit, un rôle important dans la vision, et il devient fort utile de connaître ses propriétés et ses fonctions. Sa contractilité, ainsi que la vivacité de la couleur de sa face extérieure, sont, celle-là d'autant plus énergique, et celle-ci d'autant plus prononcée, que l'animal a plus d'énergie et de vigueur. Le nom *d'iris* a été donné à cette partie flottante de la *choroïde*, probablement à cause de la variété de ses couleurs chez l'homme et chez certains autres animaux ; c'est elle qui constitue les yeux noirs, bleus, gris, bruns, etc. Sa couleur est moins variable dans le cheval, chez qui elle est presque constamment brune. On rencontre cependant assez fréquemment des individus chez lesquels elle est blanche ou blanchâtre, en tout ou en partie, et quelquefois à un seul œil. Cette particularité, qu'on désigne par l'expression *d'œil* ou *yeux vairons*, se consigne ordinairement dans le signalement du cheval où elle existe. La face interne de *l'iris*, enduite d'une sorte de vernis noir, épais et très-adhérent, se nomme *l'uvée*, et correspond au *cristallin*.

Le bord central ou pupillaire de *l'iris* offre communément, et quelquefois en assez grande quantité, des plis ou prolongements frangés, noirs ou bleuâtres, repliés en dehors et très-apercevables entre *l'iris* et la *cornée lucide*; ils s'avancent assez souvent même dans l'ouverture pupillaire. On les nomme *fungus* ou *grains de suie*, par similitude de forme et de couleur. On ignore leur usage, s'ils en ont un, et on ne s'aperçoit pas de l'action que leur présence ou leur absence exerce sur l'organe de la vue.

On voit encore à la face postérieure de *l'iris*, et près du *ligament orbicul ciliaire*, une sorte d'anneau allongé et rayonné, nommé *procès irien* (1) ou *corps ciliaire*. C'est une suite de filaments noirâtres, qui concourent à empêcher les rayons de lumière, inutiles à la vision, d'être réfléchis hors de la chambre postérieure du globe.

La *rétine* (2), qu'on a classée dans les membra-

____

(1) Voyez pl. 3, fig. 4.

(2) Voyez pl. 3, fig. 4.

nes de l'œil, n'est réellement qu'une expansion de la pulpe du nerf optique, qui se propage et s'étend comme un réseau ou filet, ainsi d'ailleurs que l'indique son nom (1), depuis l'insertion de ce nerf dans le globe, entre la *choroïde* et *l'hyaloïde* ou *corps vitré*, jusqu'au *procès irien* et à la commissure de la *choroïde*, où elle s'amincit tellement qu'elle semble se terminer là; mais elle se continue par un prolongement très-mince et très-remarquable, qui a été observé par M. Flandrin père, et qu'il a nommé la *frange terminale de la rétine*. C'est ce prolongement terminal qui, allant aboutir à *l'iris*, lui communique l'impression causée par les rayons lumineux et détermine ses contractions.

La *rétine*, comme prolongement de la matière cérébrale, dont la pulpe du nerf optique émane, est le siége principal du sens de la vue; c'est elle seule qui, par son expansion sur le fond du globe ou *tapetum* (2), perçoit les images des objets qui s'y peignent; les membranes, les humeurs et autres accessoires, n'opèrent pour ainsi dire, que le mécanisme de la vi-

---

(1) Du latin *rete*, réseau.

(2) Voyez pl. 3, fig. 4, la choroïde *o* relevée en arrière, et laissant voir sa face interne, qui forme le *tapetum*.

sion ; ce sont des moyens de conduction et de préparation. La *rétine* jouit d'un mouvement de contractilité qui rend plus ou moins durables les impressions
qu'elle reçoit du contact des rayons de lumière.
Quand son action est affaiblie, ralentie ou annulée, ce
qui dépend de l'affaiblissement ou de la paralysie du
nerf optique, la vue perd d'abord de son étendue et
de sa netteté ; elle se trouble et s'affaiblit peu à peu,
et finit enfin par s'obscurcir et se perdre entièrement.

L'hyaloïde (1), comprise par plusieurs anatomistes et physiologistes dans le *corps* ou l'*humeur vitrée*,
est précisément la tunique ou le tissu folliculeux qui
contient cette humeur dans les nombreuses cellules
formées par les lames qui composent cette membrane. Son tissu, d'une transparence parfaite, se
confond tellement avec l'humeur qu'il contient,
qu'il est impossible de distinguer sa disposition en
cellules, autrement qu'en soumettant l'œil à la con-
gélation. On aperçoit alors distinctement les petites
cloisons que fournit la lame interne de *l'hyaloïde*,
et qui pénétrent et séparent par petits compartiments tout l'intérieur du corps vitré, enveloppé en
masse par la lame ou tunique extérieure. Cette tuni-

____

(1) Voyez pl. 3, fig. 5.

que extérieure fournit en outre une duplicature, qui
enchâsse le *cristallin* comme dans une *chaton* (1),
et le fixe dans une dépression très-marquée qu'offre
la partie antérieure du corps vitré, et qui se trouve
exactement opposée à l'ouverture pupillaire.

Les cellules de *l'hyaloïde* communiquent toutes
entre elles. On peut s'en assurer, lorsqu'on a absolument dénudé le *corps vitré* des membranes qui l'entourent, en faisant à la tunique ou enveloppe extérieure une seule petite incision, par laquelle on voit
l'humeur vitrée s'écouler lentement et goutte à
goutte. Nous reviendrons sur cette disposition de
l'hyaloïde, du *corps vitré* et du cristallin, en étudiant les *humeurs*.

Les membranes de l'œil sont généralement, et
chacune en particulier, alimentées par des vaisseaux
sanguins, qui apportent les matériaux nécessaires à
la formation des *humeurs* que nous avons à décrire,
et qui s'exhalent et se renouvellent dans l'intérieur
de l'organe.

Des humeurs.

On en distingue de trois espèces, contenues, ainsi

---

(1) Voyez pl. 3, fig. 5.

que nous l'avons dit, par les membranes, et différentes par leur densité. Elles sont toutes destinées, par leur interposition dans l'appareil visuel et leur diaphanéité, à rassembler les rayons lumineux, à les diriger et les faire converger sur le point de cet appareil où l'image des objets doit aller se peindre, pour que l'impression, reçue d'abord par la rétine, expansion du nerf optique, soit communiquée par elle à celui-ci, qui la transmet au *sensorium commune*, nom que les physiologistes donnent au point du cerveau qu'on suppose être le centre d'action des sens. Outre ces fonctions essentielles, celles de ces *humeurs* qui sont liquides ont encore pour usages d'entretenir dans les membranes et tissus solides de l'organe, l'humidité et la souplesse qui leur sont indispensables, pour qu'elles ne se collent pas entre elles et qu'elles ne s'altèrent pas en se desséchant.

La première qui se présente à notre examen, en procédant de dehors en dedans, est :

L'humeur aqueuse, liquide absolument semblable à l'eau pure par sa transparence et sa limpidité, mais différent dans sa composition, en ce qu'il contient un peu de mucus albumineux et du chlorydrate de soude. Cette *humeur*, au milieu de laquelle nous avons vu que flotte *l'iris*, remplit les deux chambres de l'œil en traversant la *pupille* ; elle maintient la forme bombée de la *cornée lucide*, et concourt avec les larmes à lui conserver sa transparence et sa souplesse, en la pénétrant de dedans en dehors ; elle empêche la portion libre de la *choroïde*, l'iris, d'adhérer aux surfaces qui l'entourent. *L'humeur aqueuse*, qui paraît être le produit de l'exhalation artérielle, se répare et se renouvelle très-rapidement, ainsi que cela se voit après l'opération de la cataracte dans l'homme, et assez souvent dans le cheval et autres animaux domestiques, après la cicatrisation de blessures qui la font épancher en dehors.

Le *cristallin* (1), nous le dirons tout d'abord, est le corps lenticulaire diaphane placé vis-à-vis la pupille et la vitre de l'œil, comme les opticiens placent une lentille de verre dans les chambres noires et les lorgnettes, afin de faire converger les rayons de lumière sur le point à observer, ou sur le tapis où ils veulent faire réfléchir et peindre les objets.

A proprement parler, le *cristallin* n'est point une *humeur* ; c'est un corps pulpeux, albumineux, mollasse, recouvert d'une enveloppe ou capsule transparente comme lui, mais n'étant nullement fluide, ayant au contraire une certaine consistance nécessaire à la conservation de sa forme lenticulaire (2). Il a deux faces, inégalement convexes, dont l'une est

---

(1) Voyez pl. 3. fig. 4 et 5.

(2) Voyez pl. 3. fig. 5, le cristallin détaché de son chaton *y*.

en regard de l'ouverture pupillaire, et l'autre, la plus convexe, repose sur *l'humeur vitrée* dans la duplicature de *l'hyaloïde* que nous avons fait remarquer, et qui le maintient à sa place comme le chaton d'une bague ou d'un bijou quelconque maintient une pierre précieuse ; aussi, a-t-on nommé *chaton* la dépression du corps vitré et la duplicature de l'hyaloïde dans lesquelles le *cristallin* est reçu (1).

D'une transparence aussi pure que celle des autres humeurs, le *cristallin*, par sa forme lenticulaire biconvexe et sa densité, réfracte puissamment les rayons lumineux pour les faire converger dans le fond de l'œil. De nature albumineuse comme le blanc d'œuf, il se durcit, devient blanc et opaque par la chaleur ou par l'inflammation de l'œil ; en cet état, il intercepte les rayons lumineux, empêche les images d'arriver et de se peindre sur le *tapetum*, et cause la cécité. C'est ce qu'on nomme la *cataracte*, à laquelle on remédie chez l'homme par une opération qui consiste dans l'extraction ou le déplacement du cristallin *opacifié* ; car, utile à la régularité, à la force et à la perfection de la vue, il ne lui est point absolument indispensable, et cette opération a pour effet de la faire recouvrer, modifiée et affaiblie

-----

(1) Voyez pl. 3. fig. 6, la coupe du globe de l'œil.

sans doute, mais suffisante pour apercevoir très-dis-
tinctement les objets, surtout avec des verres de lu-
nettes qui suppléent au cristallin absent. Toutefois
cette opération extrêmement difficile , pour ne pas
dire impossible, dans le cheval, à cause de la rétraction de l'œil au fond de l'orbite, n'a jusqu'à présent
donné aucun résultat heureux dans cet animal.

L'humeur vitrée (1) qui, unie à l'hyaloïde qui
la contient, a reçu le nom de *corps vitré*, qu'il
doit à l'aspect d'un bloc de verre fondu sous lequel il se présente , est moins dense que le
cristallin , et l'est plus que l'humeur aqueuse.
Très-abondante dans le cheval, ainsi que dans
l'homme, elle occupe au moins les trois quarts
postérieurs du globe de l'œil ; plus pesante et moins
fluide que l'eau commune, elle ressemble assez
à de l'eau très-limpide dans laquelle on aurait
fait dissoudre un peu de gomme ; elle est d'ailleurs légèrement albumineuse et salée, et paraît
fournie par les artérioles répandues dans les cellules de l'hyaloïde. En masse, et contenue par sa
membrane propre, *l'humeur vitrée* présente la forme et l'aspect d'un fort globule de gelée trem-
blottante ou de cristal en fusion.

---

(1) Voyez pl. 3 fig. 5.

Il nous resterait à parler, pour compléter l'étude particulière des parties essentielles de l'organe de la vue, du *nerf optique* ou *oculaire* (1) ; mais ce que nous avons été obligé d'en dire, en parlant des rapports des autres parties avec lui, et ce qui nous reste à en dire encore pour expliquer le phénomène de la vision, en donnera une connaissance suffisante. Disons toutefois, qu'il est situé au fond de l'orbite, où nous avons remarqué le trou pratiqué dans l'os et par lequel il pénètre dans le globe de l'œil, en perçant la sclérotique, qui paraît n'être elle-même qu'une suite de la *névrilème* ou enveloppe que la dure-mère fournit à ce nerf. Quoiqu'il en soit, le *nerf optique* aussitôt son entrée dans le globe, épanouit sa pulpe pour former la *rétine*, et cette expansion double la concavité de la *choroïde*, et couvre immédiatement la convexité de *l'hyaloïde* ou *corps vitré*.

Les deux *nerfs optiques* (un pour chaque œil), diffèrent notablement des autres paires de nerfs émanant de la masse du cerveau, par leur grosseur et la délicatesse de leur substance, probablement parce qu'ils doivent recevoir l'impression d'un corps extrêmement subtil, dont le contact ne peut

____

(1) Voyez pl. 3 fig, 3, 4 et 6.

être perçu que par des organes d'une délicatesse
et d'une subtilité particulières égales à la sienne.

Il est nécessaire de savoir encore, pour comprendre la perception simple des objets dans le
cerveau, que les nerfs optiques des deux yeux,
avant de pénétrer dans cet organe, se réunissent
en s'entrecroisant, afin de neutraliser ou confondre en une seule et même sensation, la perception
double qui a lieu au fond des deux globes.

Après avoir considéré pour ainsi dire isolément
chacune des parties constituantes de l'œil, il nous paraît nécessaire, afin de pouvoir plus facilement se rendre compte de la cause et des effets de la vision,
de les considérer dans leur ensemble, dans leurs dispositions respectives, et dans l'ordre suivant lequel
elles se présentent à l'action de la lumière. « Supposons donc » disait M. A. Flandrin, dans son cours oral
d'hippiatrique, professé de 1815 à 1825, à l'Ecole
de Saumur ; « supposons, disait-il, un corps quel-
« conque, une aiguille par exemple, qui traverse-
« rait le globe de l'œil dans son milieu (de de-
« hors en dedans) (1) : elle percerait d'abord les
« lames de la *cornée lucide* pour arriver dans la
« *chambre antérieure* ; puis, passant à travers

____

(1) Voyez pl. 3 fig. 6.

« l'*humeur aqueuse*, elle franchirait, sans le tou-
« cher, l'*iris* par la *pupille*, entrerait dans la
« *chambre postérieure*, pour de là se porter sur
« le *cristallin*, qu'elle atteindrait après avoir tra-
« versé la lame externe de l'*hyaloïde* ; elle traver-
« serait ensuite l'*humeur vitrée* en cheminant dans
« toutes les petites cellules que la seconde lame
« de l'hyaloïde y forme ; parvenue à son fond, elle
« percerait une seconde fois l'*hyaloïde*, puis ar-
« rivant sur le *nerf optique*, à l'origine de la *ré-*
« *tine*, l'aiguille, en continuant son trajet, sortirait
« de l'œil par le trou que la *choroïde* et la *scléro-*
« *tique* fournissent à ce nerf ; si elle le suivait
« plus loin, elle irait dans le cerveau, au *senso-*
« *rium commune.* »

De la lumière.

Après avoir décrit l'appareil, l'instrument au moyen duquel la vue ou vision s'exerce, il nous semble nécessaire de donner un aperçu de la nature,
de la source, des propriétés et de la marche de l'é-
lément sans lequel l'instrument resterait inutile.
Cet élément indispensable à la fonction visuelle,
est la *lumière*.

Sans nous égarer dans les systèmes de Descartes, de Newton, d'Herschel, etc., pour savoir si la

lumière existe par elle même, ou si elle n'est qu'une émanation du soleil et des étoiles fixes, « qui lan- » cent de tous côtés une portion de leur substance » sans s'épuiser jamais par cette continuelle effu- » sion, » ou encore, si elle est une modification du calorique, ou une production de l'éther répan- du dans l'atmosphère, nous nous en rapporterons à ce qui frappe les sens de tout être animé, à ce que l'évidence nous démontre tous les jours. — Avec le soleil vient la lumière, avec lui elle s'en va ; privés de la lumière du soleil, nous communi- quons la flamme à quelques corps ou fluides com- bustibles, et nous produisons la lumière. Donc il est constant pour nous que la lumière émane du soleil et des corps en ignition ; à cet égard, c'est tout ce qu'il nous est utile de connaître. Mais pour juger de la rapidité, de la subtilité et des effets phé- noménaux de la lumière, et se rendre compte de ses prodiges, il faut encore savoir : 1° que le soleil est éloigné de la terre de 33 millions de lieues, et que, suivant les calculs de Rœmer et les tables de Cassini, la lumière parcourt cet espace prodi- gieux en *sept* à *huit* minutes ! ce qui fait, suivant ces mêmes documens, *soixante douze mille* lieues par seconde.

Pour se rendre compte de cette prodigieuse rapi- dité, il a fallu des objets de comparaison. On les a trouvés dans la vitesse qu'on a fait acquérir à des corps parcourant la surface de la terre. C'est ainsi qu'on a calculé qu'un boulet de canon emploierait plus de *dix-sept* ans pour aller de la terre au soleil, en supposant que sa vitesse initiale, c'est-à-dire, celle avec laquelle il est poussé hors de la bouche à feu au moment de l'inflammation de la charge, n'éprouve aucun ralentissement pendant ce trajet ; c'est ainsi encore qu'on a pu calculer que, tandis que l'oiseau dont le vol est le plus rapide mettrait près de trois semaines, sans s'arrêter, à faire le tour du globe terrestre, la lumière franchit cet espace immense en moins de temps qu'il n'en faut à l'oiseau pour faire un seul battement d'aile.

2° Que lorsque la lumière vient du corps lumineux à l'œil sans rencontrer d'obstacle ni éprouver de déviation, on la nomme directe (1).

3° Qu'elle se nomme *lumière réfléchie*, lorsqu'ayant rencontré un obstacle ou un corps opaque qu'elle ne peut traverser, elle est renvoyée à l'œil ; comme, par exemple, la lumière du soleil est *réfléchie* et renvoyée sur la terre par le globe de la lune, qui est opaque et non lumineux par lui-même.

4° Que lorsque la direction de la lumière est changée plus ou moins obliquement, en traver-

---

1) Voyez pl. 4 fig. 1.

sant des corps ou milieux transparents d'inégale densité, elle se nomme *lumière réfractée* (1).

5° Que lorsqu'un rayon de lumière est réfléchi (2), *l'angle de réflexion* est toujours égal à *l'angle d'incidence*.

6° Que lorsqu'il est refracté (3) en traversant des corps perméables à la lumière, soit transparents, diaphanes etc., ce rayon éprouve une déviation d'autant plus forte et plus rapprochée de la perpendiculaire, que les corps traversés sont plus denses, qu'ils sont formés de matières ou d'éléments plus combustibles (4), et que leur surface est plus convexe (5).

------

(1) Voyez pl. 4 fig. 2.

(2) L'étude de la vision sous ce rapport, se nomme *catoptrique* (vision réfléchie). C'est l'étude de la propriété des miroirs, etc ; tous les corps opaques sont de son ressort.

(3) La science qui considère les effets de la lumière sous ce rapport, prend le nom de *dioptrique*, ou traité de la *réfraction* de la lumière. C'est la science de la propriété des verres concaves et convexes ; tous les corps transparents sont de son ressort.

(4) « C'est d'après cette curieuse observation que Newton « a deviné la combustibilité du diamant, et l'existence d'un « principe combustible dans l'eau, depuis mis hors de « doute par les belles expériences de la chimie moderne. » (Richerand).

(5) Voyez pl. 4, fig. 3 et 4.

7° Qu'un rayon de lumière, qui paraît blanc, se décompose, lorsqu'il est réfracté par le moyen d'un prisme de verre, en sept rayons de couleurs primitives qui sont : le rouge, l'orange, le jaune, le vert, le bleu, le pourpre, le violet (1); que chacun de ces rayons est d'autant moins réfrangible qu'il se rapproche plus du rouge par sa nuance, ce dernier rayon étant de tous celui qui frappe les yeux avec le plus d'intensité et qui produit les plus vives impressions sur la rétine ; ce qui peut expliquer pourquoi certains animaux supportent avec peine la vue de cette couleur éclatante, et pourquoi elle effraye les uns et fait entrer les autres en fureur. Le *blanc* et le *noir* n'étant pas compris dans les couleurs produites par la réfraction du rayon lumineux blanc dans le prisme ou spectre solaire, il est manifeste que le blanc est la présence et la fusion de toutes les couleurs, et que le noir en est l'absorption et l'absence totale. Voilà pourquoi le noir absorbe tous les rayons de lumière et n'en réfléchit aucun, et pourquoi le blanc n'en absorbe aucun et les réfléchit tous.

8° Que de chaque point de la surface d'un corps lumineux par lui-même ou d'un corps éclairé par la

---

(1) Voyez pl. 4, fig. 5.

lumière réfléchie, il part un nombre infini de rayons qui, en s'éloignant de ce corps avec une vitesse et une divergence qui diminuent progressivement, forment des faisceaux ou cônes, dont les pointes ou sommets partent de tous les points visibles de l'objet regardé, et dont les bases ou extrémités, élargies par la divergence, appuient et reposent sur la surface antérieure de l'œil ; de sorte qu'en supposant un seul de ces rayons (1) partant simple de l'objet éclairé et regardé, il arrivera multiple, et en formant un cône, à la cornée lucide ou vitre de l'œil. Ce rayon divergé se nomme, en optique, *cône objectif*, et au milieu des rayons multiples qui le forment, il en est un qui n'a pas dévié et qui ne déviera pas dans sa marche rectiligne, depuis l'objet regardé jusqu'au *tapetum*, et viendra frapper sur celui-ci, en traversant directement le centre de la vitre de l'œil, l'humeur aqueuse, la pupille, le cristallin et l'humeur vitrée, sans éprouver de déviation ; ce rayon direct forme ce qu'on appelle *l'axe optique* ou *visuel*. Mais il faut savoir encore ce que tous les autres rayons du *cône objectif* deviennent lorsqu'ils rencontrent et frappent la vitre de l'œil ou cornée lucide. Nous savons que les surfaces convexes

____

(1) Voyez pl. 4. fig. 6.

diaphanes ont la propriété de converger les rayons
lumineux, et que la cornée lucide a essentiellement
cette forme convexe. Or, tous les rayons qui la frappent sont à l'instant réunis, réfractés et convergés
par elle en la traversant ; ils forment alors, en sens
inverse, un autre cône, dont la base est opposée à
celle du *cône objectif*, dont le sommet aboutit au tapétum, et dont le centre longitudinal est toujours
formé par *l'axe optique* ou rayon *visuel*. Ce cône opposé, formé du même faisceau de rayons réfractés
auxquels la pupille a donné passage et qui se nomme
cône visuel, traverse l'humeur aqueuse, rencontre
bientôt le cristallin qui, en raison de sa plus grande
densité et de sa forme biconvexe, le réfracte plus
puissamment et converge davantage ses rayons.
Ainsi rapprochés de *l'axe visuel*, ceux-ci traversent
le corps ou humeur vitrée qui, moins dense que le
cristallin, leur conserve leur convergence sans l'augmenter sensiblement, et réunis en un seul faisceau
concentré sur *l'axe optique* et terminé en pointe,
ils viennent frapper un seul point du *tapetum*. Les
rayons que n'a pas admis l'ouverture pupillaire,
frappent sur l'iris, manifestent sa couleur, et sont
ensuite absorbés par la couleur noire de l'*uvée*.

Mécanisme de la vision.

Si nous sommes parvenu à faire comprendre la

marche et les modifications d'un seul rayon lumineux, depuis l'objet ou corps regardé jusqu'à la rétine, où il produit son effet, il nous sera facile de
donner une idée de la manière dont l'image entière
de l'objet se reflète et se peint sur le *tapetum* ; car ce
cône unique, formé d'un seul rayon venu de l'objet
regardé, n'a apporté avec lui qu'une petite partie de
son image. De tous les autres points de la surface de
cet objet partent une multitude de rayons semblables, formant chacun un cône pareil, divergeant depuis
l'objet jusqu'à la cornée lucide, et convergeant
depuis celle-ci jusqu'au fond de l'œil, ou tous déposent ou impriment à la fois l'image du point d'où ils
partent, de manière que l'image entière de l'objet
regardé, et même les images de plusieurs objets em-
brassés par le regard, se peignent en même temps
sur la rétine. Cette multitude de rayons, formant
des cônes divergents et convergents, se divisent et
se multiplient en d'autres cônes, se traversent et
s'entrecroisent sans s'altérer, ni se confondre, ni
éprouver le moindre choc. Pénétrant ainsi en tous
sens dans l'intérieur de l'organe, ils s'y croisent également sans se mêler ni se confondre (1), et produisent sur le *tapetum* une image renversée et curviligne,

____

(1) Voyez pl. 5. fig. 1ʳᵉ.

double condition qui paraît indispensable à la régularité et à la perfection de la vision, sans que nous cherchions à expliquer ici cet effet d'optique, dont la théorie nous mènerait trop loin, et qui d'ailleurs n'est que d'un intérêt secondaire pour la connaissan- de la vue.

« L'exercice de la vision (1) est toujours précédé du *regard*, qui suppose deux choses : la direction de l'œil vers l'objet visuel, et sa fixation sur ce même objet. Ce dernier acte consiste à imprimer aux deux yeux un *axe* commun et qui soit en rapport avec la distance de l'objet ; il se forme avec plus ou moins de rapidité et de sûreté, suivant la bonté des organes et suivant la position des corps en regard.

« Toutes les fois qu'un animal veut distinguer un objet éclairé, il commence donc par y porter ses regards ; dans le même instant ses yeux sont frappés par une masse de lumière, qui est modifiée par les cils et par les paupières. La majeure partie de cette lumière qui traverse la cornée lucide, est arrêtée par l'iris qui la renvoie au dehors (2) ; il ne pénètre dans

---

(1) J. Girard, *tratié d'anatomie vétérinaire*, etc., t. 2ᵉ, p. 468 et 469.

(2) Nous avons dit que c'était ce renvoi, cette réflexion par l'iris des rayons non admis par la pupille, qui manifestait sa couleur, d'autant plus vive que ces rayons lumineux sont plus intenses.

l'intérieur de l'œil que la petite portion que laisse passer l'ouverture pupillaire. Au même moment où l'animal fixe ses yeux, il perçoit l'image de l'objet, parce que la vitesse de la lumière est au-dessus de tout calcul.

« L'image représentée sur le tapis de la choroïde, produit dans la rétine une impression de contact (1), et cette impression plus ou moins vive, plus ou moins durable, suivant la force ou la faiblesse des rayons lumineux, est immédiatement transmise au *sensorium commune*, où elle est perçue et combinée... »

Il nous reste à parler de l'effet produit sur les rayons lumineux par le plus ou moins de convexité de la vitre de l'œil et du cristallin, effet qui constitue, soit la vue régulière et normale, soit la *myopie* ou vue courte, soit la *presbytie* ou vue longue.

Nous avons vu que les cônes lumineux qui apportent l'image des objets, arrivent à la cornée lucide et de là au *tapetum*, par les appareils convergents que

---

(1) Voyez encore, pl. 5. fig. 1ʳᵉ. Chacun comprendra mieux cette impression, maintenant que tout le monde est à même de juger des effets de la lumière sur les tablettes préparées pour le daguerréotype. Or, l'œil est surtout l'instrument qui a donné l'idée de la photographie, et la rétine joue dans l'œil le même rôle que l'iode sur les plaques de métal ou de papier, sur lesquelles la lumière imprime les images dans le daguerréotype.

la nature a placés dans le globe de l'œil. Pour que la vision s'opère d'une manière régulière, il faut que la convexité de ces appareils soit en rapport avec la distance à laquelle se trouvent ces objets. Plus cette distance est rapprochée, et plus les cônes ou faisceaux de rayons lumineux ont besoin d'être promptement et fortement convergés. C'est pour remplir cette condition, en faisant acquérir à la cornée lucide plus de convexité qu'elle n'en a dans son état normal, que lorsque le regard se porte sur un objet très-rapproché, les muscles de l'œil attirent le bulbe au fond de l'orbite (rétraction), afin d'opérer sur lui une pression qui, faisant refluer l'humeur aqueuse dans la chambre antérieure, augmente nécessairement la convexité de la vitre de l'œil, en la bombant pour ainsi dire. Les aponévroses de ces muscles, en venant, comme nous l'avons dit, s'insérer à l'albuginée, c'est-à-dire, près du pourtour de la cornée lucide, déterminent facilement cet effet, qui n'est d'ailleurs pas le seul que produise cette rétraction du bulbe. L'humeur vitrée, pressée aussi par cette action des muscles de l'œil, chasse le cristallin en avant, et le rapprochement de celui-ci de la pupille a un effet très-marqué sur la convergence des rayons lumineux. Ceci est un effet accidentel et momentané, qui cesse aussitôt que l'objet regardé s'éloigne, ou lorsque le regard se porte sur d'autres objets à une distance moins rapprochée. Mais lorsque, par leur conformation naturelle, les parties constituantes de l'œil, dont nous venons de parler, ont une disposition permanente, semblable à celle qui résulte de la rétraction du globe, cette disposition constitue la *myopie* (1). Dans ce défaut ou vice de conformation de l'organe visuel, l'œil possède une force constante de réfraction trop énergique ; les rayons lumineux sont trop tôt réunis, s'entrecroisent, divergent de nouveau et tombent épars sur la rétine, où ils ne produisent qu'une image et une sensation confuses ; l'animal ne peut distinguer que des objets très-rapprochés, d'où partent des rayons dont la grande divergence a besoin d'un instrument d'optique possédant une grande puissance de réfraction.

Le défaut ou vice de la vision qui constitue la *presbytie* (2), est dû, au contraire, au trop d'aplatissement de la cornée lucide, au peu de convexité du cristallin, situé trop profondément ; dispositions qui, jointes au trop peu d'abondance des humeurs aqueuses et vitrées, font que les rayons du cône visuel ne sont pas encore assez convergés et réunis à l'axe optique lorsqu'ils tombent sur la rétine ; de sorte que l'animal affecté de cette conformation des yeux ne voit bien que les objets éloignés, parce que les

------

(1) Voyez pl. 5, fig. 2.

(2) Voyez pl. 5, fig. 3.

rayons très-convergents qui en viennent n'ont pas besoin d'être fortement réfractés.

L'intégrité de toutes les parties constituantes ou accessoires de l'œil ne constitue donc pas toujours une bonne vue, « dit M. A. Richard (ouvrage cité p.
« 154 et 155)... Il ne suffit pas que toutes les pièces
« s'y trouvent : il faut, de plus, que leur situation,
« leur arrangement, soient dans les conditions exigées
« pour la régularité de la réfraction de la lumière ;
« la bonne disposition du foyer de ses rayons en dé-
« pend. La myopie, la presbytie et leurs divers de-
« grés d'intensité ne dépendent que d'un vice de
« confection dans un ou plusieurs des instruments
« d'optique contenus dans l'œil, ou du défaut de
« bons rapports entre eux. Il en est absolument de
« même dans un télescope : si les lentilles qu'il con-
« tient n'ont pas le degré de concavité ou de con-
« vexité nécessaires à un bon résultat, la marche des
« rayons lumineux qui les traversent est mauvaise et
« remplit mal le but proposé. Le même phénomène
« a lieu dans l'œil des animaux. Pour l'homme, on
« emploie des verres qui, par leur convexité ou leur
« concavité, variées suivant les besoins, remédient
« jusqu'à un certain point aux vicieuses conditions
« de la vue.

« Il est généralement admis qu'un cheval n'est
« ombrageux que parce qu'il perçoit mal les corps
« qui l'effraient. Cela nous paraît d'autant plus vrai,
« qu'il cesse d'avoir peur quand on l'a convaincu

« que sa crainte n'est pas fondée, en le conduisant
« (par la douceur) près des objets qui l'ont provo-
« quée... » C'est le seul moyen, non de remédier,
mais de pallier ou atténuer ces vices de la vue, qui
sont assez fréquents dans le cheval, surtout celui qui
constitue la myopie. Quand on observe dans les yeux
d'un cheval une conformation bombée très-prononcée, il est prudent de le soumettre à un examen minutieux sous ce rapport et de ne l'acheter qu'après essai.

Enfin, pour que le mécanisme de la vision fonc-
tionne, il faut encore que les parties de l'œil que les
rayons lumineux doivent traverser, c'est-à-dire les
membranes et les humeurs, jouissent d'une parfaite
transparence ou diaphanéité. « Ainsi, dit Riche-
« rand (t. 2. p. 35), les taies de la cornée lucide,
« l'occlusion de la pupille.., la cataracte, affection
« qui consiste dans l'opacité du cristallin ou de sa
« capsule, le glaucome ou le défaut de transparence
« du corps vitré, affaiblissent ou même abolissent
« complétement la faculté visuelle, en empêchant
« les rayons d'arriver jusqu'à la rétine. Cette mem-
« brane elle même doit jouir d'une sensibilité modé-
« rée, afin d'être convenablement affectée par leur
« contact. La choroïde, dont elle remplit la concavité,
« doit offrir un enduit assez noir pour absorber les
« rayons lumineux qui la traversent. C'est à l'affai-
« blissement sensible de la teinte de la choroïde, à
« mesure que l'on avance en âge, autant qu'à l'af-

« faissement, à l'induration, à la coloration des dif-
« férentes parties de l'œil, ainsi qu'à la sensibilité de
« la rétine émoussée par un long usage, qu'on doit
« attribuer le trouble et la faiblesse de la vision
« chez les personnes avancées en âge. La faiblesse
« extrême des yeux des *albinos* prouve également
« la nécessité de l'absorption de la lumière par l'en-
« duit noir dont la choroïde se trouve couverte. »(1)
Ces remarques et observations sont parfaitement
applicables aux animaux domestiques, ainsi que nous
allons en juger par l'étude des accidents et maladies dont les yeux du cheval peuvent être et ne sont
que trop fréquemment atteints.

---

(1) Dans ce même passage, l'illustre physiologiste rapporte
l'exemple d'un grenadier de la garde de Paris, que nous nous
rappelons parfaitement avoir vu encore, vers 1820 à 1822, faisant son service dans Paris, et que, depuis, on allait voir par curiosité, en payant, et dont les moustaches et les cheveux blancs
contrastaient d'une manière frappante avec la jeunesse de son
visage. Cet individu n'était âgé que de 34 ans alors. « Dès sa
« plus tendre enfance, ajoute Richerand, ses cheveux ont offert
« la couleur du lin en étoupes. Ses yeux délicats et très-faibles
« en même temps, ne *pouvaient* supporter l'éclat d'une vive lu-
« mière et lui *devenaient* complétement inutiles dans l'obscu-

De la conformation extérieure des yeux et de leurs maladies.

On ne peut, ainsi que le dit Bourgelat, décider sûrement de l'intégrité de l'organe de la vue, de la réalité comme des raisons de sa dépravation, et des causes des dérangements multipliés dont sont susceptibles les instruments nombreux qui concourent à ses fonctions, *qu'après s'être muni de toutes les conaissances* dont nous venons de donner des notions bien plutôt que nous n'en avons approfondi l'étude.

« rité. L'iris et le fond de l'œil *étaient* d'un rouge rosé. Cette cou-
« leur, que présentent fréquemment plusieurs animaux domes-
« tiques, tels que les lapins et les pigeons, tient à l'absence de
« l'enduit noir dont sont revêtues la face interne de la choroïde
« et la face postérieure de l'iris (*l'uvée*) ; et comme, au moment
« de la mort, le sang abandonne les petits vaisseaux dont est
« pourvu le tissu de ces membranes, elles deviennent alors par-
« faitement transparentes, et les yeux présentés à la lumière
« permettent d'apercevoir à travers le tissu d'une sclérotique
« très-mince, les images des objets tracés sur la rétine dans une
« situation renversée. »

Nous procéderons, pour l'examen des yeux, dans un ordre analogue à celui que nous avons suivi pour leur anatomie et leur physiologie. Nous considérerons d'abord leur aspect et leur ensemble extérieur, et nous passerons ensuite en revue les accidents et maladies auxquels ils sont sujets et qui peuvent les atteindre, en commençant par les parties environnantes, pour nous occuper ensuite des affections des parties essentielles.

La beauté des yeux est désirable, sinon indispensable. Elle consiste en ce qu'ils soient le plus grands possible, mais sans être saillants ni bombés, parce que cela donne à l'animal un air effaré, hagard et peureux, même stupide, qui est d'ailleurs souvent l'indice et l'effet de la myopie, c'est-à-dire, d'un certain trouble dans la perception des objets ; on veut encore que, pour être beaux, les yeux soient bien fendus, ovales et sans plis ni boursoufflure dans les paupières. Dans ces conditions, ils donnent au cheval un air de franchise, de fierté, d'énergie et de douceur en même temps, qui est du meilleur augure pour sa vigueur, son intelligence et la docilité de son caractère. C'est avec une grande raison que M. A. Richard, cité si souvent par nous, dit que si, dans l'homme, l'œil est considéré comme le *miroir de l'âme*, il doit aussi certainement être *le miroir de quelque chose* dans le cheval. « Le regard du cheval, « dit cet hippiatre distingué, indique généralement « la nature de son moral. Si par la douceur de son

« œil, il commande en quelque sorte notre confiance,
« nous sommes toujours involontairement portés à
« nous éloigner de lui quand ses yeux en dessous,
« comme on dit, expriment la méchanceté et la per-
« fidie. On aborde toujours sans crainte un animal
« qui regarde franchement et avec douceur ; toute sa
« physionomie semble solliciter nos caresses... » De
grands yeux, bien fendus, ovales, brillants et limpi-
des, sont généralement le partage des chevaux de
sang et de races distinguées. Ce caractère physique
est surtout particulier aux chevaux barbes de race
noble. Aucune autre espèce n'a l'œil et le regard plus
doux et plus intelligent ; aussi le cheval barbe, remarquablement affectionné à son maître, est-il d'une
docilité et, si l'on peut s'exprimer ainsi, d'une bien-
veillance extrême.

Des yeux trop petits, trop enfoncés dans l'orbite,
couverts, c'est-à-dire, presque cachés sous d'épaisses paupières sans mobilité, donnent au cheval, au
contraire, une physionomie dure, sournoise et mé-
chante, trop souvent justifiée par un caractère har-
gneux, indocile et traître. Cette conformation des
yeux, qui est l'opposée de la belle, est encore souvent
l'indice d'une prédisposition à une maladie de l'œil,
nommée fluxion périodique, dont nous nous occuperons tout à l'heure. On appelle vulgairement *yeux
de cochons* (Bourgelat), les yeux petits, renfoncés et
couverts, et cette dénomination peu flatteuse indique assez bien l'aspect désagréable et ignoble de

cette conformation, quoique cependant la vue des animaux qui l'ont en partage puisse être aussi bonne et aussi parfaite que dans les autres, ce que fera connaître d'ailleurs la forme de la vitre de l'œil, la transparence de la cornée lucide, des humeurs et du cristallin, la régularité des mouvements de l'iris, et l'absence de tous les signes et symptômes maladifs dont il va être question.

Les yeux sont quelquefois inégaux naturellement, et alors cela n'a d'autre inconvénient que de nuire à la physionomie de l'animal ; mais disons de suite que cette irrégularité est rarement naturelle, et lorsqu'on la rencontre dans un cheval, on doit se défier et craindre surtout la terrible fluxion périodique. Il est bon alors d'examiner les deux yeux avec soin, afin de reconnaître les traces ou les symptômes qui indiquent et caractérisent cette maladie, traces et symptômes qui seront décrits plus bas.

Engorgement des voies lacrymales. Les *tarses* des paupières, les *points ciliaires*, etc., sont assez souvent le siége de petits ulcères ou érosions qui, irritant et gonflant les bords des paupières, altèrent l'humeur que secrétent les glandes méibomius, et la rendent âcre et visqueuse ; ce qui attaque les bulbes nourriciers des cils, et fait tomber ceux-ci avec les petites croûtes ou écailles formées par la chassie, espèce de colle en laquelle se transforme alors l'humeur destinée, dans son état normal, à lubréfier ces parties, et qui, viciée par cette affection, les irrite et les détériore au contraire. Cette irritation se propage et s'étend habituellement à toutes les voies lacrymales, c'est-à-dire aux points lacrymaux, à la caroncule, à l'égout nazal, etc., qu'elle engorge et oblitère, de manière à intercepter le trajet des larmes, qui, n'ayant plus d'issue en dedans, s'écoulent en dehors sur les larmiers et les côtés du chanfrein, où elles causent les altérations et les ravages que nous avons signalés déjà en parlant de la nature et despropriétés des larmes. Nous ajoutons ici que les propriétés âcres et corrosives que nous avons reconnues dans ce liquide, se trouvent encore, dans l'affection dont il s'agit, augmentées et aggravées par le mélange de l'humeur corrompue provenant des points ciliaires.

Cette affection étant presque toujours symptômatique d'affections plus graves, et indiquant dans tous les cas une prédisposition de ces parties à l'inflammation ou à un état morbide quelconque, il serait imprudent de faire l'acquisition d'un cheval dans lequel elle existe.

L'obstruction du canal lacrymal peut être l'effet ou la cause d'une maladie ou lésion grave, qu'on nomme *fistule lacrymale*, et qu'on reconnaît aussi au larmoiement continuel de l'œil qui en est affecté.

L'onglée, ou *onglet*, est une affection du corps clignotant et de la caroncule lacrymale, qui est constituée par le gonflement et l'inflammation de

l'une ou de l'autre de ces parties, et le plus souvent
des deux à la fois, à cause de leur rapprochement et
de leur réunion dans un même pli de la conjonctive,
qui participe toujours à cette inflammation quand
l'affection elle-même n'est pas le produit de la sienne
propre, comme cela a lieu dans l'ophthalmie. Nous ne
parlerons que pour mémoire de l'usage absurde, où
des maréchaux et praticiens *très-peu instruits*,
comme dit Bourgelat, étaient jadis d'amputer ou
d'extirper entièrement la caroncule et le corps clignotant, soit parce qu'ils les jugeaient malades, soit
parce que les voyant trop développés, ils croyaient
qu'ils nuisaient ainsi à la vue. Aujourd'hui, heureusement, il est fort peu de maréchaux, même dans les
campagnes les plus arriérées, assez ignorants pour
avoir recours à un semblable moyen. On appelait
cette opération : *dégraisser l'œil par le bas*, comme
on nommait *dégraisser l'œil par le haut* celle qui
consistait à extirper le coussinet graisseux avec un
instrument de chirurgie nommé *érigne*, en faisant une
incision aux salières, comme moyen curatif de la
fluxion périodique. « Il est aisé de juger, dit le créa-
« teur de la médecine vétérinaire moderne, jusqu'où
« s'étendaient les lumières des auteurs qui ont con-
« seillé de pareils moyens. »

L'ophthalmie est l'inflammation de la conjonctive,
à laquelle participent plus ou moins toutes les parties auxquelles cette membrane adhère ; de diaphane
qu'elle est dans l'état sain, elle devient rouge et

très-gorgée de sang, ce qui la rend alors apparente sur la sclérotique et sur la vitre de l'œil, qu'elle obscurcit toujours plus ou moins, tant que dure l'injection des vaisseaux sanguins, c'est-à-dire, l'inflammation.

Quand cette affection est due à une cause accidentelle, telle qu'une contusion, l'introduction d'un corps étranger dans l'œil, ou simplement à un coup d'air ou refroidissement, les suites en sont ordinairement peu graves. Mais quand cette maladie tient à des causes générales et organiques, elle est alors le signe et le précurseur de *l'ophtalmie ou fluxion périodique.*

La *fluxion* ou *ophthalmie* périodique, appelée encore la *lunatique* (1), est, sans contredit, l'une des maladies les plus dangereuses dont les yeux du cheval puissent être atteints, et malheureusement la plus commune dans certaines parties de la France. Elle attaque également les parties environnantes et les

----

(1) Ce nom, qu'on emploie encore aujourd'hui malgré l'absurdité de son étymologie, vient de ce que, en voyant le caractère intermittent de cette maladie, qui se manifeste et disparaît par intervalles plus ou moins éloignés et irréguliers, on a imaginé qu'elle avait des rapports de périodicité avec les phases de la lune. L'opinion, à cet égard, a disparu sans doute, mais la dénomination s'est maintenue.

parties constituantes de l'œil, mais c'est sur les dernières surtout que se portent ses effets désastreux. Au début du premier accès, elle a l'apparence d'une ophthalmie simple : les paupières s'engorgent, s'épaississent, au point quelquefois de se fermer entièrement ; la conjonctive, le corps clignotant et la caroncule lacrymale s'enflamment, les voies lacrymales s'irritent et s'obstruent, et les larmes s'écoulent avec abondance au dehors, sur le chanfrein, en laissant une trace gluante et visqueuse sur les poils. Mais ce qui caractérise la fluxion périodique et la différencie des autres ophthalmies, c'est l'altération et le trouble de l'humeur aqueuse, qui affecte la couleur d'une feuille morte et progressivement la couleur brune de la suie ; la nuance en est quelquefois si intense et le liquide si épais, que l'œil perd toute sa transparence, et qu'on n'aperçoit plus ni la pupille ni l'iris. Il faut bien prendre garde à ces symptômes, qui produisent une tuméfaction, une enflure générale et extérieure de l'œil, comme celle qui résulte d'un coup ou contusion, ce que d'ailleurs les marchands de chevaux ne manquent jamais d'assurer. Cet état d'inflammation et de trouble dure environ cinq à six jours ; puis l'engorgement des paupières diminue, l'œil s'ouvre, le sang cesse d'injecter la conjonctive, la pupille et l'iris reparaissent, et l'humeur aqueuse s'éclaircit peu à peu, en commençant par la partie supérieure de l'ouverture pupillaire, au bas de laquelle on peut voir la matière qui troublait l'humeur aqueuse, se précipiter par degrés, par flocons jaunâtres, dans la chambre antérieure. L'accès passé, et tous les accidents disparus, les paupières et les voies lacrymales reprennent leur souplesse et leurs onctions, les humeurs leur transparence comme avant ; la vue redevient ce qu'elle était, claire et nette, jusqu'à ce qu'un second, un troisième accès, etc, d'autant plus rapprochés l'un de l'autre qu'ils se sont renouvelés plus de fois, viennent produire les mêmes accidents et les mêmes troubles, mais en laissant après eux des traces de plus en plus marquées, et des altérations de plus en plus profondes. Les larmes, par la fréquence et l'abondance de leur épanchement au dehors, dénudent de poils la peau des larmiers et du chanfrein sur laquelle elles coulent ; les cils tombent, le bord des paupières devient rugueux et plissé, l'angle nazal se rétrécit sensiblement, le bulbe reste plus petit progressivement, et la vitre et les humeurs de l'œil sont de moins en moins transparentes. C'est à ces signes, plus ou moins prononcés, qu'on reconnaît l'existence de la *fluxion périodique* dans les intervalles des accès. L'action de l'inflammation se porte principalement sur le cristallin, dont la substance albumineuse comme le blanc d'œuf, se cuit en quelque sorte par la chaleur, s'*opacifie* et devient progressivement d'un blanc verdâtre, causé par un reflet du *tapetum*, qui se laisse encore apercevoir, ce que l'on nomme vulgairement *œil-cul-de-verre*. Cet état de trouble de la vue apparaît déjà, ordinairement, après le deuxième accès, devient de plus en plus prononcé après les accès subséquents, jusqu'à l'opacité complète du cristallin, qui s'annonce par sa couleur blanchâtre ou tout à fait blanche, ce qui constitue la *cataracte*, et ce que, en termes vulgaires de maquignonnage, on nommait *dragon*. Interposé ainsi entre la pupille et la rétine, ce corps opaque intercepte entièrement les rayons de lumière, qui ne pénétrent plus jusqu'au *tapetum*. On comprend que la cécité est complète si les deux yeux ont été atteints, ou que le cheval est borgne si un seul œil a subi la maladie.

Mais ce qui rend cette maladie un véritable fléau, c'est qu'après avoir atteint et causé la perte d'un œil, elle atteint et cause de même presqu'indubitablement la perte de l'autre ; de sorte que lorsqu'un cheval devient fluxionnaire, on peut considérer que dans six mois, environ, il sera aveugle.

Nous avons déjà dit qu'il avait été, jusqu'à présent, impossible d'opérer un cheval de la cataracte, avec des résultats satisfaisants, et que, dans l'état actuel de la science chirurgicale, il ne paraissait pas qu'on pût de sitôt trouver un moyen opératoire plus efficace. (1) Quant à la curation de la maladie elle-

____

(1) Et cela est vraiment très-fâcheux, car il n'y a pas d'espèces d'animaux dans lesquelles il y ait autant de sujets atteints de cécité, par la cataracte, que dans l'espèce chevaline, parce

même à sa naissance ou pendant son développement, on l'a aussi vainement tentée. Cependant, nous devons mentionner ici un moyen curatif qui, bien que violent et un peu excentrique, est employé quelquefois en Angleterre : il consiste à crever l'œil atteint de *fluxion périodique*, aussitôt qu'on est certain de l'identité de la maladie, afin de produire dans celui-ci une inflammation plus grande et, par suite, une suppuration abondante qui, en attirant les humeurs et les fluides maladifs du côté de l'œil crevé, en dégage l'autre et le garantit contre l'affection. Cette cure violente et bizarre est, assure-t-on, souvent couronnée de succès, et cela peut se concevoir, puisque l'inflammation et l'irritation surexcitées de l'œil crevé, devient en quelque sorte une maladie dépurative ou un exutoire pour l'autre.

Les causes de la *fluxion périodique* sont peu connues. On les attribue généralement à l'influence du climat, des localités, des habitations et des nourritures, ainsi d'ailleurs qu'à l'hérédité, ce dont nous nous occuperons dans la *division* de cette étude, qui s'occupe de l'hygiène et de la conservation.

Les provinces et localités de la France où cette

qu'elle est sujette plus particulièrement que toute autre à la fluxion périodique, et que cette maladie a constamment pour terminaison l'opacité du cristallin.

maladie est le plus fréquente et en quelque sorte ac-
climatée, sont les bords du Rhin, l'Alsace, la Lor-
raine allemande et française, la Franche-Comté, le
Limousin, l'Auvergne, la plaine de Tarbes, la Picar-
die, et en général les pays plats, bas ou boisés, où
l'humidité est entretenue, et où les nourritures sont
aqueuses ou composées de racines grasses et pâteu-
ses. Cette affection, plus rare en Normandie, dans la
Camargue, dans les Pyrénées, et dont l'Angleterre est
aussi affligée, est pour ainsi dire inconnue en Afri-
que et en Espagne. M. A. Richard, qui a particulièrement étudié la fluxion périodique dans les localités
où elle sévit davantage, fait plusieurs remarques et
rapporte plusieurs faits intéressants *de l'action des
climats sur les fluxionnaires*, et qui prouveraient
que cette action est tellement salutaire dans le terri-
toire d'Arles et en Espagne par exemple, que des chevaux ayant eu déjà plusieurs accès de *fluxion périodique*, quand ils y sont conduits, en sont guéris, par
la seule influence du climat. Une autre remarque du
même auteur, et que nous avons été à même de faire
assez souvent aussi, c'est que la paupière supérieure
de l'œil atteint de fluxion par plusieurs accès, conserve un pli au-dessus de l'angle nazal, qui rend cette
paupière anguleuse, ce qui détruit l'ovalité de l'œil
et lui donne une forme triangulaire. Ce signe ou renseignement, presque toujours constant, peut être
d'une grande utilité pour reconnaître la fluxion périodique dans l'intervalle d'un accès à un autre.

D'autres causes que la fluxion périodique peuvent aussi amener l'opacité du cristallin ; tels sont des points blanchâtres qui s'y forment quelquefois , et qui, d'abord fort petits, s'agrandissent progressivement, se réunissent ensemble et finissent par l'envahir et l'*opacifier* totalement. Cet accident, particulier aux vieux chevaux, n'affecte ordinairement qu'un œil et n'a aucune influence sympathique sur l'autre, qui reste intact contrairement à ce qui arrive dans la *lunatique* et à *ce qui la rend un véritable fléau.*

L'opacité du cristallin ne se manifeste pas constamment par la couleur blanche ou blanchâtre ; elle s'annonce quelquefois par une nuance jaune ou verdâtre. Le cristallin *opacifié* s'avance aussi, parfois, jusqu'à sortir par l'ouverture pupillaire et jusqu'à faire saillie dans la chambre antérieure et toucher la cornée lucide.

Les *taies* ou *albugos* sont des taches blanches et opaques qui viennent sur la cornée lucide, produites le plus ordinairement par un coup, une piqûre d'épine ou un grain de sable, qui, ayant laissé un petit corps étranger dans l'incision, s'incruste et s'enchâsse dans les lames de la membrane. Elles sont susceptibles d'augmenter d'étendue, et lorsqu'il y en a plusieurs, de se réunir en une seule, et de gêner beaucoup la vue de l'animal lorsqu'elles se trouvent devant l'ouverture de la pupille. Si la *taie* existe sur le côté de la vitre de l'œil et en dehors de la direction de la pupille, elle n'intercepte pas et ne dérange pas les rayons de lumière de leur direction, et par conséquent ne trouble pas la vue d'abord ; mais comme elles augmentent presque toujours de dimension, on doit craindre qu'elles ne finissent par envahir toute la cornée lucide, ce qui équivaut à la cataracte du cristallin. Les *taies* sont quelquefois aussi produites par une maladie générale inflammatoire de l'œil, et surtout par la fatale fluxion périodique, et alors l'opacité de la cornée lucide est presqu'aussi inévitable que celle du cristallin dans le même cas. Lorsqu'une *taie* est produite par un coup de fouet, une piqûre, un grain de sable, etc., et qu'on s'en aperçoit à temps, la curation en est assez facile. Le corps étranger enlevé ou l'inflammation passée, la cornée reprend ordinairement sa transparence. Quelle que soit son origine et sa nature, une *taie* ou *albugo* sur l'œil d'un cheval le déprécie toujours plus ou moins, parce qu'on ne connaît jamais bien sa cause et qu'on ne sait ce que cela peut devenir.

Il est essentiel de ne pas confondre, comme le font les personnes *ignorantes* la conformation de l'œil, les taches blanches de l'iris qui constituent *l'œil* ou les *yeux vairons*, avec les *raies* ou *albugos*, ou même avec la cataracte du cristallin. Les raies se reconnaissent facilement par leur ombre, qu'elles projettent toujours dans la chambre antérieure, lorsqu'on regarde l'œil de coté ou de profil, tandis que les taches de *vairon* n'affectant que l'iris, n'ont absolument aucune influence sur sa contractilité et ne projettent aucune ombre. Quant au cristallin, comme il est en face de la pupille, son opacité apparaît au milieu de la vitre de l'œil, et non en face de l'iris.

L'amaurose, *goutte-screine* ou *mydryose* est la cécité complète, causée. selon l'opinion reçue, par la paralysie de la rétine et du nerf optique. C'est la cécité la plus difficile à reconnaître, parce que nul dérangement ni altération dans les membranes et les humeurs ne l'annoncent ; l'œil paraît sain et dans son état naturel, et cependant la vue est perdue sans retour. Le seul signe auquel on puisse reconnaître matériellement l'existence de l'*amaurose*, c'est à l'immobilité de l'iris, immobilité qui se présente sous deux aspects : tantôt constamment resserrée, et fermant presqu'entièrement la pupille ; tantôt constamment dilatée, et laissant à l'ouverture pupillaire tout son développement, ce qui fait apercevoir alors la diaphanéité de l'œil, dans lequel elle laisse entrer à flots les rayons lumineux, quelque intenses qu'ils soient, et sans que la rétine, dont l'action et la sensibilité sont désormais nulles, communique le moindre mouvement de resserrement à l'iris, qui, si la paralysie l'a saisie étant fermée, reste telle dans l'obscurité la plus profonde, ou qui, si elle a été frappée d'inertie étant dilatée, reste également dans cet état au milieu de la lumière la plus éclatante.

Le moyen le plus sûr de s'assurer de l'existence de la *goutte-sereine*, quand l'attitude de l'animal a pu faire soupçonner la *cécité*, est donc de le soumettre alternativement à l'épreuve de l'obscurité et de la lumière : si, en passant brusquement de l'une à l'autre, l'iris reste immobile, quel que soit d'ailleurs son état de dilatation ou de resserrement, la paralysie de la rétine et du nerf optique est constatée, et la cécité est complète. On ne doit jamais manquer d'ailleurs de soumettre à cette épreuve les chevaux qu'on achète.

« Cette affection, dit un praticien expérimenté « (M. A. Richard), se déclare quelquefois lente- « ment ; elle peut-être alors la suite de quelque « trouble dans les fonctions du cerveau. Mais quelle « que soit la cause qui l'a déterminée, le cheval « n'est pas moins aveugle et incurable ; nous ne « connaissons pas de cas de guérison. »

Il reste à indiquer par quelles précautions, par quels moyens et comment on doit procéder, dans l'examen d'un cheval, pour reconnaître l'existence ou l'absence des divers accidents ou affections de l'œil que nous venons de passer en revue, et éviter de tomber dans l'erreur et d'être trompé par les assertions et les manœuvres des marchands, courtiers, ou tous autres vendeurs de chevaux; mais ceci est du ressort de la *connaissance de l'exté- rieur*, et sera traité dans cette section de nos études.

CHAPITRE IX.

ANATOMIE DES DENTS.

Étude de leur formation, de leur éruption, de leur chûte, de leur
remplacement et de leur usure par rapport à la connaissance de l'âge (1).

Les animaux domestiques destinés aux travaux
n'ont de valeur qu'en raison de leur force ; et comme
cette force est ordinairement en raison de leur âge,
un animal n'a toute sa valeur que dans l'âge où il

---

(1) Cette branche de l'hippiatrique a été exprimée en un seul
mot par M. J. Girard fils ; il l'a nommée : — *Hippolikio'ogie*
discours sur les dents du cheval).

a acquis et pendant lequel il conserve toute sa force. Cette valeur, presque nulle à la naissance, va
en augmentant à mesure que le jeune sujet a-
vance en âge et qu'il s'approche de l'époque marquée par la nature, à laquelle il aura acquis tout
son dévelopement; de là un intérêt à ce que l'a-
nimal paraisse le plus tôt possible être arrivé à cette
époque.

Plus cet âge de la force se prolongera pour lui
et plus longtemps il conservera sa plus grande valeur, qui ira cependant en diminuant à mesure que
l'animal approchera de l'âge ou de la limite où commence le déclin. De là encore un intérêt à ce que
cet animal conserve l'apparence d'une longue
période de force et de vigueur à parcourir.

De ces deux sortes d'intérêt est née la pensée de
fourberie de vieillir, en apparence, un poulain
précoce en son dévelopement, et de rajeunir un
vieux cheval assez bien conservé, en agissant frau-
duleusement sur les organes (les dents) qui, seuls,
peuvent fournir des renseignements certains et uni-
voques sur l'âge réel de cet animal.

De là aussi est née la nécessité de bien connaître l'âge des chevaux, quelle que soit leur apparence,
en étudiant avec soin et en acquérant une connaissance parfaite des organes qui, par leur nature,
leur éruption et les changements imprimés à leur
forme par le temps et l'usage, peuvent témoigner

contre des assertions trompeuses, ou prévenir des erreurs d'appréciation sur de fausses données.

Formation et composition des dents.

Nous avons déjà dit que les *dents* étaient contenues dans des cavités fournies par les os maxillaires et nommées *alvéoles*, qui les enchâssent très-étroitement sans qu'elles y soient adhérentes. Leur genre d'articulation avec les os est celui qu'on nomme par *gomphose*.

Les *dents* se forment dans l'*alvéole* même, sous l'aspect d'un mucus contenu dans une membrane, qui bientôt devient un petit tubercule de nature éburnée. Ce tubercule prend vite de la consistance, grossit, s'allonge ; il écarte peu à peu les parois ou lames de l'os qui le renferme, et se fait jour en perçant la gencive, recouvert encore et pour ainsi dire coiffé de sa pellicule ou membrane, changée en un émail d'un blanc laiteux d'une dureté telle qu'il fait feu, selon Cuvier, étant frappé par le briquet.

Cet émail se replie dans l'intérieur de l'autre substance, et y forme des duplicatures dont nous nous occuperons plus loin.

Sorties de leurs *alvéoles* presque avec leur grandeur naturelle, les dents ne croissent plus une fois qu'elles ont pris leur niveau ; elles commencent alors à s'user progressivement par le frottement et la mastication, et à être poussées hors des *alvéoles* à mesure de l'usure de leur *table*. Les dents portent dans leur intérieur un groupe ou lacis de vaisseaux et de nerfs qu'on nomme *pulpe*, et qui parait être le centre de leur nutrition et de leur vitalité. Cette *pulpe*, douée d'une sensibilité extrêmement vive, finit, en devenant plus consistante et plus ferme, par se déprimer et s'atrophier en quelque sorte, et par perdre sa faculté vitale et nutritive. Alors la dent, privée d'éléments d'entretien, dépérit, et finit par sortir entièrement de l'alvéole et par tomber privée de vie.

Les *dents*, beaucoup plus dures que les os, sont formées, selon J. Girard, de trois substances très-différentes, dont deux les constituent plus particulièrement. Il nomme celles-ci substance *éburnée* (1) et substance *osseuse*. La troisième, que quelques autres anatomistes nomment aussi *cément*, est appelée par lui substance *corticale*.

Des auteurs plus modernes n'admettent que deux substances, ne considérant pas la *corticale*

____

(1) Du mot *ebur*, qui signifie ivoire, d'où *éburnée* ou de la nature de l'ivoire.

comme inhérente à la nature de la dent, mais comme une espèce de crasse ou tartre qui encroûte accidentellement la partie libre, et pénètre quelquefois jusqu'à la partie enchâssée mais dont la présence n'est pas constante. Ayant reconnu aussi que ce qu'on appelait anciennement la substance *éburnée* n'était qu'un *émail*, il lui ont donné ce nom, et ont appelé *éburnée* la substance osseuse, qu'ils ont reconnue et constaté être de la nature de l'ivoire et non de celle des autres os. Nous adoptons ce nouveau classement, admis généralement par tous les hippiatres d'aujourd'hui, et pour nous la dent est composée de l'*émail*, substance d'une couleur blanche nacrée, peu susceptible de prendre une autre nuance par elle-même, et de la substance *éburnée*, nommée précédemment *osseuse*, dont la vitalité paraît être plus grande que celle de l'*émail*, et qui constitue la plus forte partie de la dent, particulièrement les racines.

Nous ne nous arrêterons pas longtemps sur la division générale des dents en *molaires, incisives*, et *angulaires* ou *crochets*, ni sur les formes données et les fonctions spéciales attribuées par la nature à chacune de ces régions ou espèces de dents, leur nom, sauf les *angulaires* qui n'ont aucun usage connu, indiquant suffisamment leur action : les *incisives* incisent ou coupent les aliments ; les *molaires* ou *mâchelières* les écrasent, les triturent, les broient, comme les *meules* de moulin sont faites pour broyer ou moudre les grains ; et pour opérer ces différentes actions, elles ont naturellement et nécessairement une structure en rapport avec leur destination.

Les *dents* sont ordinairement au nombre de quarante dans le cheval adulte, et de trente-six dans la jument : douze *incisives*, six pour chaque mâchoire, placées circulairement à l'entrée de la bouche ; quatre *angulaires* ou crochets (dans le mâle), situées isolément, une de chaque côté de chaque mâchoire, et partageant l'espace vide de dents en *grand* et *petit espace interdentaire* ; enfin, vingt-quatre *molaires*, situées au fond de la bouche, sur quatre rangées de six, une rangée pour chaque côté des mâchoires antérieure et postérieure.

Nous avons dit que certaines juments, par exception, étaient pourvues de dents *angulaires* ou crochets, mais beaucoup plus petites que celles des chevaux, et que pour les distinguer des autres, on donnait à ces juments le nom de *bréhaignes*. Par une autre exception ou anomalie, certains chevaux sont privés de crochets et d'autres ont jusqu'à quarante-quatre dents. On nomme *surnuméraires*, ou vulgairement *dents de loup*, celles qui sont en excédant du nombre normal.

On distingue dans la *dent* une *partie libre*, qui commence à la *gencive* et finit à la *table* ; et une *partie enchâssée*, qui est la portion contenue dans *l'alvéole*. On appelle le *collet* le point intermédiaire

qui est entre la partie libre et la partie enchâssée, et
qui est embrassé par la gencive ; mais ce point n'est
bien sensible que dans les dents de lait, dans lesquelles il présente un rétrécissement prononcé. Il n'en est
pas de même dans les dents d'adulte, où il n'est
point apparent et n'est absolument d'aucun intérêt
pour la connaissance de l'âge. La *partie libre* de
la dent présente un *corps* et une *table*. Le *corps*
offre plusieurs cannelures qui, profondes et bien
marquées dans la jeunesse, s'atténuent avec le temps
et s'effacent dans la vieillesse, surtout dans les *incisives*. Les *cannelures* des molaires persistent davantage, et ne s'effacent même jamais entièrement par
l'âge, quoique devenant bien moins profondes. La
table est l'extrémité ou la terminaison extérieure
de la dent ; c'est le méplat sur lequel s'opère le
contact et le frottement, l'une sur l'autre, des dents
correspondantes des deux mâchoires ; étroites et
tranchantes à leur bord antérieur, dans les *incisives* pour couper les aliments, les *tables* des dents
sont plates, larges et raboteuses dans les *molaires*
pour les diviser et les broyer. La *partie enchâssée*
est d'autant plus longue que l'animal est plus
jeune ; dans les *incisives*, ainsi que nous le verrons,
elle va en diminuant de volume se terminer en une
seule pointe ou racine émoussée ; dans les *molaires*, elle se termine en plusieurs et s'atténue beaucoup moins.

La forme des *angulaires*, ou *crochets*, nommées

encore *canines*, ne ressemble en rien aux autres dents; elles sont coniques, pyramidales, et terminées par une pointe plus ou moins aiguë (1); leur face interne libre est aplatie et offre dans sa longueur deux cannelures assez profondes, séparées par une arête ; leur face externe est arrondie et un peu rayée ; leur direction, généralement oblique d'arrière en avant et un peu de dedans en dehors, n'est cependant pas toujours constante. *L'émail* est la seule substance apercevable pendant longtéms dans les *crochets*, et on ne distingue la substance *éburnée* que lorsque la pointe de la dent a été émoussée par le passage des aliments ; car il est rare, malgré ce qu'en dit J. Girard, que les crochets de la mâchoire antérieure frottent contre ceux de l'autre mâchoire. Leur usage est inconnu, et est tout à fait nul dans l'acte de la préhension des aliments et de la mastication ; mais ils offrent des renseignements accessoires pour la connaissance de l'âge.

Les *incisives*, qui sont les dents les plus importantes à étudier pour la connaissance de l'âge, ont reçu, par paires, des noms particuliers, selon la posi-

_____

1) Voy. pl. 6 fig. 4.

tion qu'elles occupent dans l'arcade demi-circulaire qu'elles forment; les deux qui sont placées au centre, et l'une à côté de l'autre, se nomment *pinces* ; les deux qui prennent rang de chaque côté de celles-ci, et séparées par elles, *mitoyennes*, et enfin les deux dernières, implantées aux deux extrémités de l'arcade, ont été nommées *coins*, parce qu'en effet elles forment chacune un coin de la rangée des *incisives*. Il va sans dire que ces dénominations sont communes aux *incisives* des deux mâchoires.

Sous le rapport de leur durée, on distingue deux espèces de dents : les *dents de lait* ou *caduques*, qui sont les dents du poulain, et les *dents de remplacement* ou *d'adulte*, ou *permanentes*, qui sont les dents du cheval.

Les *dents de lait*, quoique de même nature et de même formation que les *dents d'adulte*, sont beaucoup moins consistantes que ces dernières ; elles sont aussi plus petites et plus blanches, et ont leur *collet* très-prononcé par un rétrécissement (1). Les dents *angulaires* ou *crochets*, ainsi que les trois dernières *molaires* de chaque côté de chaque mâchoire, nommées *arrières-molaires*, ne sont point *caduques*, et persistent quand elles ont fait leur éruption, dont l'époque sera indiquée. Toutes les *incisives* et les

----

(1) Voyez pl. 6, fig. 1re.

trois *avant-molaires* sont d'abord *caduques* et remplacées ensuite par des *permanentes*.

Sortie et usure des dents de lait.

A l'instant où le poulain naît, ou peu de jours après, ses deux mâchoires sont pourvues de douze dents molaires, trois à chaque côté, mais il n'a point encore d'incisives. Au bout de quinze à dix-huit jours après la naissance, il en a poussé deux à chaque mâchoire, ce sont les *pinces*. Un mois ou six semaines après la pousse de celles-ci, sortent les mitoyennes ; et du troisième au quatrième, et quelquefois au cinquième mois, viennent les *coins* ; de manière que, généralement à six mois, le poulain a ses douze *incisives de lait* au niveau les unes des autres.

On a cru longtemps que les *incisives de lait* ne pouvaient fournir, par leur usure progressive, aucun renseignement pour connaître l'âge du poulain, dont on jugeait alors par sa croissance et son développement progressif seulement ; mais on est revenu de cette erreur, et il est certain que les *incisives caduques rasent* assez régulièrement dans la progression ou l'ordre suivant :

A un an et quelquefois plus tôt, la cavité des *pinces* est effacée ; d'un an à dix-huit mois, celle des *mitoyennes*, et de vingt mois à deux ans, celle des *coins*.

Chute des dents de lait et éruption des dents d'adulte (pl. 7).

Le renseignement sur l'âge du poulain, par le rasement des dents de lait, est encore corroboré par leur chute et leur remplacement successifs.

A deux ans et demi ou trois ans, les *pinces* de remplacement ou *d'adulte*, chassant les racines des *pinces* caduques, font tomber celles-ci, et se substituent à leur place (1) ; de trois ans et demi à quatre ans, les *mitoyennes* tombent à leur tour, et sont remplacées de même ; de sorte qu'à quatre ans le poulain n'a plus que ses *coins de lait*, qui contrastent d'une manière fort tranchée, par leur blancheur et leur petitesse, avec les *pinces* et les *mitoyennes* de remplacement (2) ; enfin, de quatre ans et demi à cinq ans, les *coins de lait* sont remplacés par les *coins d'adulte* (3), et le poulain, qui prend alors le nom de *cheval*, n'a plus de *dents caduques*, car

(1) Voyez pl. 7. fig. 1re.

(2) Voyez pl. 7. fig. 2.

3 Voyez pl. 7, fig. 3.

pendant le remplacement des incisives de lait, les douze *arrière-molaires* ont fait leur éruption, et les *avant-molaires* que le poulain avait apportées en naissant, ont été aussi remplacées par des molaires permanentes.

La sortie des *angulaires* ou *crochets* n'est pas aussi régulières que celle des *incisives*; mais c'est ordinairement pendant l'intervalle de la quatrième à la cinquième année que leur éruption a lieu. (1) On dit alors vulgairement que le *poulain* ou le cheval a *tout mis.*

Il est bon de constater ici qu'à cinq ans la dent d'adulte du *coin* n'est encore parfaitement sortie que par son bord externe, et que le bord interne, beaucoup plus bas que l'autre, et quelquefois échancré et irrégulier, commence seulement à paraître. On remarque aussi que souvent le milieu de cette dent est encore rempli par la chair de la gencive.

Usure des incisives de remplacement.

Avant d'étudier les changements par lesquels les

---

(1) Il y a cependant encore d'assez nombreuses exceptions à cette règle : on voit des poulains de trois à quatre ans dont les quatre crochets sont sortis, tandis que dans des chevaux de six

dents incisives d'adulte fournissent des renseignements sur l'âge des chevaux, il est nécessaire de
connaître la forme primitive de ces dents, les seules
dont nous ayons à nous occuper désormais dans ce
but.

Si l'on extrait de son alvéole une dent incisive d'a-
dulte avant qu'elle ait assez servi à la mastication
pour que sa structure ait pu en être altérée, on lui
trouve une forme conoïde et courbée légèrement dans
sa longueur de dehors en dedans ; aplatie d'abord
d'avant en arrière à sa partie supérieure, c'est-à-dire
à sa table, cette disposition change insensiblement
en un sens inverse, et devient progressivement, d'a-
bord arrondie, puis triangulaire vers le tiers de sa
longueur en descendant, et enfin aplatie d'un côté
à l'autre dans un sens absolument contraire à l'aplatissement primitif de sa table, à mesure qu'on se
rapproche de sa racine, qui se termine en une seule
pointe. (1) Il résulte de là que, si l'on considère les surfaces que doit présenter la table au fur et à mesure

---

ne le sont pas encore, ou ne le sont qu'à la mâchoire postérieure. C'est ce qui fait que l'éruption des crochets n'offre rien
de certain pour la connaissance de l'âge.

(1) Voyez pl. C. fig. 2.

de l'usure de la dent, on leur trouvera une configuration différente, selon le point de sa longueur que l'usure aura mis à découvert. Ainsi, en faisant des petites sections transversales de deux millimètres à cette dent (ce qui représente approximativement la longueur dont elle s'use dans une année), d'ellipsoïde ou aplatie d'avant en arrière qu'est d'abord la table, elle devient successivement arrondie à sa face interne, puis triangulaire à peu près au centre de sa longueur, et enfin de plus en plus aplatie d'un côté à l'autre, et de plus en plus étroite dans ce sens vers sa racine. (Voyez fig. 2. de la pl. 6.)

Nous avons dit que *l'émail* de la dent, formé de la pellicule qui l'enveloppait quand elle était à l'état de mucus, se repliait dans l'intérieur de la substance molle et y formait des duplicatures. Ces duplicatures ont reçu, dans les incisives, le nom de *cornets*, distingués en *cornet dentaire* ou *supérieur*, et *cornet radical* ou *inférieur* (1).

Le *cornet dentaire* ou supérieur a son ouverture ou partie large à la table de la dent, dont il forme la *cavité* ; sa pointe forme un cul-de-sac qui se termine à peu près au tiers de la longueur de la dent dans son intérieur, et en se rapprochant de son bord interne.

____

(1) Voyez pl. 6. fig. 3.

Le *cornet radical* ou *inférieur* part de l'extrémité de la partie enchâssée ou racine de la dent, où il a son ouverture. Son intérieur contient la pulpe ou nerf de la dent. Sa terminaison en pointe remonte dans l'intérieur de la substance éburnée, en passant en avant de la terminaison du cornet dentaire ou supérieur, de manière à se croiser avec celui-ci et à se rapprocher du bord externe de la dent. On ne devra pas oublier que c'est dans l'intérieur de celle-ci que ces duplicatures ou cornets se produisent et que ce croisement a lieu, et que leur intérieur est ordinairement rempli par la substance éburnée. Il est très-essentiel de bien connaître cette disposition et cette structure des *cornets dentaire* et *radical*, parce que de la disparition progressive du premier et de l'apparition du dernier à la table de la dent, résulte l'un des renseignements les plus certains sur l'âge à une époque avancée de la vie de l'animal. Pour rendre cette disposition sensible à l'œil, nous donnons le dessin d'une dent incisive d'adulte, sciée dans le sens de sa longueur, du bord externe au bord interne. (Pl. 6 fig. 5).

La longueur totale de l'une des dents incisives nommées *pinces*, lorsqu'elle a acquis tout son développement et avant que son usure ne soit commencée, est d'environ soixante-dix millimètres, ce qui, avec une usure à peu près régulière de deux à trois millimètres par année, telle que l'observation et l'expérience l'ont établi, porte la durée des incisivet de cheval entre trente et trente-cinq ans, et permes de juger de son âge avec quelque certitude, jusqu'à vingt-cinq ou trente.

Ces connaissances préliminaires acquises, nous allons étudier l'ordre et la progression dans lesquels s'opère ce que l'on nomme le *rasement* des dents (Pl. 8).

Et d'abord, qu'est-ce que le *rasement?* Ici, nous sommes forcé d'avouer que la dissidence qui règne parmi les auteurs, nous laisse dans l'indécision sur la signification de ce mot, appliqué à un certain degré d'usure des dents incisives. Bourgelat enseigne que c'est *l'effacement de la cavité qui se montre extérieurement dans la table de chaque dent.* « Tant « que cette cavité existe, dit-il, on dit que le cheval « *marque*, comme on dit qu'il a *rasé lorsqu'elles* « *sont toutes remplies.* » Mais, observe judicieusement M. A. Richard, « cette cavité peut être remplie « aux *pinces*, par exemple, comme nous en avons « des modèles sous les yeux, à quatre ans ; quelque- « fois elle ne l'est qu'à cinq, à six, à sept, à huit ans ; « elle peut être creuse jusqu'à ce qu'enfin le cornet « qui la forme ait tout à fait disparu par l'usure... « Du reste, en parlant du cheval qui *marque*, l'er- « reur est fondée sur la même base. Si la cavité des « cornets externes est évidée chez certains sujets à « six ans, elle est remplie chez d'autres avant cet « âge. Tel cheval *marquerait* donc quand il est déjà « vieux, lorsque tel autre ne *marquerait* plus, jeune « encore. Le *rasement* pas plus que la *marque* ne

« sont pas bien définis par notre illustre fondateur
« des écoles vétérinaires... »

Cette réfutation s'applique également à ce que La-
fosse fils avait dit du *rasement* : « *Raser*, dit-il, se dit
« d'un cheval lorsque le creux noir des dents du
« coin (1) est presque effacé, ce qui arrive entre
« sept et huit ans. » (*Dictionnaire raisonné d'hippiatrique*, etc.)

M. C.-J. Pagnier, vétérinaire distingué de Paris,
attaché à la maison militaire du roi (1821), élève et
ami du digne M. Chabert, de son vivant directeur
de l'école d'Alfort, et l'un des premiers qui ait mis
sur la voie de nouvelles découvertes sur la forme et
l'usure des dents, M. Pagnier, disions-nous, de
même que son ancien maître Chabert, se conforme,
pour la définition du mot *raser* ou *rasement*, à l'opinion de Bourgelat, alors encore dominante : « Quand
« toutes les incisives d'adulte, dit-il, sont sorties, c'est
« l'effacement successif de la cavité qui est sur leur
« table, qui sert d'indication pour la connaissance
« de l'âge jusqu'à une époque assez avancée. Cet ef-

---

(1) C'est ce que les anciens auteurs appelaient et certains auteurs modernes appellent encore le *germe de fève*, qui n'est absolument d'aucune utilité pour la connaissance de l'âge, et induit très souvent en erreur quand on y a égard.

« facement s'exprime par le terme de *raser*. » (1)

Girard fils, qui a tracé une nouvelle voie pour la connaissance de l'âge, voie beaucoup plus large et plus sûre que les tâtonnements et les à peu près des auteurs précédents, n'a pas défini le *rasement* d'une manière absolue ; mais on reconnaît, par les développements qu'il donne, et qui font comprendre sa pensée, qu'il ne partage pas l'opinion de Bourgelat à cet égard. « Dès l'instant, dit-il, où les dents incisives
« ont fait éruption, elles subissent quelques change-
« ments par suite du frottement exercé sur celles
« qui leur correspondent. Leur bord antérieur, qui
« était beaucoup plus élevé et tranchant, commence
« à s'user ; bientôt il est au niveau du postérieur :
« alors ils s'usent simultanément. La cavité, qui
« était d'abord très-allongée, se rétrécit et devient
« triangulaire ; enfin, à une certaine époque, elle dis-
« paraît et est remplacée par le *cul-de-sac du cor-*
« *net dentaire*. C'est cette usure, *exécutée réguliè-*
« *rement*, qui constitue ce qu'on appelle *rasement*.
« Le rasement a lieu dès l'instant où les dents sont
« en rapport, de sorte qu'il est souvent complet dans

(1) *Théorie de l'extérieur du cheval, etc., à l'usage des officiers de cavalerie et des amateurs de chevaux.* Paris, chez Mme veuve Huzard, imp. lib. 1821.

« les *pinces* lorsque les coins commencent à sor-
« tir. »

Ainsi, d'après Girard fils, le mot *raser* ou *rasement* ne s'emploie pas seulement pour exprimer la
disparition de la cavité de toutes les incisives, mais
aussi pour indiquer l'effacement successif des *pinces*, des *mitoyennes* et des *coins*. C'est ce qui ressort de ces paroles du même auteur (1).

« Le *rasement* des incisives d'adultes se fait as-
« sez régulièrement, mais non pas au point de pou-
« voir déterminer rigoureusement l'âge d'un cheval,
« comme on serait tenté de le croire en lisant tous
« les ouvrages des *vétérinaires* qui ont traité de
« ce sujet. Ils rapportent tous que les *pinces infé-
« rieures rasent de cinq à six ans*, les mitoyennes
« *de six à sept*, et les coins *de sept à huit ans* ;
« mais depuis l'âge de trois ans, époque de la sor-
« tie des pinces, jusqu'à cinq, elles ont eu le temps
« de se frotter, *elles sont déjà rasées* presque tout
« à fait lorsqu'on apperçoit les coins. »

Nous ne pousserons pas plus loin cette discussion
sur le *rasement* des dents, nous réservant de faire
connaître l'opinion d'auteurs plus récents sur ce

____

(1) *Hippotikiologie, ou connaissance de l'âge du cheval.* 2ᵉ
Edit. p. 38 et 46.

qu'on doit entendre par cette expression technique en hippiatrique, en étudiant la théorie de la connaissance de l'âge d'après les observations et les données les plus généralement acceptées dans l'état actuel de la science hippique.

On admet généralement un intervalle de six mois, relativement à la différence qui se fait remarquer dans l'usure que les dents incisives d'adultes subissent par suite de l'âge, d'abord parce que le degré de densité ou de dureté des dents varie selon les races et les individus, et ensuite, parce que le régime auquel l'animal est soumis influe beaucoup sur cette usure : ainsi, quand un cheval est nourri au sec, les mâchoires employant plus de force pour diviser et triturer des alimens plus durs, les dents frottent plus fortement les unes contre les autres, et s'usent conséquemment plus vite. Ce sera le contraire si l'animal est élevé et nourri au vert, et même, dans ce cas, il y aura encore une différence d'usure, selon que le vert sera donné à l'écurie ou dans des rateliers, ou qu'il sera pris *en liberté*, et dans des prairies dont le sol est sablonneux ou siliceux.

Ainsi, généralement (la sortie ou l'éruption des incisives d'adulte ayant eu lieu régulièrement, les *coins* étant sortis à cinq ans), les *pinces* qui servent à la préhension et à la mastication des aliments depuis deux ans et demi ou trois ans, auront rasé :

De cinq ans et demi à six ans ; (1)

Les *mitoyennes*, de six ans et demi à sept ans ;

Les *coins*, de sept ans et demi à huit ans. (2)

Tous les hippologues s'accordent généralement à reconnaître que la dent du *coin* est toujours l'indicateur le plus sûr, le signe le plus univoque de l'âge du cheval jusqu'à huit ans, quoique son usure ou rasement soit de toutes les incisives le moins régulier. « C'est à l'inspection des dents qui ont éprou- « vé le moins d'usure, dit Girard fils, (ouvrage cité) « qu'il faut s'en rapporter : par conséquent, à cette « époque (de 5 à 6 ans), on doit consulter l'état des « *coins*, et il sera difficile, pour peu qu'on ait d'ha- « bitude, de se méprendre sur l'âge de l'animal.

M. le professeur Lecoq (3) dit qu'on ne peut se

---

(1) Voyez. pl. 8. fig. 1, 2 et 3.

(2) Nous ne mettons ici que pour mémoire, le rasement des dents incisives de la mâchoire antérieure, renseignement totalement négligé aujourd'hui, et avec raison, attendu que les incisives de la mâchoire postérieure en fournissent de plus certains jusqu'à un âge plus avancé que celui indiqué par le rasement des incisives antérieures :

De huit ans et demi à neuf ans, les *pinces* antérieures sont *rasées* ;

De neuf ans et demi à dix ans, les *mitoyennes* ;

Et de dix et demi à onze, et quelquefois à douze ans, les coins.

(3) *Traité de l'extérieur du cheval*, etc. page 260.

rapporter au rasement seul des *pinces* pour l'âge
de six ans, parce qu'il a quelquefois lieu à cinq,
et que « c'est surtout le *coin* qui sert d'indice pour
« cet âge, époque à laquelle son bord antérieur a
« déja usé assez largement, tandis que son bord pos-
« térieur, à peine arrivé au niveau à cinq ans, n'a
« encore usé que très peu.

« L'étude du dévelopement des *coins*, dit M. A
« Richard (ouvrage cité p. 382.), nous sera très uti-
« le pour déterminer l'âge jusqu'à sept ans révolus.
« Sortis à cinq ans des gencives, leur bord externe
« ne touche à celui des dents correspondantes (de
« la mâchoire antérieure) qu'à six ans faits. Leur
« frottement commence alors, et c'est ordinaire-
« ment au printems, époque des naissances et par
« conséquent de l'accomplissement des années.
« Comme la quantité d'usure des dents est de deux
« millimètres environ par an (nous l'avons dèjà dit),
« on voit à peu près combien le *coin* à perdu par le
« frottement. En tenant compte de l'époque de
« l'année où l'on se trouve, par rapport à celle de
« la naissance des individus, il est facile de baser un
« jugement satisfaisant. »

Nous avons constaté, en effet, qu'il n'est pas rare
de voir des chevaux ou poulains de quatre ans à
quatre ans et demi, ayant par conséquent encore
leurs *coins de lait*, dont les *pinces* sont entièrement
rasées ; ils ne peuvent donc avoir six ans, et ils n'en
auront cinq que lorsque leurs coins de lait seront

remplacés par les *coins* d'adulte. Si alors on jugeait de l'âge par le rasement des *pinces* et par le commencement d'usure des *mitoyennes* seulement, on serait induit en erreur. C'est pourquoi il faut toujours consulter le coin et examiner son état : à cinq ans il a fait son eruption et est sorti de la gencive ; à six ans il touche au *coin* de la mâchoire antérieure qui lui est opposé, et à sept ans faits, le frottement a dû l'user d'environ deux millimètres. Il est essentiel de constater ici que, souvent, le *coin* de la mâchoire antérieure étant plus large que celui de la postérieure, le frottement de celui-ci n'a pas lieu sur toute la surface de l'autre ; d'où résulte, dans le *coin* antérieur, une échancrure assez profonde, nommée par les anciens auteurs *queue d'aronde* ou d'hirondelle. Ce signe, qui n'existe pas dans tous les chevaux, offre, dans ceux où il existe, un indice toujours sûr pour déterminer six et sept ans, car jamais on ne l'observe avant six ans faits. Passé huit ans, ni le *coin* postérieur, ni l'échancrure de l'antérieur n'offrent plus de signe certain. On a recours alors à la forme de la table de la dent et à celle du cul-de-sac du *cornet dentaire*, qui alors existe au centre de la table dans les *pinces*.

Si nous nous sommes bien fait comprendre dans la description que nous avons donnée précédemment d'une dent incisive d'adulte extraite entière de son alvéole ; si l'on a bien saisi les différences de forme quelle présente depuis sa table primitive jusqu'à sa

racine, et surtout la disposition des *cornets* formés
des duplicatures de l'émail dans l'intérieur de la
dent, leur distinction en *cornet dentaire* ou supérieur, et *cornet radical* ou inférieur, ainsi que l'entre-croisement des culs-de-sac de ces cornets vers le
centre de la dent ; si, disons nous, l'on a bien saisi
cette forme générale de la dent incisive et la disposition des cornets, il sera dès lors facile de concevoir
qu'à mesure de l'usure des dents et de leur sortie
des alvéoles, sortie proportionnée à cette usure, la
table, outre son rasement, doit nécessairement présenter, dans sa surface, une forme successivement
différente de sa forme précédente.

Ainsi, à l'âge où le rasement des dents et la forme des *coins* n'offrent plus de renseignements certains, à huit ans faits, marchant sur neuf, les *pinces*,
qui ont servi et frotté pendant quatre ans (depuis
quatre ans jusqu'à huit révolus), ont dû s'user de huit
millimètres environ, à raison de deux millimètres
plus ou moins par an, et la longueur générale de la
dent en est diminuée d'autant. D'après les différences de formes que la dent offre dans sa longueur,
la table, parvenue à ce point, a déjà changé profondément : d'aplatie d'un bord à l'autre et d'allongée par ses côtés qu'elle était, elle s'est progressivement arrondie, a gagné en épaisseur d'avant
en arrière, en se rétrécissant d'un côté à l'autre ; de sorte que, d'elliptique ou ovalaire qu'elle
était encore à huit ans, elle est devenue, à neuf ans,

plus arrondie à son bord interne, et forme avec l'externe une espèce d'arc dont celui-ci est la corde; elle n'est pas encore triangulaire, mais cette forme commence à être indiquée (1). Un autre changement s'est opéré dans l'aspect des substances qui forment la dent : le cul-de-sac du *cornet dentaire* ou supérieur, qu'on appele aussi *émail central*, et qui occupait le centre de la table à huit ans, s'est rapproché du bord interne, et, entre lui et le bord externe, apparaît, sous forme d'une petite ligne irrégulière blanche, l'émail du cul-de-sac du *cornet radical* ou inférieur. Pendant ce temps, les *mitoyennes* prennent la forme arrondie qu'avaient les *pinces* à huit ans, et le cul-de-sac de leur cornet dentaire occupe le milieu de la table ; les *coins* commencent aussi à s'arrondir à leur partie qui touche les *mitoyennes*, et l'émail central y est plus large que dans celles-ci (2).

A dix ans, la forme arrondie, et indiquant la triangularité des *pinces*, se prononce de plus en plus, le rétrécissement d'un coté à l'autre est plus marqué, et la largeur ou profondeur d'un bord à l'autre est plus considérable ; l'arc dont nous avons parlé est

-----

(1) Voy. pl. 9. fig. 1re.

(2) Voy. pl. 9, fig. 1er.

plus contourné, la corde plus courte ; le cul-de-sac du cornet dentaire supérieur, affectant lui-même une forme triangulaire, se rapproche de plus en plus du bord interne, et la trace du cul-de-sac du cornet radical est plus apparente et plus large. La table des mitoyennes se rétrécit d'un côté à l'autre et augmente en épaisseur d'avant en arriére ; le cul-de-sal de son cornet dentaire s'est rapproché du bord interne, et l'émail du cul-de-sac de son cornet radical commence à apparaître entre le bord externe et l'émail central. Dans les *coins*, le cul-de-sac du cornet dentaire occupe le centre de la table, et la partie voisine des mitoyennes s'arrondit sensiblement (1).

A onze ans, la forme des *pinces*, indécise si l'on peut s'exprimer ainsi, entre la rotondité et la triangularité, se maintient ; mais le cul-de-sac du cornet dentaire supérieur touche l'émail d'encadrement du bord interne de la dent, et est près de disparaître ; sa position est à peu près la même dans les *mitoyennes* et les *coins*, à cela près qu'il paraît encore plus large que dans les *pinces*. L'émail du cul-de-sac du cornet radical ou inférieur occupe à peu près le milieu de la table dans les *pinces*

____

(2) Voy. pl. 9, fig. 2.

et les *mitoyennes*, et ne paraît pas encore dans les *coins* ; le côté voisin des *mitoyennes* de ceux-ci est fortement arrondi (1).

A douze ans, la forme triangulaire de la table des *pinces* et des *mitoyennes* est tout à fait accusée, quoique le sommet des angles en soit encore très-arrondi ou obtus ; les *coins* ont une forme ovale irrégulière, très arrondie près des *mitoyennes*. Le cornet dentaire supérieur est totalement effacé et disparu dans les *pinces* et les *mitoyennes*, dans le milieu desquelles le cornet radical, laissant voir à son centre la substance éburnée entourée d'une zone d'émail, l'a remplacé. Le cul-de-sac du cornet dentaire ou supérieur apparaît encore dans les *coins*, touchant leur bord interne, mais presque effacé, et l'émail du cornet radical pointe vers le bord externe (2).

A partir de douze ans, l'hémicycle, c'est-à-dire, l'ordre régulier dans lequel sont rangées les dents incisives de la mâchoire postérieure, perd insensiblement cette régularité, en même temps que les dents s'évasent, en quelque sorte, et se redressent en avant, en perdant la courbure de desous en des-

---

(1) Voy. pl. 9. fig. 3.
(2) Voy. pl. 10. fig. 1ʳᵉ.

sus qu'elles affectaient de cinq à onze ans ; passé cette période, on voit l'hémicycle ou demi-cercle s'aplatir progressivement sur le devant de la mâchoire, et les *mitoyennes* et les *coins* tendre de plus en plus au parallélisme avec les *pinces*.

A treize ans, la forme triangulaire des *pinces* est tout à fait prononcée, et les angles, encore légèrement arrondis à leur sommet, sont à peu près égaux. La table des *mitoyennes*, triangulaire aussi, ne présente pas encore cette même égalité des angles ; et celle des *coins*, dont la partie voisine des mitoyennes est de plus en plus arrondie, présente une forme diversement irrégulière dans les différents individus, mais ayant rarement l'apparence de la triangularité, si ce n'est à un âge très-avancé. Le caractère certain, univoque des dents incisives de la mâchoire postérieure, à treize ans et à partir de là, est dans la disparition totale de toute trace de l'émail du cornet dentaire supérieur, et son remplacement au milieu de la table de toutes les dents, par l'émail du cornet radical ou inférieur, présentant d'abord une zone ou petite circonférence d'émail, et, dans son centre, une zone ou point, plus ou moins arrondi ou irrégulier, de substance éburnée (1).

____

(1) Voyez pl. 10, fig. 2.

C'est l'époque la plus favorable à la tromperie et à la fraude

A quatorze ans, la triangularité des *pinces* et des *mitoyennes* est complète et aussi régulière que le comporte la forme des dents. Les angles sont égaux, mais celui du milieu, correspondant au bord interne de la dent, est plus obtus que les deux angles latéraux; ceux-ci sont plus aigus et plus nettement prononcés, et le bord externe de la dent, que l'on pourrait appeler l'hypothénuse du triangle formé par la table, présente, dans ces quatre dents, une ligne droite qui donne une forme presque carrée au devant de la mâchoire; le cornet radical, devenu émail central, conserve au centre sa disposition et sa place qui, d'ailleurs, ne changeront plus désormais (1).

A quinze, seize, dix-sept, dix-huit et même dix-neuf ans, la table des *pinces* et des *mitoyennes* conserve la forme triangulaire, mais avec un caractère progressivement plus prononcé en profondeur et un rétrécissement graduel des dents par côté, c'est-à-dire un allon-

---

sur l'âge des chevaux bien conservés : l'apparition du cornet radical au milieu de toutes les dents pouvant être prise par ceux qui ne jugent que par le *rasement*, pour la trace des *cavités*, les marchands de chevaux affirment que le cheval n'a pas encore rasé, ou qu'il finit seulement de *raser*. Cet état de la *bouche* est aussi le plus favorable à la *contremarque*, parce qu'il n'y a qu'à pratiquer alors une cavité artificielle d'inégale grandeur aux *mitoyennes* et aux *coins*, pour que les pinces aient l'apparence de *marquer* six ans. La connaissance de la forme de la table des dents rend la fraude évidente ; mais il est bon d'y prendre garde.

(1) Voyez pl. 10, fig. 3.

gement de la table qui porte le sommet du triangle plus en arrière, et rend la surface de la table plus profonde ou plus longue que large. La table des coins conserve, jusqu'à dix-neuf ou vingt ans, sa forme de plus en plus ronde irrégulièrement. Nul changement, d'ailleurs, dans la position de l'émail du cornet radical. La forme circulaire de la rangée des incisives se perd encore davantage, et la courbe du devant de la mâchoire tend plus fortement à se redresser et à prendre la forme carrée que nous avons fait remarquer (1).

A vingt ans, le sommet du triangle, porté encore plus en arrière et devenu plus obtus, rend la surface de la table plus conique que triangulaire. C'est le premier degré bien sensible de l'aplatissement des incisives d'un côté à l'autre (2).

De vingt à vingt-cinq ans, cet aplatissement se prononce tout à fait dans les *pinces* et dans les *mitoyennes*, et les *coins* deviennent alors triangulaires (3). C'est la limite la plus reculée à laquelle il soit possible de juger avec quelque certitude, et encore à deux ou trois ans près, de l'âge des chevaux par l'inspection des dents. On en rencontre cependant quelques-uns, mais bien rarement, qui, ayant conservé leurs dents jusqu'au delà de vingt-cinq ans, et même jusqu'à trente, accu-

---

(1) Voyez pl. 11, fig. 1, 2 et 3.
(2) Voyez pl. 12, fig. 1re.
(3) Voyez pl. 12, fig. 2.

sent encore leur âge à cette époque. Alors l'aplatissement d'un côté à l'autre est extrême; les dents, usées
jusqu'à leur racine, ne sortent plus de l'alvéole que
pour tomber, et les gencives sont très-rapprochées de
la table; les dents ont perdu leur courbure de bas en
haut et suivent la direction horizontale du maxillaire;
on ne reconnaît plus, dans l'ordre de leur rangement,
l'arcade, la forme circulaire ou en hémicycle qu'elles
avaient jusqu'à douze ans (1); le devant de la mâchoire est pointu, inégal, et offre un entrebâillement
des incisives, qui ne portent plus d'aplomb les unes
contre les autres (2).

Il y a une infinité de variations et même d'anomalies
dans la conformation, et par conséquent dans les
changements de forme et d'aspect des dents, qui em-
barrassaient et embarrassent encore souvent les plus
habiles praticiens et connaisseurs. Telle est, par
exemple, l'anomalie qui constitue la *béguïté*.

On appelle chevaux *bégus* ou *beguts*, ceux dans les
dents incisives desquels la cavité, c'est-à-dire le cul-
de-sac du cornet dentaire ou supérieur, persiste au delà
de l'époque à laquelle il doit disparaître. Cela provient
de ce que ce cornet excède la profondeur qu'il doit
avoir dans l'état normal, en pénétrant plus avant dans
l'intérieur de la dent, et que la duplicature d'émail qui

------

(1) Voyez pl. 12, fig. 3.
(2) Voyez pl. 13, fig. 3 et 4.

le forme, au lieu d'être remplie par la substance
éburnée, est restée vide. C'est ce vide qui constitue la
persistance de la cavité. Comme la présence de cette
cavité n'empêche pas la dent d'user, et la surface de
la table de prendre les diverses formes que l'usure détermine, c'est-àdire, de s'arrondir, de devenir triangulaire, etc., on doit ne pas tenir compte alors de
cette persistance de la cavité ou du cul-de-sac du
cornet dentaire, et ne s'en rapporter qu'à la forme de
la table des dents dans lesquelles existe cette anomalie,
qui quelquefois n'affecte pas toutes les incisives de la
mâchoire, et n'a lieu tantôt qu'aux *pinces*, tantôt
qu'aux *mitoyennes* ou aux *coins*, etc. C'est un renseignement dont on est privé et dont il faut faire abstrac-
tion. La forme, la figure de la surface des tables
dentaires, voilà, depuis l'âge de douze ans, époque où
ont disparu les traces des cornets dentaires supérieurs,
le renseignement le plus sûr de l'âge du cheval. Si les
pinces accusent la forme triangulaire, la persistance
du cul-de-sac du cornet dentaire supérieur, c'est-à-dire
de la cavité de la dent, n'a plus de valeur; l'usure
normale n'en a pas moins eu lieu; le cheval a au moins
douze ans, et ainsi des autres.

Récapitulation de la connaissance de l'âge, par l'éruption, l'usure et les changements de forme des incisives d'adulte de la mâchoire postérieure.

	PINCES.	MITOYENNES.	COINS.	CROCHETS.
Éruption ou sortie	2 1/2 à 3 ans.	3 1/2 à 4 ans.	5 ans.	5 ans.
Rasement	5 1/2 à 6 ans.	6 1/2 à 7 ans.	7 1/2 à 8 ans.	l'émail laisse voir la substance é-burnée à 9 ans.
Forme arrondie	9 à 10 ans.	10 à 11 ans.	12 à 15 ans.	émoussée à 12 ans.
Forme triangulaire	13 à 14 ans.	14 à 15 ans.	20 à 25 ans.	Obtus et chargés de tartre à leur base à 20 et 25 ans.
Forme aplatie d'un côté à l'autre.	19 à 20 ans.	20 à 25 ans.	leur triangularité persiste jusqu'à 30 ans.	»
Disparition du cornet dentaire ou supérieur.	11 à 12 ans.	12 ans.	13 ans.	»
Apparition du cul-de-sac du cornet radical ou inférieur.	9 à 10 ans.	10 à 11 ans.	12 ans.	»

A partir de treize ans, le cornet radical occupe le centre de LA TABLE DANS TOUTES LES DENTS, ET CONSERVE DÉSORMAIS TOUJOURS CETTE SITUATION.

Lorsque des irrégularités ou des anomalies dans la forme ou dans l'usure des dents altèrent ou intervertissent la marche ordinaire de la nature, et que les caractères essentiels de la connaissance de l'âge manquent entièrement ou sont faussés en partie, on se rattache à l'ensemble de tous les signes de jeunesse ou de vieillesse que présente l'animal, tels que la forme de l'arcade dentaire, la diminution de volume et de rondeur de la mâchoire, l'effacement ou la persistance des cannelures des dents, la couleur de l'émail extérieur, s'il est plus ou moins encroûté de tartre. On n'oubliera pas surtout de consulter les formes différentes que la présence des dents dans l'alvéole ou leur sortie progressive imprime aux os maxillaires. On se rappellera que les *grands maxillaires* de la mâchoire antérieure, qui servent de base aux parties latérales du chanfrein et à une partie des joues, s'aplatissent de plus en plus de haut en bas, dépriment la tête dans cette partie, lui font perdre sa forme carrée et la rendent mince et tranchante, et que les bords postérieurs du maxillaire proprement dit, qui forment la mâchoire postérieure, deviennent aussi minces et tranchants dans la même proportion et pour la même cause. Les dents incisives, en s'atténuant, en se redressant de dessus en dessous et se réunissant en un angle aigu (1), amincissent le bas de la tête ; alors les lèvres, devenues en quelque sorte trop grandes pour la petitesse des os, s'affaissent, deviennent pendantes, surtout l'inférieure, et donnent au cheval un air de vieillesse qui frappe au premier aspect.

D'autres signes généraux de vieillesse viennent encore corroborer ceux que fournissent les dents et les

____

(1) Voyez pl. 13, fig. 1, 2, 3 et 4, présentant l'atténuation ou l'aplatissement progressif de l'arcade dentaire.

os qui leur correspondent. Ce sont : l'enfoncement du creux des *salières*, le changement de couleur des rangées de longs poils qui paraissent sur les orbites, autour des yeux, et qui, de noirs ou bruns qu'ils étaient, deviennent blancs par l'âge, ce qui, dans ce cas, fait dire que le cheval est *cillier* ou qu'il a *cillé*. A mesure que le cheval vieillit, les poils des sourcils grisonnent, puis ceux des tempes, du front, du chanfrein; il n'est pas rare de voir la crinière, les flancs, les extrémités grisonner aussi. C'est ainsi que des chevaux d'un gris très-foncé dans l'âge adulte, deviennent progressivement presque entièrement blancs en vieillissant. Le front du cheval se déprime et les oreilles s'affaissent; la tête se décharne, les éminences osseuses deviennent plus saillantes par la sécheresse et la rigidité de la peau; celle-ci se couvre souvent de dartres. Quand l'animal a une forte encolure, elle devient penchante; la colonne vertébrale fléchit et le cheval devient ensellé, etc., etc.

A l'aide de tous ces indices et de ces points de repère, lorsque des irrégularités ou des anomalies se rencontrent, soit dans l'usure, soit dans la forme des dents que l'on consulte pour connaître l'âge, comme il est à peu près impossible qu'elles existent toutes à la fois et qu'elles coïncident avec l'absence de tous les symptômes ci-dessus, il sera toujours possible, par un examen attentif, de tirer des conséquences qui conduiront d'abord à l'approximation de l'âge réel. Il sera du moins facile de ne pas donner à un cheval de onze à douze ans l'âge de huit ou neuf ans ; à un de dix-huit l'âge de douze, et à celui de vingt-cinq à trente l'âge de vingt ans.

Altération des dents par le tic.

On appelle *tics* certaines habitudes que les chevaux contractent d'eux-mêmes, soit par l'effet de certaines affections, soit par imitation. Il ne sera question ici que de l'effet que ces habitudes vicieuses produisent sur les dents qui servent à la connaissance de l'âge, nous réservant de parler de leurs causes et de leurs effets à l'égard des organes et de la santé, lorsque nous traiterons des *tics* en général.

On distingue trois sortes de tics des dents : le *tic d'appui*, le *tic en l'air* et le *tic rongeur*.

Le cheval qui a le *tic d'appui*, appuie en effet fortement ses dents incisives contre le corps résistant et solide qu'il trouve à sa portée ; et comme c'est surtout pendant le repos qu'il se livre à cette habitude, c'est ordinairement sur la mangeoire, le râtelier, les barres et même contre les murs qu'il exerce sa manie. En prenant son appui soit en pinçant le corps avec ses dents, soit en le pressant seulement de leur bord, selon sa forme et sa résistance, le cheval tiqueur ramène fortement sa tête à lui, roidit son encolure par une forte contraction musculaire à laquelle tout son corps participe souvent, fait en même temps une forte inspiration d'air, suivie immédiatement d'une véritable éructation (rot), ou émission par l'estomac d'une certaine quantité d'air ou de gaz, le plus souvent fétide ou conservant l'odeur particulière aux aliments ingérés. Cette action terminée, le cheval reprend sa position habituelle, recommence l'instant après, et ainsi continuellement.

On comprend que la répétition continuelle d'un tel exercice doit promptement, à part le cas pathologique, entraîner l'usure irrégulière et la déformation des dents, et rendre plus difficile l'appréciation de l'âge des chevaux tiqueurs. Les uns tiquent sur les dents des deux mâchoires, ce qui fait que leur bord externe s'use en biseau, et ce qui rend la table très-irrégulière, amincie et quelquefois tout à fait tranchante ; d'autres tiquent sur une seule mâchoire, celui-là sur les pinces, celui-ci sur les coins, un autre en serrant les dents, tel autre encore en mordant et appuyant en même temps, ce qui fait que les dents des chevaux tiqueurs ne sont jamais, dans leur détérioration, usées de la même manière, mais ce qui fait aussi que, d'une manière ou d'autre, il en reste toujours quelques-unes que la détérioration n'a pas ou a moins atteintes ; et c'est d'après la forme et l'usure normale de celles-là qu'il faut juger, par comparaison, de la forme que devraient avoir les autres, en les reconstruisant par la pensée.

Le *tic en l'air*, tout aussi pernicieux, pathologiquement, que le tic d'appui, et reconnaissant les mêmes causes, n'a pas d'influence sur l'usure des dents.

Il n'en est pas de même du *tic rongeur*, qui consiste dans l'habitude ou le besoin que certains chevaux contractent de mordre, de mâcher et ronger tout ce qui est à leur portée, soit les murs, soit du bois ou de la pierre et même du fer, et de préférence les corps salés, à saveur piquante ou amère et les plus âcres, mais sans contraction de l'encolure, sans appui sans éructation ni émission de gaz par l'œsophage. On comprend que cette habitude de ronger constamment, même la terre et les corps les plus durs, doit hâter beaucoup l'usure des dents incisives, et que cette usure doit être extrêmement irrégulière, et plus générale cependant que celle provenant du tic d'appui. Ce sera donc sur l'ensemble des signes généraux qu'il faudra établir son jugement sur l'âge, en le corroborant, le contrôlant, pour ainsi dire, des signes particuliers des dents (des crochets par exemple) que la détérioration aura le plus épargnées.

Il est d'autres chevaux qui, sans être déclarés *tiqueurs*, ont, par une sorte de passe-temps, l'habitude de frotter fortement leurs dents incisives au fond de la mangeoire, ce qui use bientôt leurs dents, et même plus vite que chez les véritables tiqueurs, surtout lorsque la mangeoire est en pierre ou brique, ou doublée de feuilles de fer. C'est l'émail extérieur de revêtement qui, dans ce cas, est surtout usé.

« Les chevaux ne tiquent pas en tous lieux, dit

« M. A. Flandrin (1); les uns ne le font qu'à l'écurie,
« d'autres pendant le travail, quelques-uns en man-
« geant du son, etc...—Toujours est-il que l'imitation
« est pour beaucoup dans la propagation de ces habi-
« tudes, et qu'elles sont très-fréquentes dans les ré-
« giments et dans les haras, où les animaux, restant
« longtemps oisifs à l'écurie, sont plus disposés, par
« conséquent, à contracter les manières de leurs voi-
« sins; tant il est vrai que l'oisiveté, pour les gens
« comme pour les bêtes, est la source de mille maux
« et la mère de tous les vices. »

M. A. Flandrin aurait pu ajouter que cette habitude,
contractée dans l'oisiveté des garnisons, fâcheuse en
tous cas et en toutes circonstances, l'est d'une manière funeste et onéreuse à l'État, en campagne et dans
toutes les occasions où l'on est obligé de laisser les
chevaux sellés et harnachés pendant la nuit comme
pendant le jour. Nous avons vu, dans une seule nuit
de bivouac, des chevaux tiqueurs d'appui ou rongeurs,
détériorer un harnais entier, ou démolir totalement
une selle.

Chevaux ou Poulains vieillis par les dents.

On ne doit entendre ici, par le mot *vieillis*, que

---

(1) Cours d'hippiatrique professé à l'École de Saumur en 1815,
1816, 1817, etc.

l'apparence de l'âge adulte donnée à un poulain de trois ans et demi à quatre ans, et dont le développement hâtif peut faire supposer une année ou une année et demie de plus.

Cette fraude, aussi habituelle et aussi commune, peut-être, parmi certains éleveurs herbagers que parmi les maquignons et marchands de chevaux, consiste dans l'extraction ou l'arrachement, avant le terme, des dents de lait. Ainsi, si à un poulain de trois ans on arrache les mitoyennes, les dents d'adulte, déjà formées en dessous, ne trouvant plus l'obstacle que leur opposait la racine de la dent caduque, sortent bientôt après cette extraction, et alors l'animal paraît avoir quatre ans, quoiqu'il n'en ait que trois ou trois et quelques mois. Les mitoyennes de remplacement étant ainsi sorties prématurément, on en fait autant aux coins de lait, qui sont promptement remplacés de même par les coins d'adulte, et l'animal, qui a à peine quatre ans, paraît en avoir ou en prendre cinq. Cette tromperie, quand on s'y laisse prendre, est la plus funeste, car on use avec confiance d'un animal dont la conformation n'est pas achevée, dont les os n'ont acquis ni leur consistance ni leur solidité, et l'on sait les effets destructeurs de cet usage prématuré. Heureusement que cette fraude est très-facile à reconnaître, et qu'il faut être tout à fait ignorant et sans expérience pour s'y laisser prendre. On a d'abord la fraîcheur des pinces qui, ne devant être complétement rasées qu'à six ans, sont encore presque intactes à trois ou trois et demi, et extrêmement aplaties d'avant en arrière ; ensuite, les dents de lait ayant normalement encore un an à servir, tiennent solidement encore à l'alvéole et à la gencive ; il y a presque toujours déchirement de celle-ci, et souvent rupture de la racine par l'arrachement, ce qui, dans le premier cas, produit une plaie qui laisse une cicatrice très-apparente autour de la dent de remplacement, et, dans le second cas, laisse des fragments d'os qui accusent la supercherie. Quelquefois aussi la plaie s'est fermée et cicatrisée avant l'apparition de la dent de remplacement ; alors la fraude est évidente. Dans l'arrachement des coins de lait, leur comparaison avec les mitoyennes, qui ont à peine atteint la hauteur des pinces, et dont l'émail recouvre encore les bords, décèle encore la tromperie, pour peu qu'on ait de connaissance et d'habitude.

Chevaux qu'on veut rajeunir en apparence.

Dans l'état actuel de diffusion générale des connaissances hippiques, c'est à peine si nous croyons nécessaire de signaler la fraude du *rajeunissement ou de la contremarque*, qui ne se pratique plus guère maintenant que parmi les maquignons de bas étage, et dont la ruse et l'astuce ne s'adressent guère qu'à l'ignorance et à la simplicité d'une classe d'acheteurs qui, malheureusement, lisent peu les livres d'hippiatrique et d'équitation.

Nous avons indiqué, en commençant ce chapitre, que la valeur d'un cheval augmentait ou diminuait en raison du temps présumé pendant lequel il conservera toute sa force, ou en raison de son rapprochement de l'âge auquel commencera le déclin de cette force.

Lors donc, ainsi que nous l'avons déjà indiqué à la note de la page 480, qu'un cheval assez bien conservé dans ses aplombs, etc., arrive vers l'époque où disparaît le cul-de-sac de la cavité du cornet dentaire supérieur et où celui du cornet radical ou inférieur occupe le milieu de la table, c'est-à-dire vers onze, douze ou treize ans (1), les fraudeurs, voulant imiter par une cavité factice la cavité naturelle, creusent avec un burin tout ou partie des dents incisives, selon qu'ils veulent donner l'apparence de six, de sept ou huit ans au cheval, puis ils noircissent le fond de cette cavité artificielle avec de l'encre grasse et tenace, pour simuler ce qu'on nomme le *germe de fève*. Mais cette cavité factice, plus ou moins exactement imitée, ne ressemble d'abord jamais à la cavité naturelle, même quand les dents, comme dans les chevaux qu'on nomme improprement *faux bégus*, auraient conservé un reste de cavité qu'on ne fait alors qu'agrandir; car la cavité naturelle est toujours

---

(1) Quelquefois on n'attend pas cet âge pour contremarquer, et on pratique cette fraude vers neuf à dix ans dans les chevaux dont le rasement a été hâtif.

entourée de son émail, qui fait saillie au centre de la dent, et qui forme autour de cette cavité un rebord, une zone plus blanche que la substance éburnée. Or, de deux choses l'une : ou l'on aura attendu, pour buriner dans la dent une cavité artificielle, que l'émail central du cornet dentaire soit tout à fait disparu, ou, ne pouvant entamer celui-ci, qui est beaucoup plus dur que l'ivoire ou substance éburnée, on aura été forcé de creuser la cavité factice à côté de la trace de la cavité naturelle, ce qui accuse de suite la fraude ; en outre, et quelque bien imitée que soit la cavité factice, elle se trouve toujours privée du rebord saillant d'émail, impossible à imiter, et dont la couleur blanche de lait doit toujours trancher sur la nuance jaunâtre de la substance éburnée.

Et quand, par la ruse et les manœuvres des fraudeurs, ces différences ne seraient pas bien saisies, la forme de la table des dents d'un cheval ayant dépassé onze à douze ans, viendra toujours mettre l'acheteur attentif sur la voie de la vérité. Il est impossible à l'homme éclairé et intelligent de confondre la forme aplatie d'un bord à l'autre, c'est-à-dire d'avant en arrière, des dents d'un cheval de six à sept ans, avec la forme arrondie ou ovale de celles d'un cheval de huit ou neuf ; de même qu'on ne confondra jamais cette dernière forme de la table avec la triangularité de celle d'un cheval de douze à treize ans, ni celle-ci encore avec la forme conique ou aplatie d'un côté à l'autre, d'un animal de dix-neuf à vingt ans ou au delà.

Si les dents incisives ont été sciées ou limées avant d'être contremarquées, ainsi qu'on dit que cela se pratique aussi quelquefois, la fraude se reconnaîtra encore mieux et plus vite, parce que, dans ce cas, ces dents ne porteront plus les unes contre les autres, les molaires, qu'on ne peut scier ou limer de même (1), restant plus hautes, proportionnellement, empêcheront la jonction et le frottement des incisives, dont alors le cheval ne pourra plus se servir pour prendre, couper, inciser enfin ses aliments. Cette fraude, d'ailleurs facile à reconnaître, comme on le voit, serait donc une maladresse énorme, qui tournerait contre les fraudeurs eux-mêmes, en dépréciant l'animal dont ils voudraient augmenter le prix, et qui dépérirait en peu de jours, privé pour ainsi dire de la faculté de manger et surtout de paître.

En vue de se garantir contre toute fraude de ce genre, il faut se méfier d'un cheval mis en vente, ou sortant des écuries des marchands, la bouche pleine d'écume, mâchant du son mouillé, du pain ou toute autre substance propre à empâter et embarbouiller la bouche, parce que ce sont les moyens ordinaires em-

---

(1) On a dit cependant que pour obvier à cet embarras des fraudeurs, ils parvenaient à user les molaires en faisant mâcher une lime aux chevaux. Nous considérons cette soi-disant pratique, qui a pu être essayée toutefois, comme tout-à-fait impossible quant au résultat. Le sciage ou le limage des incisives est lui-même déjà bien difficile à pratiquer avec succès.

ployés pour rendre l'exploration des dents plus difficile.

Terminons ce chapitre, qui terminera aussi l'étude de *l'intérieur* du cheval, par la remarquable observation suivante, que nous empruntons à l'excellent ouvrage de M. A. Richard (*De la conformation du Cheval*, etc., p. 395 et 396).

« L'étude du système dentaire qui a servi aux na-
« turalistes pour la classification des mammifères,
« nous a fourni les signes propres à reconnaitre l'âge
« du cheval. En y réfléchissant bien, elle pourrait
« nous faciliter les moyens de juger de l'époque de la
« vie où ces animaux sont dans toute la plénitude de
« leur force. En effet, un animal ne peut être dans
« les meilleures conditions de puissance possible, que
« lorsque les fonctions de sa vie animale sont dans la
« période de leur plus grande perfection. Or, cette
« période n'existe que lorsque les fonctions de nutri-
« tion s'opèrent dans toute leur étendue, par les bon-
« nes conditions, le développement complet des orga-
« nes par lesquels elles s'exécutent. Les dents
« jouent un des rôles principaux de ces importantes
« fonctions. Nous pouvons donc en conclure à coup
« sûr, que l'animal ne jouit au plus haut degré de tou-
« tes ses facultés physiques que lorsque leur dévelop-
« pement est complet. C'est en effet pendant ce temps
« qu'il peut rendre le plus de services. Sans s'en ren-
« dre compte, celui qui achète un cheval, et qui en
« règle le prix suivant l'âge, n'opère pas suivant d'au-

« tre principe que celui que nous signalons, et que la
« physiologie nous enseigne. Avant le développement
« complet du système dentaire, la vie n'est pas dans
« toute sa force, l'organisme est en travail de perfec-
« tionnement, et ce n'est pas le système dentaire seu-
« lement, c'est encore le système osseux, ligamenteux,
« musculaire, pulmonaire, etc., qui se perfectionnent ;
« il faut donc attendre le développement complet
« des facultés physiques des animaux, avant d'en
« abuser comme on le fait... »

Nous avons consulté, tant pour le texte que pour
les planches que nous donnons dans le chapitre de la
Connaissance de l'âge par les dents, les travaux et les
ouvrages des meilleurs auteurs contemporains : L'*Hip-
polikiologie* de M. Girard fils, l'ouvrage de Pessina,
l'ancien cours d'équitation militaire de Saumur, l'ouvrage plus récent de M. A. Richard, ancien directeur de
l'École des Haras, etc., etc.. les travaux exécutés par
M. Chazal, professeur au Muséum d'histoire naturelle,
par M. le docteur Auzoux, qui a modelé sur celle de
l'école d'Alfort, une collection de squelettes de mâchoires inférieures de cheval, caractérisant l'âge depuis
la naissance jusqu'à trente ans, et où toutes les phases
de la dentition sont reproduites avec une exactitude
et une précision telles, qu'on a pu dire de cette œuvre
que c'était *la nature prise sur le fait*.

L'ordre dans lequel nous avons présenté les planches de notre travail, qui sont loin de contenir toute

la collection de MM. Girard, Chazal et Auzoux, ainsi
que les notes explicatives que nous y avons jointes,
sont de notre fait; et si des fautes ou des erreurs s'y
sont glissées, elles doivent nous être entièrement im-
putées, et non aux auteurs dans lesquels nous avons
puisé, et auxquels nous faisons remonter avec plaisir
et reconnaissance tout ce que notre travail peut contenir de bon et de juste, sur ce sujet aussi intéressant
que difficile.

TABLE DES MATIÈRES

CONTENUES DANS LA PREMIÈRE PARTIE.

LÉGENDE DES OS DU SQUELETTE.

Pl. première du Manuel d'hippiatrique et d'équitation.

Nota. — Nous n'avons désigné ici que les os principaux de la tête et les plus
nécessaires à connaître.

Os de la tête.

1. Crête de l'occipital.
2. Le pariétal ou les pariétaux.
3. Le frontal.
4. Les temporaux.
5. Les os du nez ou sunasceaux.
6. Les grands maxillaires.
7. Les ailes du nez.
8. Le maxillaire proprement dit, ou os de la mâchoire postérieure.

Os du tronc.

9. Vertèbres cervicales.
10. Vertèbres dorsales.
11. Vertèbres lombaires.
12. Les vraies côtes ou côtes sternales.
13. Les fausses côtes ou côtes asternales.
14. Le sternum.
15. L'os sacrum.
16. Les iliums ou ilions, ou parties supérieures du coxal.
17. Les ischiums ou ischions, parties postérieures du coxal.
17 *bis*. Os coccygiens.
18. Le pubis, ou partie moyenne du coxal.
18 *bis*. Cavité cotyloïde.

Os des membres antérieurs.

19. Scapulum ou omoplate.
20. L'humérus.
21. Le cubitus.
22. Apophyse olécrane.
23. Os du genou ou carpiens.
23 *bis*. Os crochu ou sucarpien.
24. Os du canon ou métacarpien.
24 *bis*. Os du paturon ou premier phalangien.
24 *ter*. Os de la couronne ou deuxième phalangien.

Os des membres postérieurs.

25. Le fémur.
26. La rotule.
27. Le tibia et le péroné.
28. Le calcanéum.
29. L'os de la poulie ou astragale.
30. Les os aplatis ou tarsiens.
31. L'os du canon.
32. Les os sésamoïdes.
32 *bis*. L'os du pied, ou quatrième phalangien.

LÉGENDE DES MUSCLES ET TENDONS APPARENTS

SUR L'ÉCORCHÉ.

Planche deuxième du Manuel d'hippiatrique et d'équitation.

NOTA. — Les numéros *bis* et *ter* indiquent toujours le même muscle ou tendon, apparent en divers endroits, soit du corps, soit des membres.

---

1. Le masséter ou zigomato-maxillaire.
2. Le crotaphite ou temporo-maxillaire.
3. Le petit oblique de la tête ou atloïdo-mastoïdien.
4. Le grand oblique de la tête ou axoïdo-mastoïdien.
5. Le splénius ou cervico-mastoïdien.
6. Le tendon du grand complexus ou dorso-occipital.
7. Le tendon du long transversal ou dorso-mastoïdien.
8. Le commun à la tête, à l'encolure et au bras ou mastoïdo-huméral.
9. L'abaisseur de la tête ou sterno-maxillaire.
10. Les intercostaux.
11. Le long dentelé ou costo-et-lombo-costal.
12. Le grand oblique ou costo-abdominal.
13. Le petit oblique ou ilio-abdominal.
14. Le trapèze ou dorso-et-cervico-acromien.
15. Le petit pectoral ou sterno-scapulaire.
16. Le grand pectoral ou sterno-trochinien.
17. Le releveur propre de l'épaule ou cervico-sous-scapulaire.
18. Le dentelé de l'épaule ou trachélo-sous-scapulaire.
19. Le grand dorsal ou dorso-huméral.
20. Le grand dentelé ou costo-sous-scapulaire.
21 et 21 *bis*. Le commun au bras et à l'avant-bras ou sterno-huméral.
22. Le long abducteur du bras ou grand-scapulo-huméral.
23. Le court abducteur ou petit scapulo-huméral.
24. L'ant-épineux ou sus-acromio-trochitérien.
25. Le post-épineux ou sous-acromio-trochitérien.
26. Le long.
27. Le grand. } scapulo-olé-craniens.
28. Le court ou externe.
29. Le fléchisseur externe du canon ou épitrochlo-sucarpien.
30. Le fléchisseur oblique du canon ou épicondylo-sucarpien.

31. Le fléchisseur interne du canon ou épicondylo-métacarpien.
32 et 32 *bis*. L'extenseur droit du canon ou épitrochlo-prémétacarpien.
33. L'extenseur oblique du canon ou cubito-métacarpien oblique.
34 et 34 *bis*. Le sublime ou perforé ou épicondylo-phalangien.
35, 35 *bis* et 35 *ter*. Le profond ou perforant ou cubito-phalangien.
36. L'extenseur antérieur du pied ou épitrochlo-préphalangien.
37. L'extenseur oblique du pied ou cubito-préphalangien.
38. Le grand fessier ou grand-ilio-trochantérien.
39. Le moyen fessier ou moyen ilio-trochantérien.
40. Le long vaste ou ischio-tibial externe.
41. Le demi membraneux ou ischio-tibial interne.
42. Le biceps de la jambe ou ischio-tibial moyen ou postérieur.
43. Le fascia-lata ou ilio-aponévrotique.
44. Le droit antérieur ou ilio-rotulien.
45. Le vaste externe et interne et le crural ou trifémoro-rotulien.
46 et 46 *bis*. Le premier extenseur du canon ou bifémoro-calcanien (dit Jumeaux).
47. L'extenseur latéral du canon ou péronéo-calcanien.
48. Le court abducteur de la jambe ou sous-publo-tibial.
49. Le fléchisseur du canon ou tibio-prémétatarsien.
50. Le fléchisseur oblique du pied ou péronéo-phalangien.
51, 51 *bis* et 51 *ter*. Tendon du sublime ou perforé ou fémoro-phalangien.
52, 52 *bis* et 52 *ter*. Tendon du profond ou perforant ou tibio-phalangien.
53. Le suspenseur du boulet ou tarso-phalangien.
54. L'extenseur antérieur du pied ou fémoro-préphalangien.
55. L'extenseur latéral du pied ou péronéo-préphalangien.

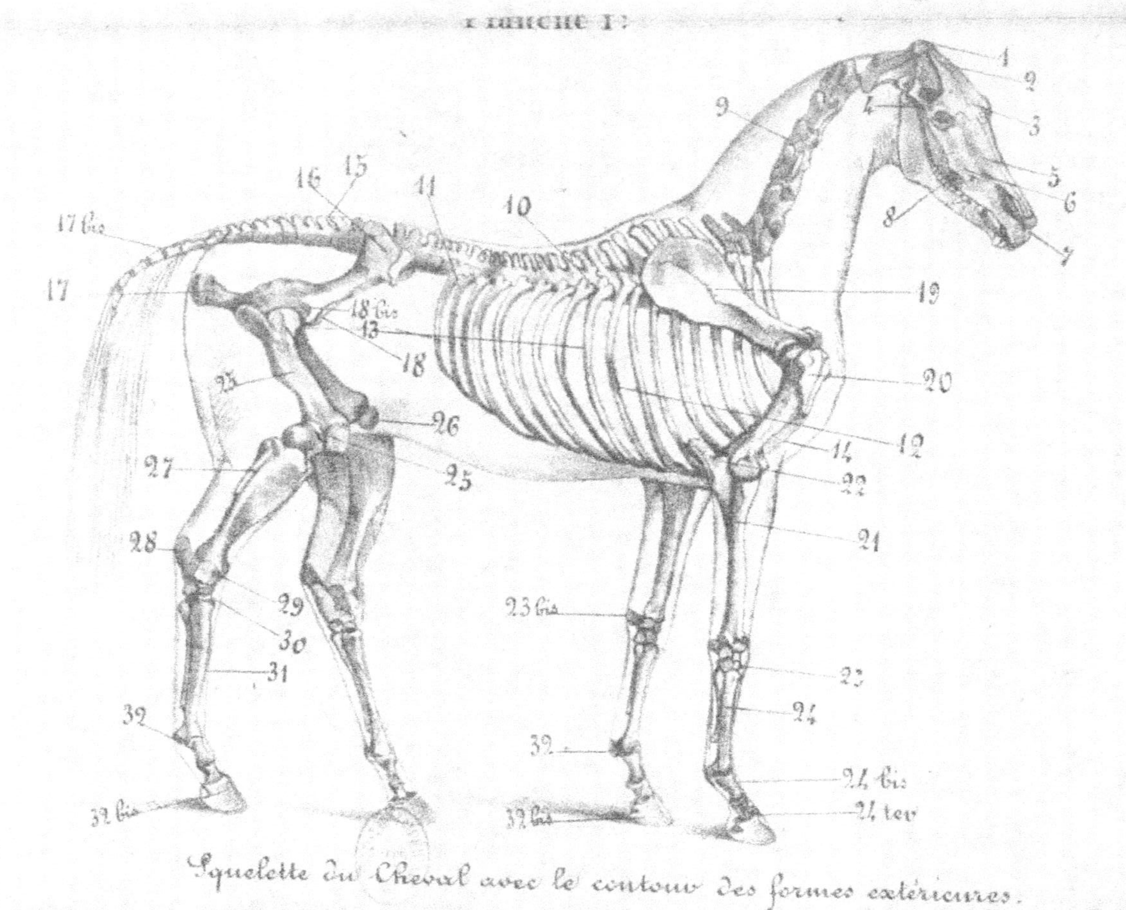

Squelette du Cheval avec le contour des formes extérieures.

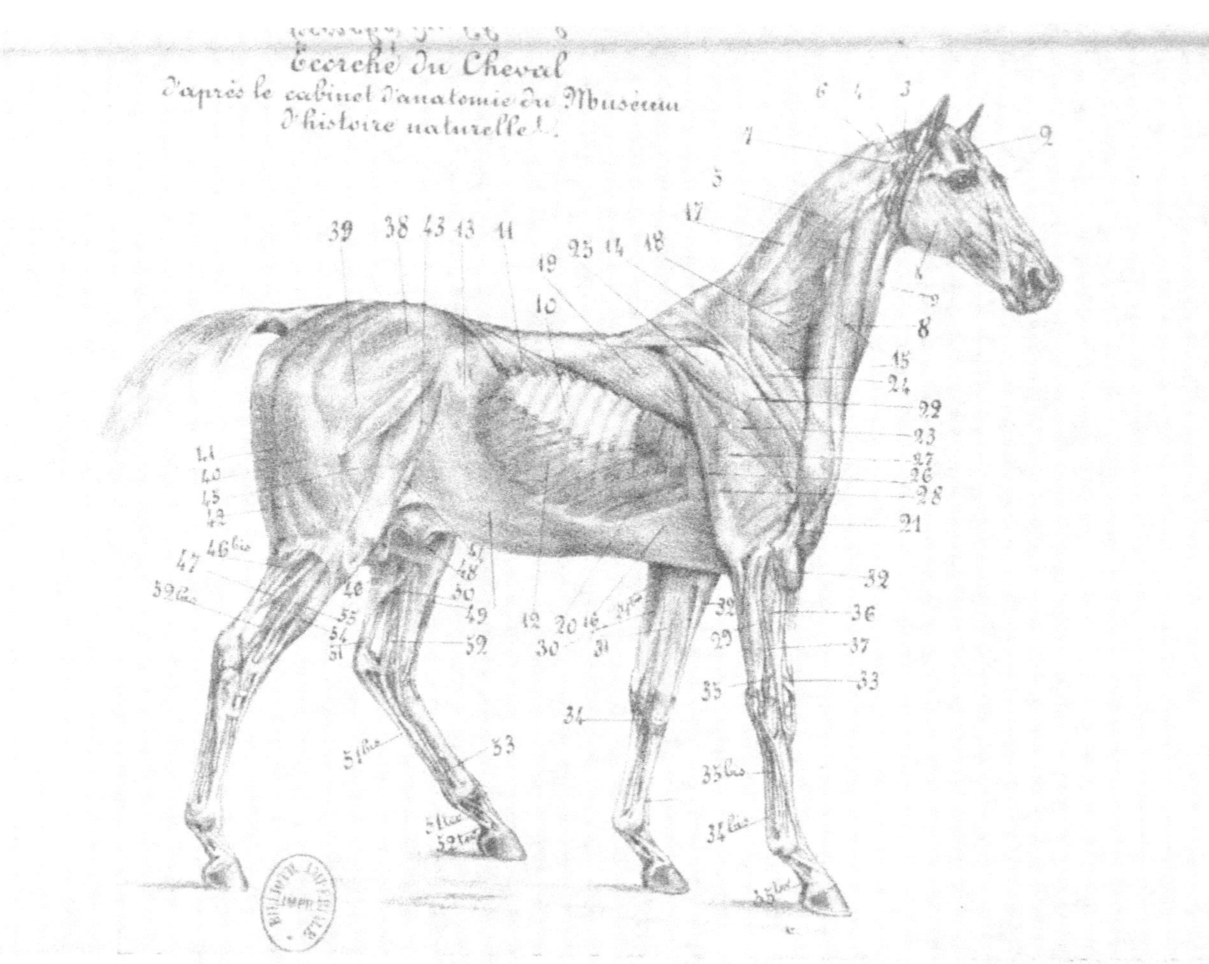

Écorché du Cheval
D'après le cabinet d'anatomie du Muséum
d'histoire naturelle.

Planche 3. Oeil anatomisé.

Figure 1re

Oeil entier avec ses parties environnantes, dans leur disposition naturelle: paupière supérieure a. id
inférieure b, grand angle ou angle nasal c, petit angle ou angle
temporal d.

Fig. 2.

Oeil, dont les paupières sont retour-
et laissant voir les cils e, les tarses e
les points ciliaires f, la conjonctive g
corps clignotant h, la caroncule la-
male i et le coussinet graisseux j.

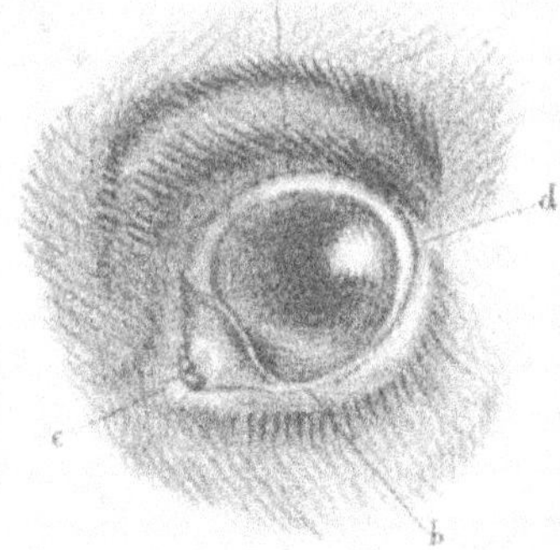

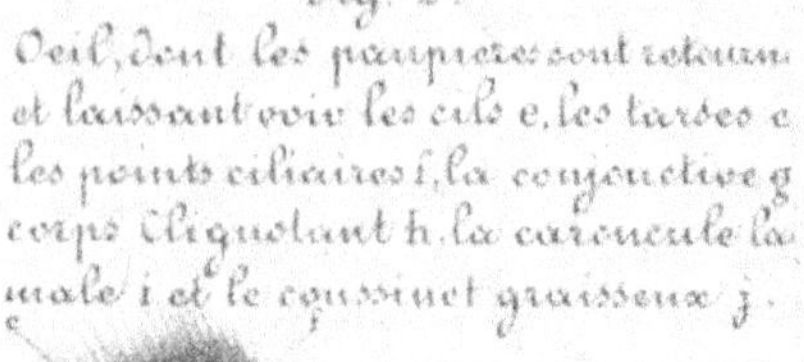

Fig. 3.

Globe de l'oeil séparé des parties
environnantes laissant voir par la
section de la sclérotique k, la coroïde
l, le nerf optique m, et la cornée
lucide n.

Fig. 4.

Globe de l'oeil dépouillé de la coroïde
O, et de sa partie flottante ou crisp avec
l'ouverture pupillaire q laissant voir
la pulpe de la rétine r, les Procés nieu
s, le crystallin dans son chaton t, et la
cornée lucide détachée u.

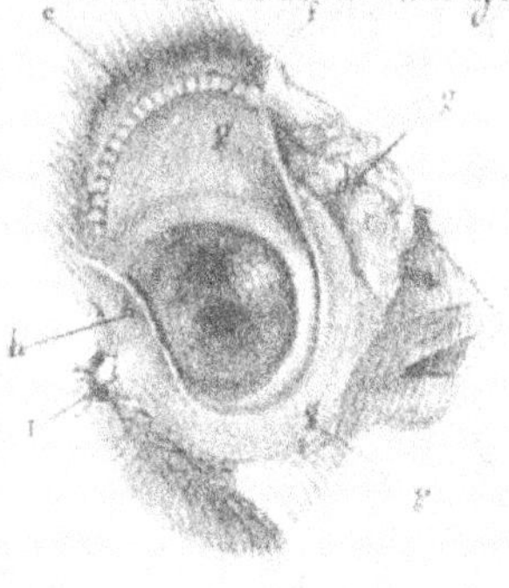

Fig. 5.

Humeur ou corps vitré contenu
dans l'hyaloïde V, d'où l'on a
enlevé la pulpe de la rétine et
laissé le crystallin dans son
chaton X, le même crystallin
hors du chaton y.

Fig. 6.

Coupe du globe de l'oeil faisant voir
l'ordre dans lequel sont superposées
les membranes, et l'aiguille z étant
supposée les traverser toutes d'avant
en arrière pour se rendre au tapétum et au milieu du nerf
optique m.

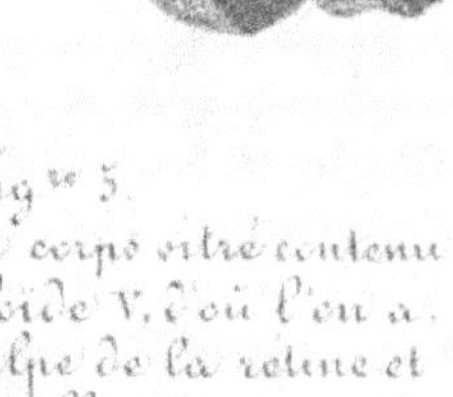

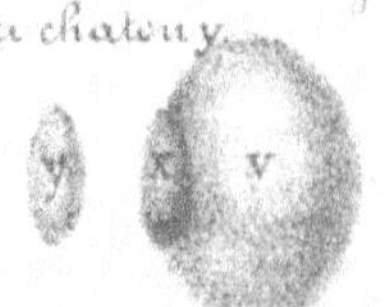

PLANCHE 4

Figure 1re

Rayon de lumière directe émanant d'un corps en combustion.

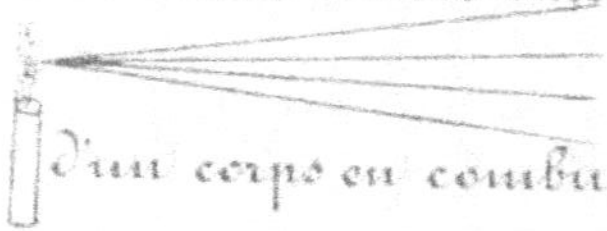

Fig.re 2.

Rayon réfracté dans l'eau

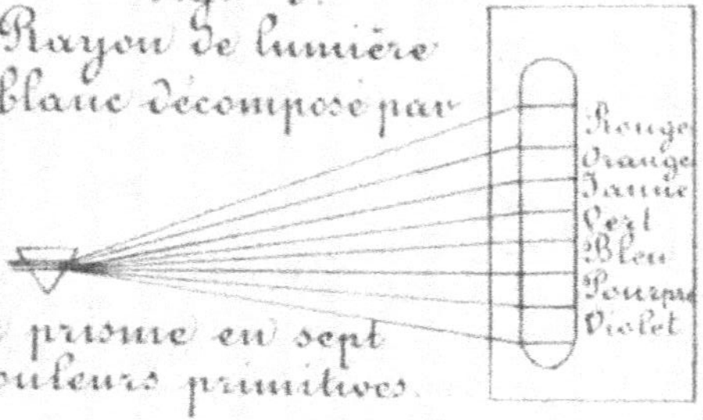

Fig.re 3.

Rayon convergé par les surfaces convexes d'un corps transparent.

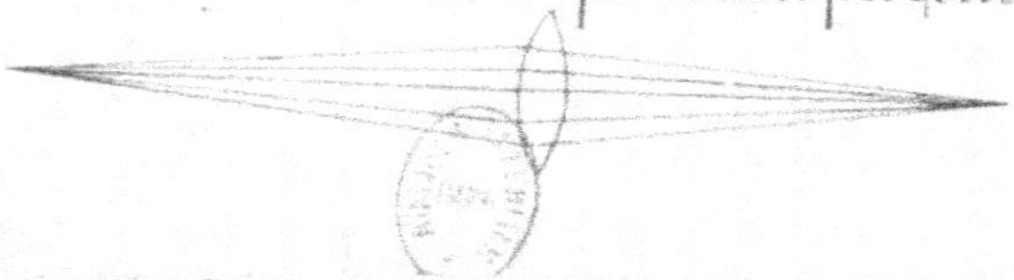

Fig.re 4

Rayon divergé par des surfaces concaves.

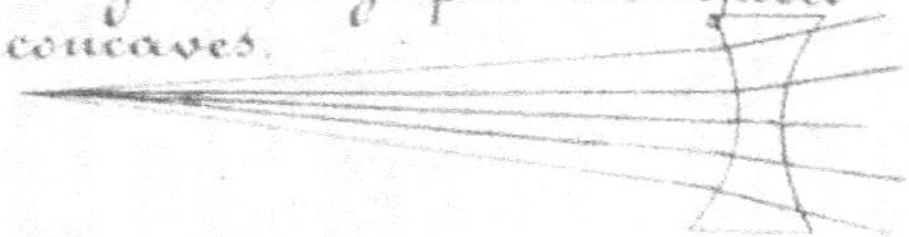

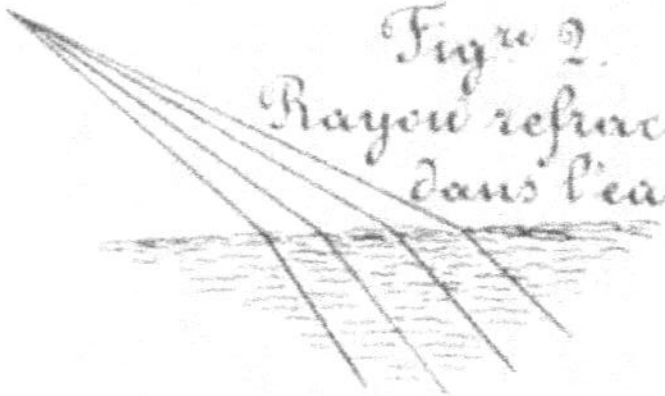

Fig.re 5.

Rayon de lumière blanc décomposé par le prisme en sept couleurs primitives.

Fig.re 6.

Rayon arrivant directement à la vitre de l'oeil. Cône objectif a: Axe optique ou visuel formé de points b: Cône visuel c:

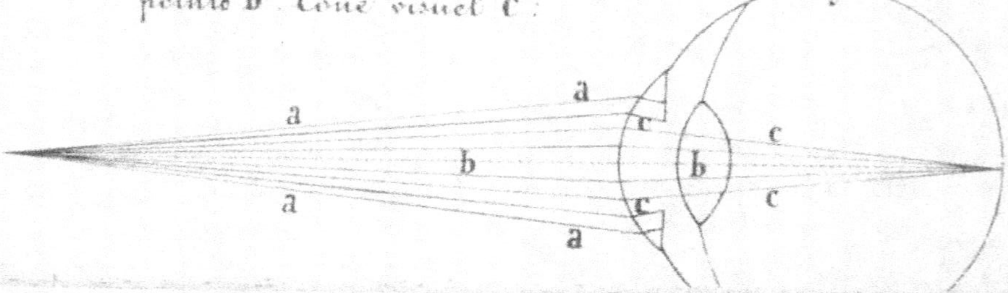

Planche 5

Figure 1re

Vue Régulière. L'image de l'objet réfléchi, reposant
immédiatement sur le tapétum.

Fig. 2

Myopie. Les rayons convergés trop tôt, peignent l'image de l'objet, avant
de frapper le tapétum, qui n'en reçoit qu'une impression confuse et
trouble ou ne la perçoit pas du tout.

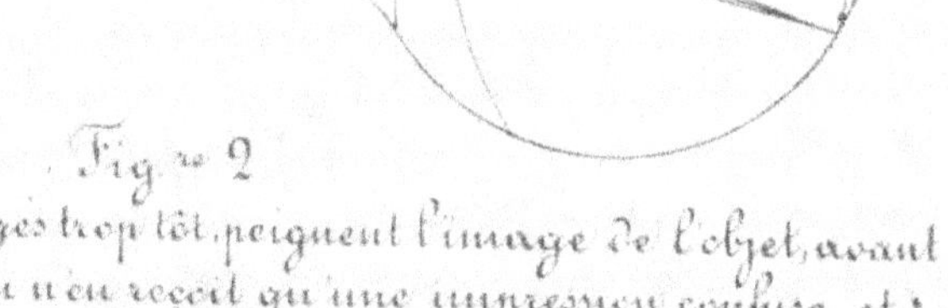

Presbycie. L'image de l'objet portée au delà du tapétum, indique
ici, que les rayons n'étant pas assez convergés, cette image n'a pu
s'y peindre, n'y parconséquent y
produire son impression.

L'objet n'est pas vu, ou est
vu confusément.

Planche 6

Figure 1re

Dents incisives de lait (Coins)
Collet a très prononcé.

Fig. 2

Incisive d'adulte (Pince) vue par s
face interne b. et de profil c. indi
-quant les formes différentes que pr
la   table, à divers degrés d'us

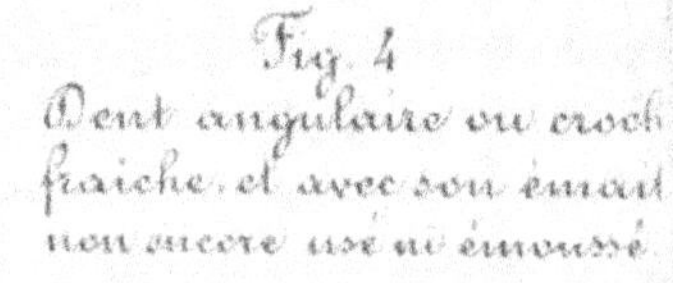

Fig. 3

Dent incisive d'adulte (Pince) sciée longitudi
-nalement d'avant en arrière ou d'un bord
à l'autre . en laissant voir la dis-
-position des cornets et de leur émail; cornet
Dentaire ou supérieur d. présentant la
cavité et son cul de sac d'émail e; cornet
radical ou inférieur, f. renfermant la
pulpe ou nerf de la dent g; f bis, croisent
des culs de sacs des cornets dentaires et radical

Fig. 4

Dent angulaire ou croch
fraiche, et avec son émail
non encore usé ni émoussé

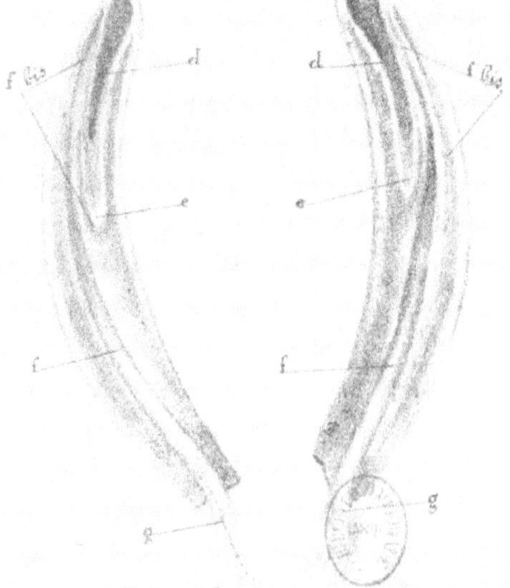

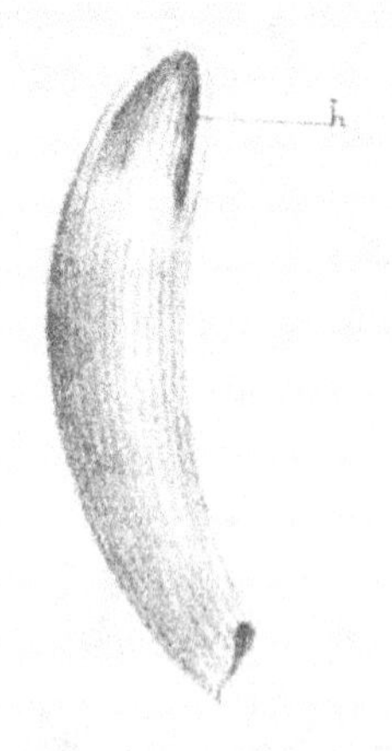

Eruption des incisives d'adulte de la machoire
postérieure. forme primitive de la table
aplatie d'avant en arrière ou d'un bord à l'aut

Figure 1re
Pinces d'adulte toutes fraiches a
mitoyennes de lait rasées b.
Coins de lait près de l'être c.

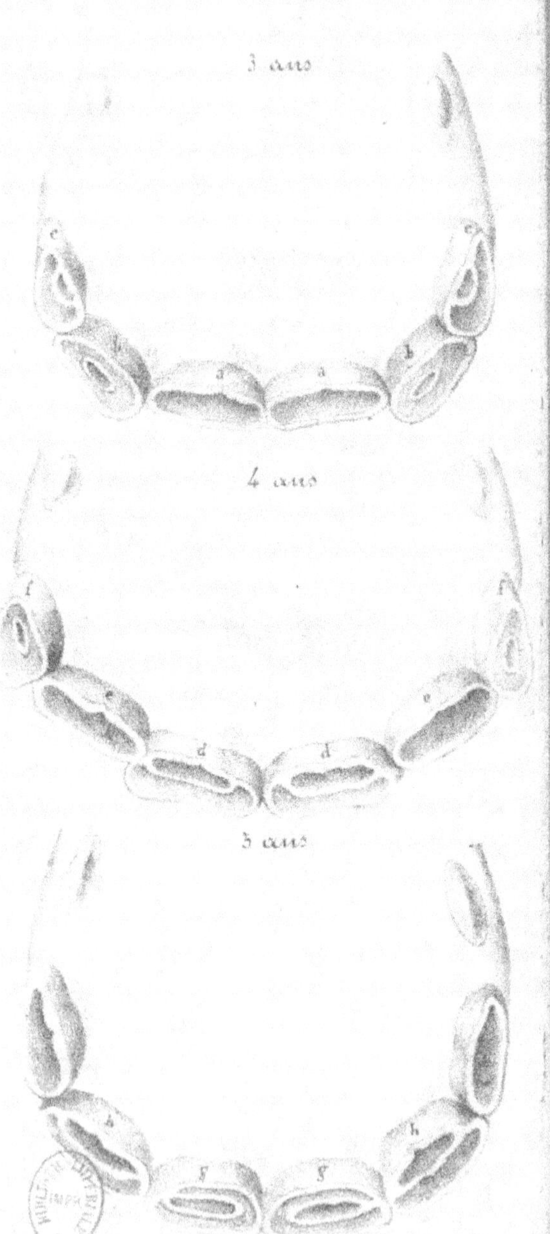

Fig. 2
pinces d'adulte ayant un an
d'usure d, 2 millim mitoyen
nes d'adulte fraiches e. coins
de lait ou caduques rasés f

Fig. 3.
pinces, mitoyennes et coins
d'adulte; le cheval à tout
mis. les pinces g ont 4 millim
d'usure. 2 ans, les mitoyennes
2 millim, 1 an. les coins
sont frais.

Planche 8

Rasement des incisives d'adulte, forme de la table aplatie d'avant en arrière, et légèrement ovalai...

Figure 1re
Pinces rasées, a. trois ans
de frottement, 6 millim.
d'usure; toutes les subs-
tances paraissent dans
les mitoyennes b. et dans
les coins. C.

Fig. 2.
Pinces d. et mitoyennes
e. rasées, bord interne des
coins f. parvenu à la
hauteur du bord externe.

Fig. 3.
Coins i rasés, forme ovale
prononcée dans les pinces
f. et indiquée dans les
mitoyennes h.

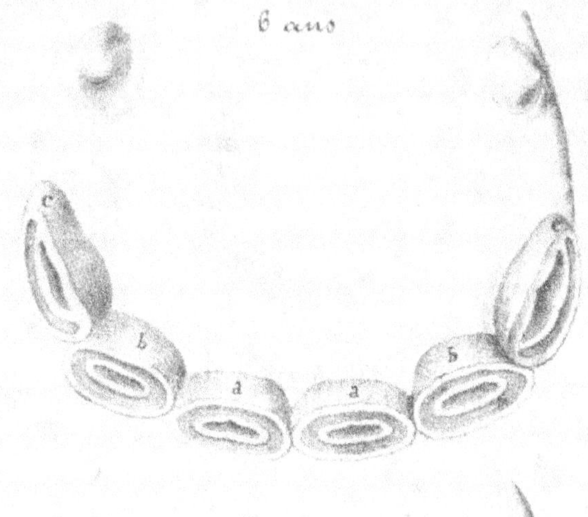

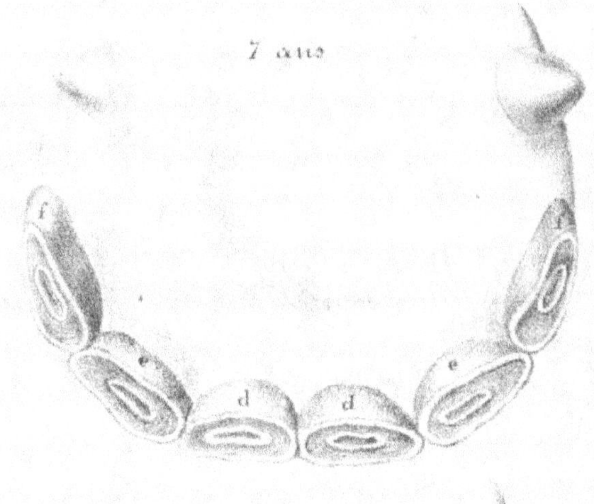

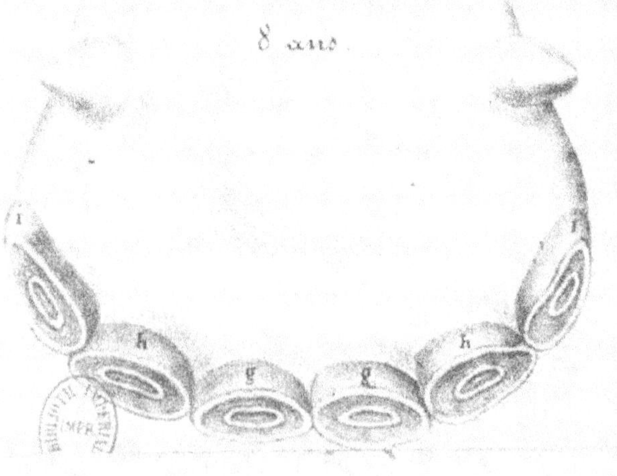

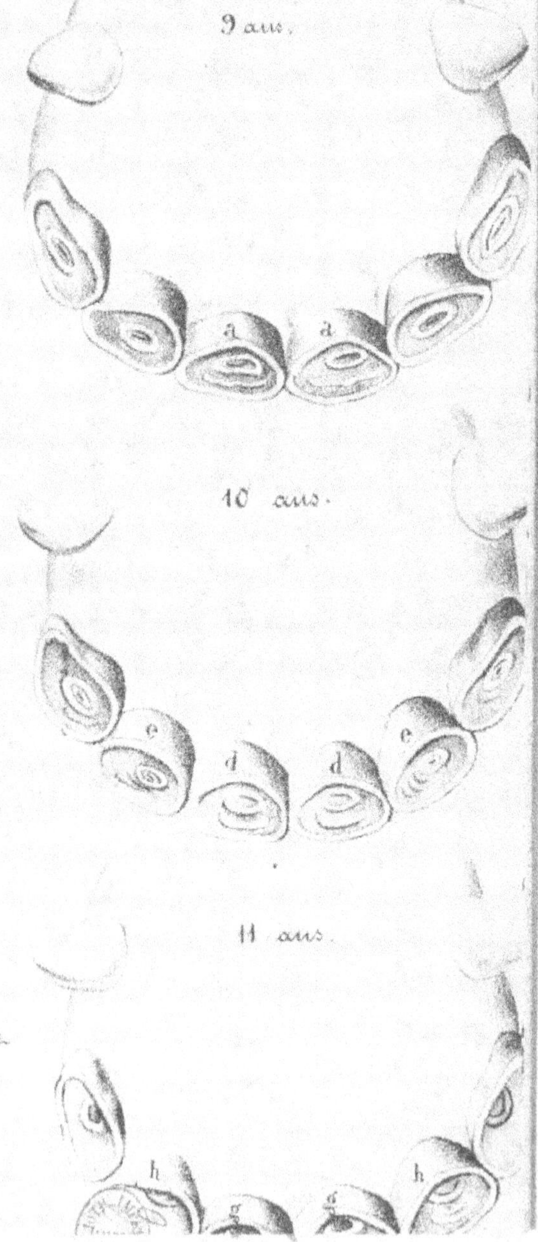

Fig. 1re

Apparition du cul de sac du cornet radical entre le bord externe et le cul de sac du cornet dentaire dans les pinces a; le cul de sac du cornet dentaire ou supérieur occupe le centre de la table dans les mitoyennes b et les coins c.

Fig. 2.

Trace plus prononcée du cul de sac du cornet dans les pinces d; commencement de l'apparition de ce cul de sac dans les mitoyennes e; rapprochement sensible du cul de sac du cornet dentaire du bord interne dans toutes les dents; il occupe le milieu dans les coins f.

Fig. 3.

Transition de la forme arrondie à la forme triangulaire dans les pinces g; et les mitoyennes h, cul de sac du cornet dentaire touchant le bord interne dans toutes les dents.

Celui du cornet radical occupe le milieu de la table dans les pinces et les mitoyennes.

Forme triangulaire de la table des
pinces et des mitoyennes.

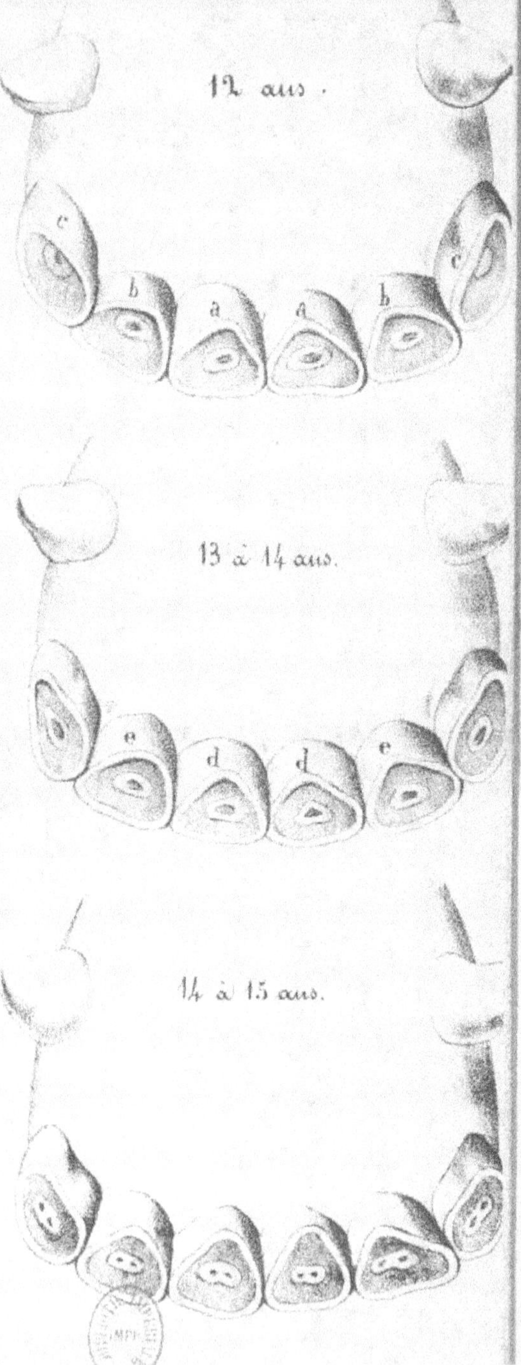

Fig. 1re

Triangularité fortement accusée
des pinces, a, et des mitoyennes, b. le
cornet dentaire supérieur y a tout
à fait disparu, et le cul de sac
très prononcé du cornet radical
y occupe le milieu de la table,
le cul de sac du cornet dentaire
supérieur apparaît encore près
du bord interne dans les coins c.

Fig. 2.

Triangularité complète des
pinces, d, et des mitoyennes, e,
occupation du milieu de la
table de toutes les dents par le
cul de sac du cornet radical,
disparition totale du cornet dentaire
supérieur.

Fig. 3.

Triangularité persistante et
plus prononcée des pinces et des
mitoyennes; arrondissement plus
prononcé des coins.

Planche 11.

Forme triangulaire persistante jusqu'à 19 ans, époque de transition de cette forme, à la forme conique ou aplatie d'un côté à l'autre de la table, déformation ou redressement progressif de l'arcade ou hemicycle dentaire.

Fig. 1re. 16 à 17 ans.

Fig. 2. 17 à 18 ans.

Fig. 3. 18 à 19 ans.

Lith. Gesy-Gros r. St Jacques 33 Paris

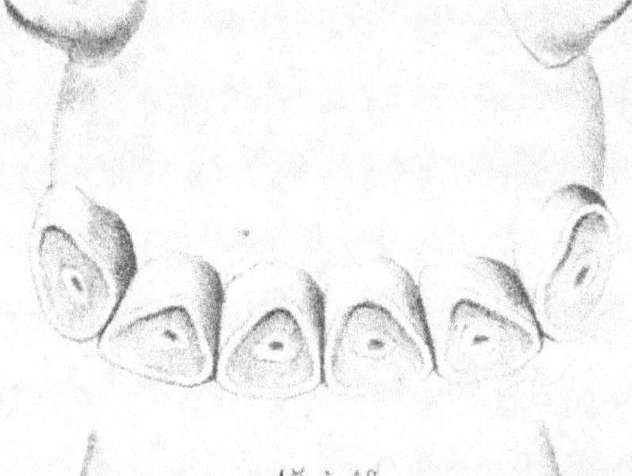

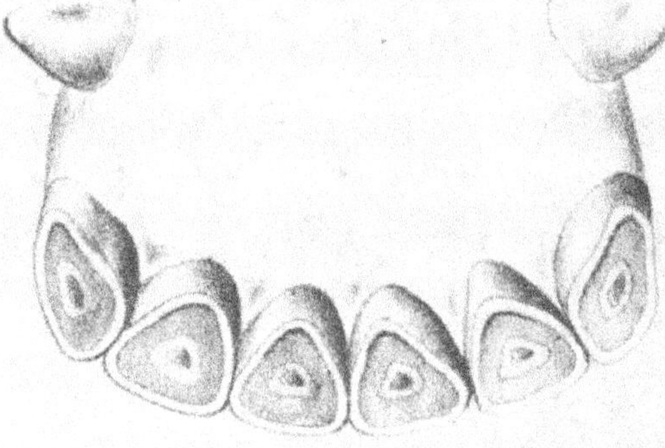

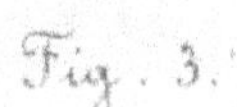

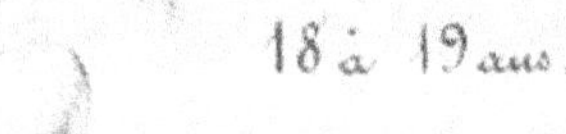

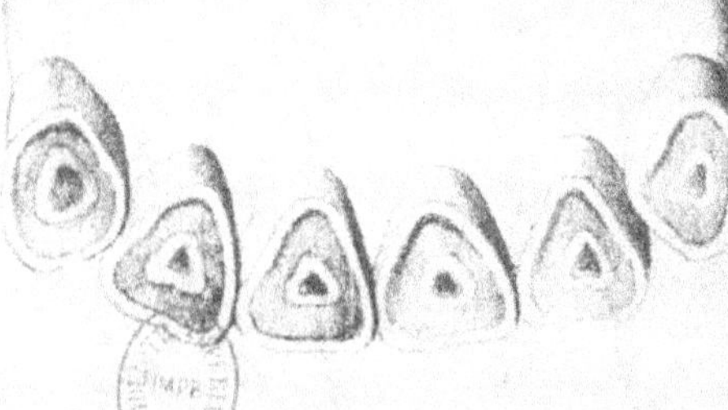

Forme aplatie d'un côté à l'autre de la table, déformation ou redressement complet de l'arcade dentaire.

19 à 20 ans.

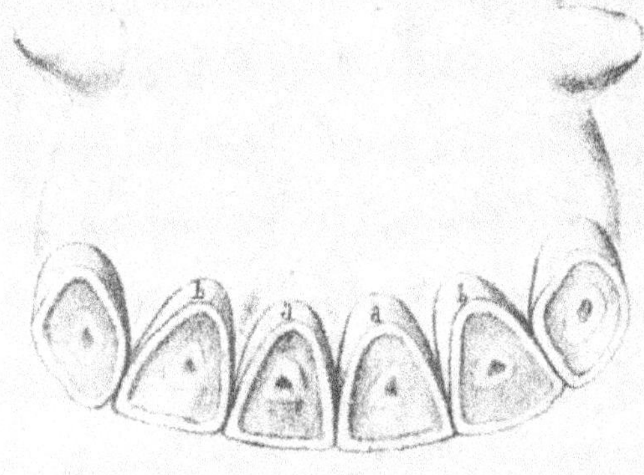

23 à 25 ans.

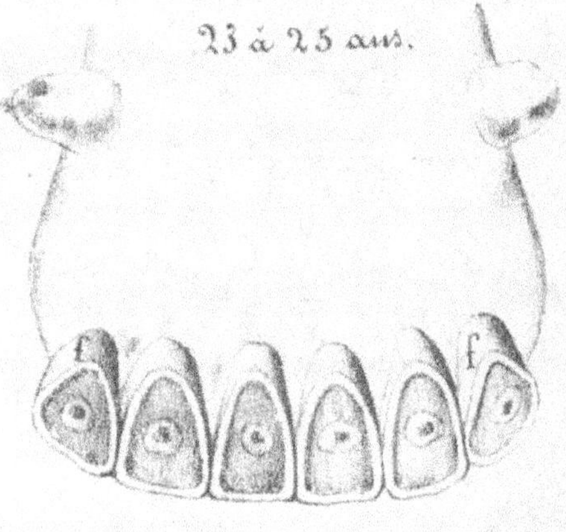

25 à 30 ans.

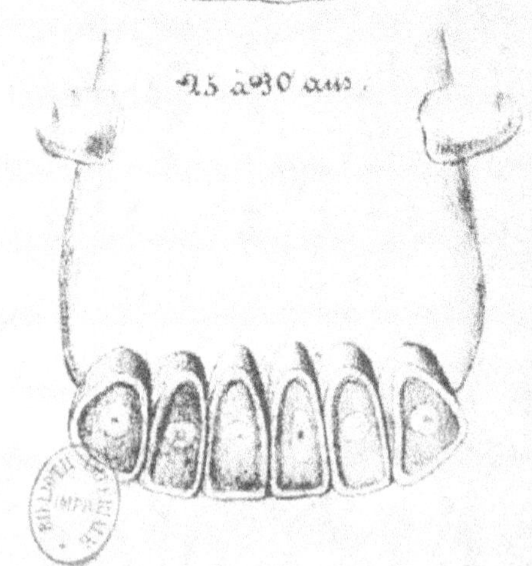

Fig. 1re
Principe de l'aplatissement des pinces a, et des mitoyennes b.

Fig. 2.
Applatissement prononcé des pinces et des mitoyennes. Triangularité des coins f.

Fig. 3.
Mêmes formes de plus prononcées jusqu'à la chute des dents, parvenues à cet âge, les dents ne sortent plus de l'alvéoles, et l'usent jusqu'à leur racines à la Gencive.

Fig. 1re.

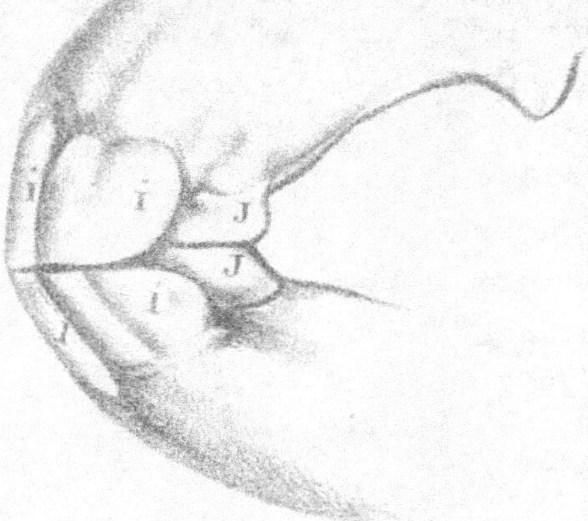

Fig. 2.

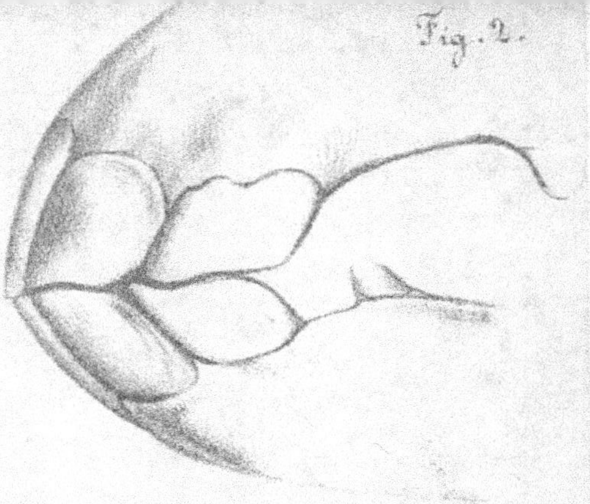

Fig. 3.

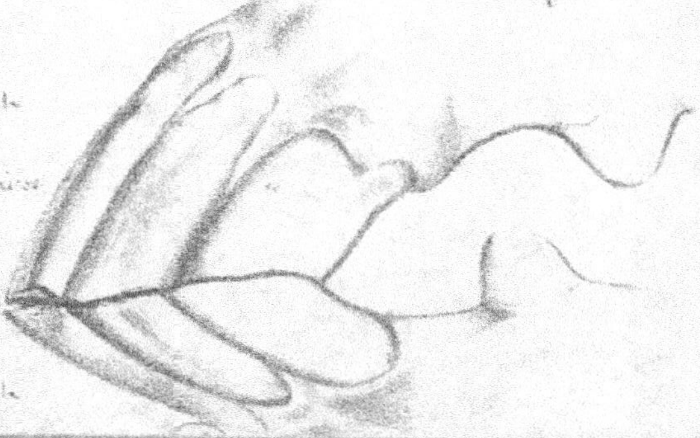

Fig. 4.

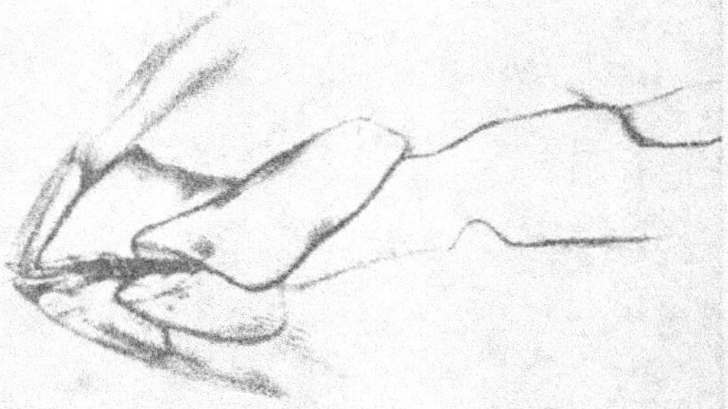

Fig. 1re.
Machoires de 4 ans, vues de profil, pinces et mitoyennes d'adulte I, coins de lait J. Arcade dentaire dans sa forme primitive

Fig. 2.
Machoires de 5 ans vues de profil, le cheval ayant tout mis. Arcade ou hémicycle dentaire parfait.

Fig. 3.
Machoires de 15 à 17 ans environ vues de profil : les dents se redressent en avant et se réunissent à angle aigu, l'arcade dentaire se déforme et s'affaisse

Fig. 4.
Machoires de vieux cheval de 25 ans et au delà. Arcade dentaire entièrement effacé, incisive usée ne portant plus d'aplomb &c. les lèvres du cheval sont

Paris. — Imprimerie française et italienne de H. Carion, rue Bonaparte, 64.

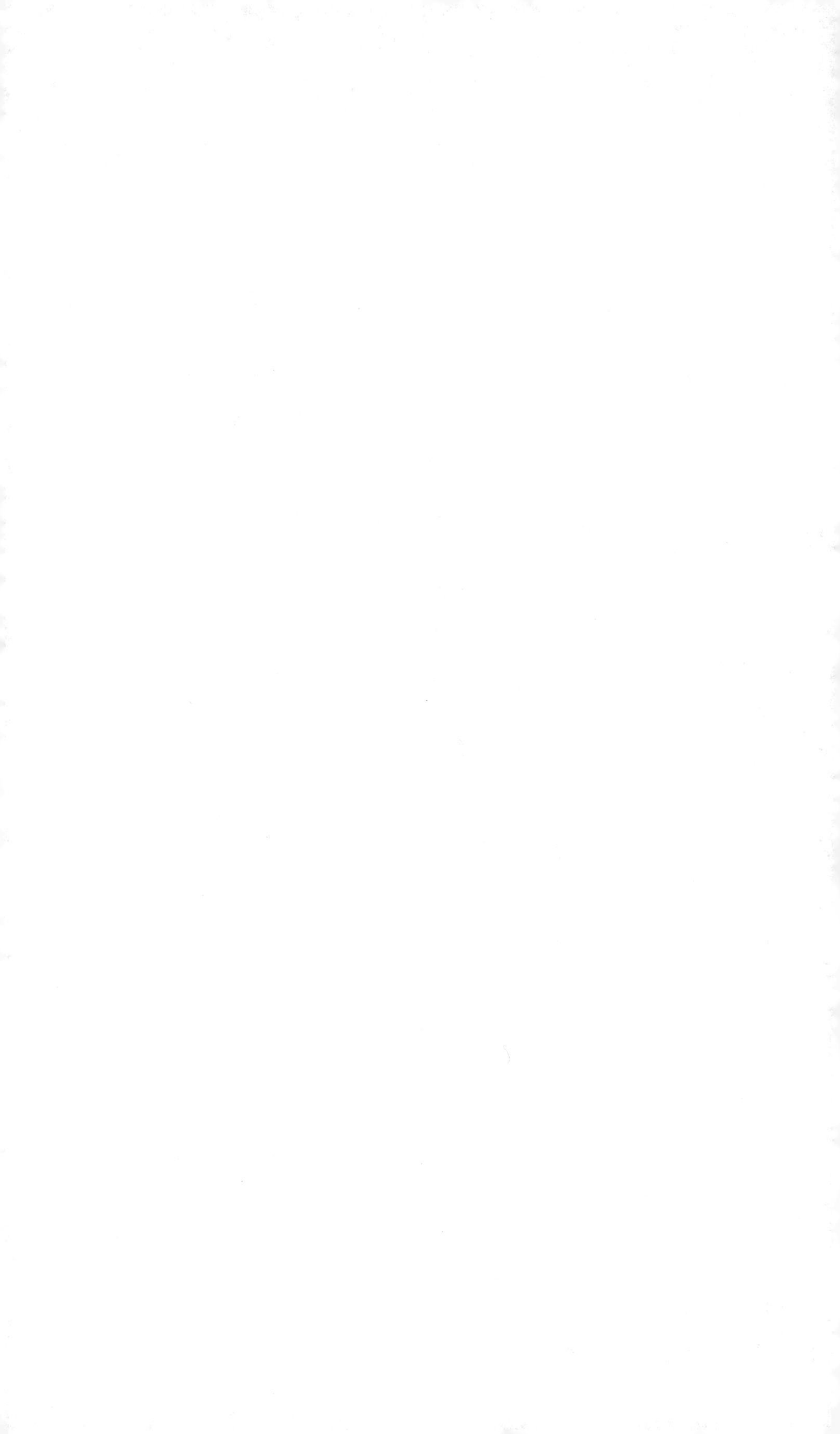